中医古籍珍本集成

◎本书出版得到国家古籍整理出版专项经费资助

◎『十一五』、『十二五』国家重点图书出版规划

◎教育部、科技部、国家中医药管理局重点立项

总策划○王国强
总主编○周仲瑛 于文明
常务副总主编○王旭东

中医古籍珍本集成（续）

【综合卷】景岳全书 五

主　编○虞　舜　王旭东
编　者○（按汉语拼音排序）
卞雅莉　黄晶晶　石历闻　王旭东　温雯婷
吴昌国　奚飞飞　衣兰杰　虞　舜　张雷强

湖南科学技术出版社
岳麓书社

《中医古籍珍本集成》编辑小组

组　长○黄一九　张旭东
副组长○易言者　徐　为
成　员○李　忠　鲍晓昕　林澧波　易法银
王跃军　周　妍　郭　升　喻　峰
王　李
秘　书○王跃军　喻　峰

组织单位○国家中医药管理局

总策划○王国强

编写单位

主编单位○南京中医药大学

编纂单位○（按汉语拼音排序）

安徽中医药大学　北京中医药大学　福建中医药大学　河南中医学院　湖南中医药大学
江西中医药大学　南阳理工学院　山东中医药大学　上海中医药大学　浙江中医药大学

顾问委员会

总顾问○裘沛然　张灿玾　马继兴　余瀛鳌　宋立人　钱超尘　王洪图

分卷顾问（按汉语拼音排序）

杜　建　段逸山　干祖望　刘道清　彭怀仁　施　杞　唐汉均　田代华
王霞芳　吴贻谷　许敬生　张奇文

指导委员会

主　任○（按汉语拼音排序）高思华　苏钢强　吴勉华

副主任○（按汉语拼音排序）

范永升　李　昱　李灿东　王新陆　夏祖昌　谢建群　杨龙会　左铮云

景岳全書本草正目錄上大集

卷四十八

山草部

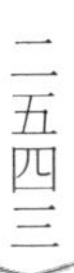

隰草部

芳草部

蔓草部

穀部

禽兽部

虫鱼部

[illegible]

景岳全書卷之四十八大集　本草正

會稽　張介賓　會卿著
會稽　魯　超　謙菴訂

山草部 本草上

人參一　反藜蘆

味甘微苦微溫氣味頗厚陽中微陰氣虛血虛俱能補陽氣虛竭者此能回之於無何有之鄉陰血崩潰者此能障之於已決裂之後惟其氣壯而不辛所以能固氣惟其味甘而純正所以能補血故凡虛而發熱虛而自汗虛而眩運虛而困倦虛而驚懼虛而短氣虛而遺泄虛而瀉利虛而頭疼虛而腹痛虛而飲食不運虛而痰涎壅滯虛而嗽血吐血虛而淋瀝便閉虛而嘔逆躁煩虛而下血失氣等證是皆必不可缺

者第欲以氣血相較則人參氣味頗輕而屬陽者多所以得氣分者六得血分者四總之不失爲氣分之藥而血分之所不可缺者爲未有氣不至而血能自至者也故扁鵲曰損其肺者益其氣須用人參以益之肺氣既王餘藏之氣皆王矣所以人參之性多主於氣而凡臟府之有氣者皆能補之然其性温故積温亦能成熱若云人參不熱則可云人參之性凉恐未必然雖東垣云人參黄芪爲退火之聖藥丹溪云虚火可補參朮之類是也此亦指虚火也而虚火二字最有關係若内真寒而外假熱者是爲真正虚火非放膽用之必不可也然有一等元陰虧乏而邪火爍於表裏神魂躁動内外枯熱真正陰虚一證誰謂其非虚火若過用人參果能助熱若王節齋云陽旺則陰愈消及節要云陰虚火動者勿用又曰肺熱還傷肺等説固有此理亦不可謂其盡非而近之

明哲如李月池輩皆極不然之恐亦未必然也夫虛火二字最當分其實中有虛虛中有實陽中有陰陰中有陽惟勿以成心而執己見斯可矣如必欲彼此是非是何異東坡之不見西牆皆未得其中也予請翻之曰如龍雷之火實屬虛火得水則熾得日則散是即假熱之火故補陽即消矣至若亢旱塵飛赤地千里得非陽亢陰虛而亦可以補陽生陰乎或必曰此正實火也得寒則已予曰不然夫炎暑酷烈熱令大行此爲實火非寒莫解而乾枯燥旱泉源斷流是謂陰虛非水莫濟此實火之與陰虛亦自判然可別是以陰虛而火不盛者自當用參爲君若陰虛而火稍盛者但可用參爲佐若陰虛而火大盛者則誠有暫忌人參而惟用純甘壯水之劑庶可收功一證不可不知也予非不善用人參者亦非畏用而不知人參之能補陰者蓋以天下之理原有對待謂之曰

陰虛必當忌參固不可謂之曰陰虛必當用參亦不可要亦得其中和用其當而已矣觀者詳之

黄芪二

味甘氣平氣味俱輕升多降少陽中微陰生者微凉可治癰疽蜜炙性温能補虛損用其味輕故專於氣分而達表所以能補元陽充腠理治勞傷長肌肉氣虛而難汗者可發表虛而多汗者可止其所以止血崩血淋者以氣固而血自止也故曰血脫益氣其所以除瀉痢帶濁者以氣固而陷自除也故曰陷者舉之然其性味俱浮純於氣分故中滿氣滯者當酌用之

白术三

味甘辛氣温氣味俱厚可升可降陽中有陰氣中有血其性温燥故能益氣和中補陽生血煖胃消穀益津液長肌肉助

精神實脾胃止嘔逆補勞倦進飲食利小水陰濕運痰消浮去脹治心腹冷痛胃虛下痢痃癖癥瘕制以人乳欲潤其燥炒以壁土欲助其固佐以黃芩清熱安胎以其性澁壯氣故能止汗實表而癰疽得之必反多膿奔豚遇之恐反增氣及上焦燥熱而氣多壅滯者皆宜酌用之然冬朮甘而柔潤夏朮苦而燥烈此其功用大有不同不可不爲深辨也若於飢時擇肥而甘者嚼而服之服之久久誠爲延壽之物是實人所未知

蒼朮 四

味苦甘辛性溫而燥氣味俱厚可升可降陽也用此者用其溫散燥濕其性溫散故能發汗寬中調胃進食去心腹脹疼霍亂嘔吐解諸鬱結逐山嵐寒疫散風眩頭疼消痰癖氣塊水腫脹滿其性燥濕故治冷痢冷洩滑瀉腸風寒濕諸瘡與

黄栢同煎最逐下焦濕熱痿痺若內熱陰虛表疎汗出者忌服然惟茅山者其質堅小其味甘醇補益功多大勝他朮

甘草五

味甘氣平生涼炙溫可升可降善於解毒反甘遂海藻大戟芫花其味至甘得中和之性有調補之功故毒藥得之解其毒剛藥得之和其性表藥得之助其升下藥得之緩其速助參芪成氣虛之功人所知也助熟地療陰虛之危誰其曉焉祛邪熱堅筋骨健脾胃長肌肉隨氣藥入氣隨血藥入血無往不可故稱國老惟中滿者勿加恐其作脹速下者勿入恐其緩功不可不知也

黄精六　一名救窮草

味甘微辛性溫能補中益氣安五臟療五勞七傷助筋骨益脾胃潤心肺填精髓耐寒暑下三蟲久服延年不飢髮白更

黑齒落更生張華博物志言天老曰太陽之草名黃精食之可以長生太陰之草名鉤吻不可食之入口立死此但以黃精鉤吻對言善惡原非謂其相似也而陶弘景謂黃精之葉與鉤吻相似誤服之害人蘇恭曰黃精葉似柳鉤吻蔓生葉如柿葉殊非比類陳藏器曰鉤吻乃野葛之別名二物全不和似不知陶公憑何說此是可見黃精之內本無鉤吻不必疑也

肉蓯蓉 七

味甘鹹微辛酸氣微溫味重陰也降也其性滑以其味重而甘溫故助相火補精興陽益子嗣治女人血虛不孕暖腰膝堅筋骨除下焦寒痛以其補陰助陽故禁虛寒遺瀝洩精止血崩尿血以其性滑故可除莖中寒熱①澀痛但驟服反動大便若虛不可攻而大便閉結不通者洗淡暫用三四錢一劑

卽通神效

丹參　八

味微苦微甘微澁性微凉無毒反藜蘆能養血活血生新血行宿血故能安生胎落死胎血崩帶下可止經脈不匀可調此心脾肝腎血分之藥所以亦能養陰定志益氣解煩療眼疼脚痺通利關節及惡瘡疥癬赤眼丹毒排膿止痛長肉生肌

遠志　九

味微苦微辛氣溫陽也升也製以甘草湯浸一宿晒乾炒用功專心腎故可鎭心止驚辟邪安夢壯陽益精强志助力以其氣升故同人參甘草棗仁極能舉陷攝精交接水火但可爲佐用不宜多神氣上虛者所宜痰火上實者當避

巴戟天　十

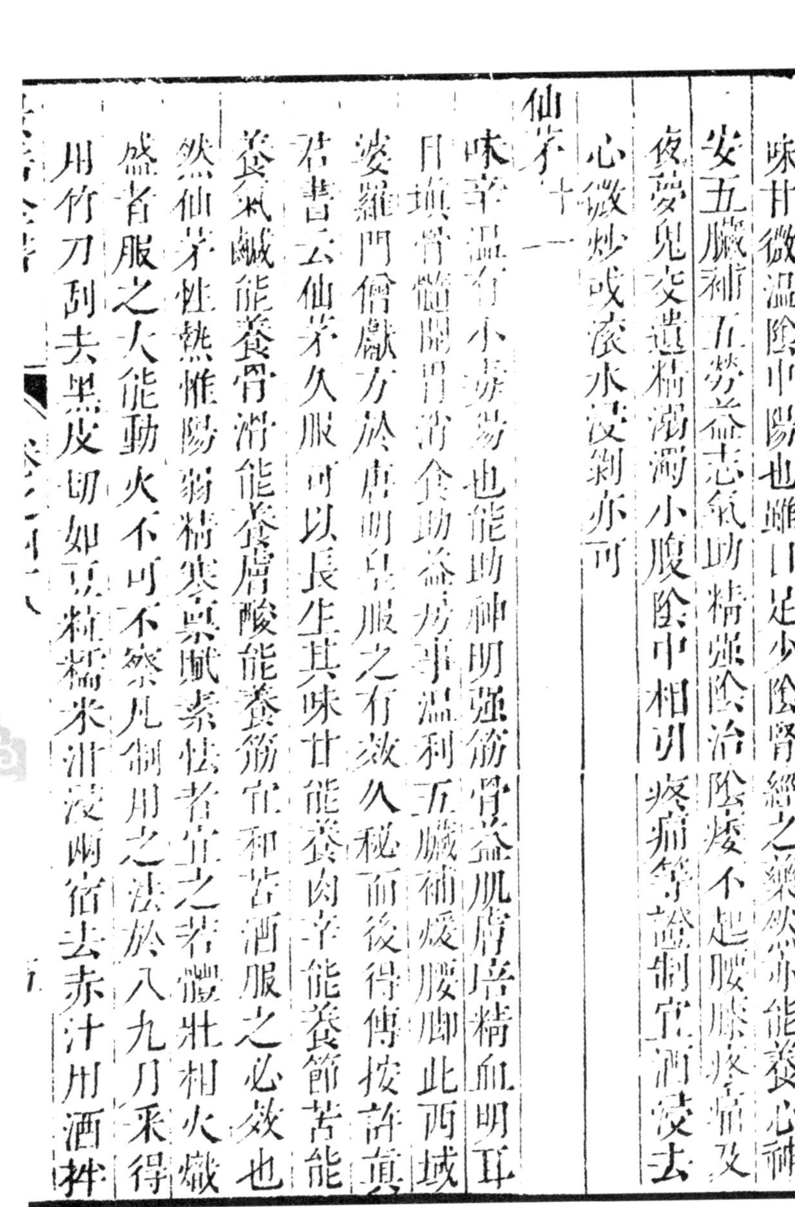

味甘微温，陰中陽也。雖曰足少陰腎經之藥，然亦能養心神，安五臟，補五勞，益志氣，助精强陰，治陰痿不起，腰膝疼痛，及夜夢鬼交，遺精濁瀝，小腹陰中相引疼痛等證。制宜酒浸去心微炒，或滾水浸剝亦可。

仙茅十一

味辛温，有小毒，陽也。能助神明，强筋骨，益肌膚，培精血，明耳目，填骨髓，開胃消食，助益房事，温利五臟，補暖腰脚。此西域婆羅門僧獻方於唐明皇，服之有效，久秘而後得傳。按許真君書云：仙茅久服可以長生。其味甘能養肉，辛能養節，苦能養氣，鹹能養骨，滑能養膚，酸能養筋，宜和苦酒服之，必效也。然仙茅性熱，惟陽弱精寒、禀賦素怯者宜之，若體壯相火熾盛者，服之大能動火，不可不察。凡制用之法，於八九月采得，用竹刀刮去黑皮，切如豆粒，糯米泔浸兩宿，去赤汁，用酒拌蒸之從巳至亥制之極熟自無毒矣然後曬乾搗篩煉蜜丸桐子大每空心酒飲任下二三十丸忌食牛乳及黑牛肉恐減藥力也若隨草補藥中爲丸服之無所不可

天麻十二　一名赤箭　一名定風草

味辛平陰中有陽治風虛眩暈頭旋眼黑頭痛諸風濕痺四肢拘攣利腰膝強筋骨安神志通血脉止驚恐恍惚殺鬼精蟲毒及小兒風癇驚氣然性懦力緩用須加倍或以別藥相佐然後見功

沙參十三 反藜蘆　一名鈴兒草

味微甘苦氣味俱輕性微寒能養肝氣治多眠除邪熱益五臟陰氣清肺涼肝滋養血脉散風熱瘙痒頭面腫痛排膿消腫長肌肉止驚煩除疝痛然性緩力微非堪大用易老云人參補五臟之陽沙參補五臟之陰特以其甘涼而和補中清

火反而言之故有是論若云對待人參則相去遠矣

玄參 十八 反藜蘆

味苦甘微鹹氣寒此物味苦而甘苦能清火甘能滋陰以其味甘故降性亦緩本草言其惟入腎經而不知其尤走肺臟故能退無根浮游之火散周身痰結熱癰逐頸項咽喉痹毒瘰癧結核驅②男女傳尸煩燥骨蒸解溫瘧寒熱往來治傷寒熱斑支滿亦療女人産乳餘疾或腸中血瘕熱癥并療勞傷痰嗽熱煩補腎滋陰明目解渴

茅根 十九 即白茅

味甘凉性純美能補中益氣此良藥也善理血病凡吐血衄血瘀血血閉及婦人經水不調崩中漏下且通五淋除客熱止煩渴堅筋骨療肺熱噦逆喘急解酒毒及黄疸水腫久服大是益人若治癰疽癤毒及諸毒諸瘡諸血或用根搗傳或

用此煮汁調傅赤游等證或以酒煮服無不可也茅有數種處處有之惟白者爲勝春生芽布地如鍼故曰茅鍼可以生啖甚益小兒功用亦同

淫羊藿十六

味甘氣辛性溫乃手足陽明少陰三焦命門藥也主陽虛陽痿莖中作痛化小水益精氣强志意堅筋骨煖下部一切冷風勞氣筋骨拘攣補腰膝壯真陰及年老昏耄中年健忘凡男子陽衰女子陰衰艱於子嗣者皆宜服之服此之法或單用浸酒或兼佐丸散無不可者制法須擇淨一斤以羊脂四兩同炒油盡用之

苦參十七

味苦性寒反藜蘆沉也陰也乃足少陰腎經之藥能祛積熱黄疸止夢遺帶濁清小便利水除癰腫明目止淚平胃氣能

令人嗜食利九竅除伏熱狂邪止渴醒酒療惡瘡斑疹痧癩殺疳虫及毒風 煩躁胱肎炒黃爲末米飲調服治腸風下血熱痢

貝母 十八反烏頭

味苦氣平微寒氣味俱輕功力頗緩用須加倍善解肝藏鬱愁亦散心中逆氣祛肺痿肺癰痰膿喘嗽研末沙糖爲丸含嚥最降胸中因熱結胸及乳癰流痰結核若足生人面諸瘡燒灰油調頻敷産難胞衣不出研末用酒和吞亦除瘕疝喉痺金瘡并止消渴煩熱赤眼翳膜堪點時疾黄疸能敺○又如半夏貝母俱治痰嗽但半夏兼治脾肺貝母獨善清金半夏用其辛貝母用其苦半夏用其温貝母用其凉半夏性速貝母性緩半夏散寒貝母清熱性味陰陽大有不同俗有代用者其謬孰甚

土貝母十九 反烏頭

味大苦性寒陰也降也乃手太陰少陽足陽明厥陰之藥大治肺癰肺痿欬喘吐血衄血最降痰氣善開鬱結止疼痛消脹滿清肝火明耳目除時氣煩熱黄疸淋閉便血溺血解熱毒殺諸虫及療喉痺瘰癧乳癰發背一切癰瘍腫毒濕熱惡瘡痔漏金瘡出血火瘡疼痛爲末可敷煎湯可服性味俱厚較之川貝母清降之功不啻數倍

山慈姑二十 一名金燈籠

味甘微辛有小毒治癰瘍疔腫瘡瘻瘰癧結核破皮攻毒俱宜醋磨傳之除䵟③斑剝人面皮宜擣汁塗之并治諸毒蠱毒蛇虫狂犬等傷或用酒調服或乾掺之亦治風痰癇疾以茶清研服取吐可愈

柴胡

味苦微辛氣平微寒氣味俱輕升也陽中之陰用此者用其涼散平肝之熱入肝胆三焦心胞四經其性涼故解寒熱往來肌表潮熱肝胆火炎胸脇痛結兼治瘡瘍血室受熱其性散故主傷寒邪熱未解溫瘧熱盛少陽頭痛肝經鬱證總之邪實者可用真虛者當酌其宜雖引清氣上升然升中有散中虛者不可散虛熱者不可寒豈容誤哉兼之性滑善通大便凡溏泄脾薄者當慎用之熱結不通者用佐當歸黃芩正所宜也○愚謂柴胡之性善泄善散所以大能走汗大能泄氣斷非滋補之物凡病陰虛水虧而孤陽勞熱者不可再損營氣蓋未有用散而不泄營氣者未有動汗而不傷營血者營即陰也陰既虛矣尚堪再損其陰否然則用柴胡以治虛勞之熱者果亦何所取義耶觀寇宗奭衍義曰柴胡本經並無一字治勞今人治勞方中鮮有不用者嗚呼凡此誤世甚

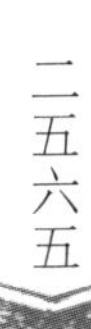

多嘗原病勞之人有一種藏本虛損復受邪熱者當須斟酌用之如經驗方中治勞青蒿煎之用柴胡正合宜耳若或無邪得此愈甚雖至死人亦不怨曰擊甚多日華子又謂補五勞七傷藥性論亦謂治勞乏羸瘦若此等病苟無實熱醫者執而用之不死何待注釋本草一字不可忽蓋萬世之後所誤無窮可不謹哉觀此寇氏之說其意專在邪熱二字謂但察有邪無邪以決可用不可用此誠得理之見而復有非之者抑又何也即在王海藏亦曰苟無實熱而用柴胡不死何待凡此所見畧同用者不可不察

桔梗二二　一名薺苨

味苦微辛氣微凉氣輕於味陽中有陰有小毒其性浮用此者用其載藥上升故有舟楫之號入肺胆胸膈上焦載散藥表散寒邪載凉藥清咽疼喉痹亦治赤目腫痛載肺藥解肺

熱肺癰鼻塞啞膿欬嗽載痰藥能消痰止嘔亦可寬胸下氣引大黃可使上升引青皮平肝止痛能解中惡蠱毒亦治驚癇怔忡若欲專用降劑此物不宜同用

防風二三

味甘辛氣温升也陽也用此者用其氣平散風雖膀胱脾胃經藥然隨諸經之藥各經皆至氣味俱輕故散風邪治一身之痛療風眼止冷淚風能勝濕故亦去濕除遍體濕瘡若隨實表補氣諸藥亦能收汗升舉陽氣止腸風下血崩漏然此風藥中之潤劑亦能走散上焦元氣誤服久服反能傷人

細辛二四　反藜蘆　忌生菜

味大辛氣温氣味俱厚升也陽也有小毒用此者用其温散善祛陰分之寒邪除陰經之頭痛益肝温膽利竅逐諸風濕痺風癇痎瘧鼻齆不聞香臭開關通竅散風淚目疼口臭牙

虫煎湯含漱過服亦散其氣不可不知此味辛甚故能逐陰分之邪陰分且然陽分可知舊云少陰厥陰之藥然豈有辛甚而不入陽分者但陽證忌熱用當審之

羌活二五

味微苦氣辛微溫升也陽也用此者用其散寒定痛能入諸經太陽爲最散肌表之寒邪利周身項脊之疼痛排太陽之癰疽除新舊之風濕緣非柔懦之物故能撥亂反正惟其氣雄大能散逐若正氣虛者忌用之

獨活二六

味苦氣香性微涼升中有降善行滯氣故入腎與膀胱兩經專理下焦風濕兩足痛痺濕癢拘攣或因風濕而齒痛頭眩喘逆奔豚疝瘕腰腹疼痛等證皆宜用之

升麻二七

味微苦氣平氣味俱輕浮而升陽也用此者用其升散提氣乃脾胃肺與大腸四經之藥善散陽明經風寒肌表邪熱提元氣之下陷與大腸之脫泄除陽明温疫表邪解膚腠風熱斑疹引石膏除齒牙臭爛腫痛引葱頭去陽明表證頭疼佐當歸肉蓯蓉可通大便結燥凡癰疽痘疹陽虛不能起發及瀉痢崩淋夢遺脫肛陽虛下陷之類用佐補劑皆所宜也若上實氣壅諸火炎上及太陽表證皆不宜用且其味苦氣散若血氣太虛及水火無根者並不可用

前胡 二八

味苦氣寒降也陰中微陽去火痰實熱開氣逆結滯轉筋霍亂除胸中痞滿氣喘嘔逆欬嗽煩悶治傷寒寒熱風熱頭疼解嬰兒疳熱

延胡索 二九

味苦微辛氣微温入肝脾二經善行滯氣破滯血血中氣藥故能止腹痛通經調月水淋滯心氣疼痛破癥癖跌撲凝瘀亦善落胎利小便及産後逆血上衝俱宜以酒煮服或用酒磨服亦可然惟性破氣逐血必真有血逆氣滯者方可用若産後血虚或經血枯少不利氣虚作痛者皆大非所宜

紫草 三十

味苦性寒此手 厥陰足厥陰血分之藥性寒而利能凉血滑血通利二便故痘疹家宜用之凡治痘疹無論未出已出但血熱毒盛或紫或黑而大便秘結者宜用之若已出紅活不紫不黑而大便如常通利者即不可用故曾世榮活幼心書云紫草性寒小兒脾氣實者猶可用脾氣虚者反能作瀉又若古方惟用其茸亦取其氣輕味薄而有清凉升發之功也此外可用以解黄疸消腫脹及一切斑疹惡瘡亦以其能利

九竅通水道法濕凉血而然也

白芨 三一

味苦澁性收斂微寒反烏頭能入肺止血療肺癰肺痿治癰疽敗爛惡瘡刀箭湯火損傷生肌止痛俱可爲末傅之凡吐血不能止者用白芨爲末米飲調服即效

三七 三二

味甘氣溫及陽明厥陰血分之藥故善止血散血定痛凡金刃刀箭所傷及跌撲杖瘡血出不止嚼爛塗之或爲末摻之其血即止亦治吐血衄血下血血痢崩漏經水不止產後惡血不下俱宜自嚼或爲末米飲送下二三錢若治虎咬蛇傷等證俱可服可傅

白蘚皮 三三

葉之性用與根大同凡折傷跌撲出血傅之即止青腫亦散

味苦寒性燥而降乃手足太陰陽明之藥解熱黄酒黄急黄穀黄勞黄通關節九竅利血脉小水治時行大熱飲水狂躁叫呼及婦人陰中腫痛小兒風熱驚癇尤治一切毒風風癩疥癬赤爛楊梅瘡毒眉髮脫落此雖善理瘡瘍而實爲諸黄風痺要藥

秦艽 三四

味苦性沉寒沉中有浮手足陽明清火藥也治風寒濕痺利小水療通身風濕拘攣手足不遂清黄疸解温疫熱毒除口噤牙疼口瘡腸風下血及虛勞骨蒸發熱潮熱煩渴及婦人胎熱小兒疳熱瘦弱等證

地榆 三五

味苦微濇性寒而降既清且濇故能止吐血衄血清火明目治腸風血痢及婦人崩漏下血月經不止帶濁痔漏産後陰

氣散失亦斂溢汗療熱痞除惡肉止瘡毒疼痛凡血熱者當用虚寒者不相宜也作膏可貼金瘡搗汁可塗虎犬蛇虫傷毒飲之亦可

黄芩 三六

味苦氣寒氣輕於味可升可降陰中微陽枯者善於入肺實者善入大腸欲其上者酒炒欲其下者生用枯者清上焦之火消痰利氣定喘嗽止失血退往來寒熱風熱濕熱頭痛解瘟疫清咽療肺痿肺癰乳癰發背尤祛肌表之熱故治斑疹鼠瘻瘡瘍赤眼實者凉下焦之熱能除赤痢熱蓄膀胱五淋澀痛大腸閉結便血漏血胎因火盛不安酌佐砂仁白术腹因火滞爲痛可加黄連厚朴大腸無火滑泄者最當慎用

黄連 三七

味大苦氣大寒味厚氣薄沉也降也降中微升陰中微陽專

治諸火火在上炒以酒火在下炒以童便火而嘔者炒以薑汁火而伏者炒以鹽湯同吳茱萸炒可以止火痛同陳壁土炒可止熱瀉同枳實用可消火脹同天花粉用能解煩渴同木香丸和火滯下痢腹痛同吳茱萸丸治胃熱吐吞酸水總之其性大寒故惟平肝凉血肅胃清腸凉胆止驚癇瀉心除痞滿上可治吐血衄血下可治腸澼便紅療婦人陰戶腫痛除小兒食積熱疳殺蚘虫消惡瘡癰腫除濕熱鬱熱善治火眼亦消痔漏解烏附之熱殺巴豆之毒然其善瀉心脾實火虛熱妄用必致格陽故寇宗奭曰虛而冷者愼勿輕用王海藏曰夏月久血痢不用黄連陰在内也○景岳曰人之脾胃所以盛載萬物發生萬物本象地而屬土土煖則氣行而燥土寒則氣凝而濕土燥則實土濕則滑此天地間不易之至理黄連之苦寒若此所以過服芩連者無不敗脾此其濕滑

亦自明顯易見獨因陶弘景別錄中有調胃厚腸之一言而劉河間復證之曰諸苦寒藥多泄惟黃連黃柏性冷而燥因致後世視爲奇見無不謂黃連性燥而厚腸胃凡治瀉痢者開手便是黃連不知黃連黃柏之燥於何見之嗚呼一言之謬流染若此難洗若此悖理惑人莫此爲甚雖曰黃連治痢亦有效者然必其素稟陽臟或多縱口腹濕熱爲痢者乃其所宜且凡以縱肆不節而血氣正強者即或誤用未必致人久之邪去亦必漸愈而歸功黃連何不可也此外則凡以元氣素弱傷脾患痢或本無火邪而寒濕動脾者其病極多若誤用黃連則脾腎日敗百無一生凡患痢而死者率由此類可不寒心余爲此言而人有未必信者多以苦燥二字有未明耳故余於傳忠錄辨河間條中復詳言苦味之理以俟衛生仁者再爲質正庶是非得明而民生有攸賴矣○道書言

服黃連犯猪肉令人泄瀉

胡黃連三八

味大苦大寒其性味功用大似黃連能凉肝明目治骨蒸勞熱三消吐血衂血五心煩熱瘵婦人胎熱虛驚熱痢及小兒疳熱驚癎浸人乳點目甚良

知母三九

味苦寒陰也其性沉中有浮浮則入手太陰手少陰沉則入足陽明足厥陰足少陰也故其在上則能清肺止渴却頭痛潤心肺解虛煩喘嗽吐血衂血去喉中腥臭在中則能退胃火平消癉在下則能利小水潤大便去膀胱肝腎濕熱腰脚腫痛并治勞瘵內熱退陰火解熱淋崩濁古書言知母佐黃栢滋陰降火有金水相生之義蓋謂黃栢能制膀胱命門陰中之火知母能消肺金制腎水化源之火去火可以保陰是

即所謂滋陰也故潔古東垣皆以爲滋陰降火之要藥繼自丹溪而後則皆用以爲補陰誠大謬矣夫知母以沉寒之性本無生氣用以清火則可用以補陰則何補之有第其陰柔巽順④似乎有德倘元氣既虧猶欲藉此以望補益是亦猶小人在朝而國家元氣日受其削有陰移焉而莫之覺者是不可不見之真而辨之早也

龍膽草 四十

味大苦大寒陰也沉也乃足厥陰少陽之正藥大能瀉火但引以佐使則諸火皆治故能退骨蒸疳熱除心火驚癇狂躁胃火煩熱黄疸咽喉腫痛肝腎膀胱伏火小水淋閉血熱瀉痢下焦濕熱癰腫瘡毒疼痛婦人血熱崩淋小兒熱疳客忤去目黄睛赤腫痛殺蠱毒腸胃諸虫及風熱盜汗凡肝腎有餘之火皆其所宜

隰草部⑤

地黄四一

生地黄味苦甘氣涼氣薄味厚沉也陰也鮮者更涼乾者微涼能生血補血涼心火退血熱去煩躁骨蒸熱痢下血止嘔血衄血脚中濕熱或婦人血熱而經枯或上下三消而熱渴總之其性頗涼若脾胃有寒者用宜斟酌

熟地黄味甘微苦味厚氣薄沉也陰中有陽本草言其入手足厥少陰經大補血衰滋培腎水填骨髓益真陰專補腎中元氣兼療藏血之經此雖云得其槩亦豈足以盡是之妙夫地黄產於中州沃土之鄉得土氣之最厚者也其色黄土之色也其味甘土之味也得土之氣而曰非太陰陽明之藥吾弗信也惟是生者性涼脾胃喜暖故脾陽不足者所當慎用

至若熟則性平稟至陰之德氣味純靜故能補五藏之真陰而又於多血之藏爲最要得非脾胃經藥耶且夫人之所以有生者氣與血耳氣主陽而動血主陰而靜補氣以人參爲主而芪术但可爲之佐補血以熟地爲主而芎歸但可爲之佐然在芪术芎歸則又有所當避而人參熟地則氣血之必不可無故凡諸經之陽氣虛者非人參不可諸經之陰血虛者非熟地不可人參有健運之功熟地稟靜順之德此熟地之與人參一陰一陽相爲表裏一形一氣互主生成性味中正無逾於此誠有不可假借而更代者矣凡諸真陰虧損者有爲發熱爲頭疼爲焦渴爲喉痹爲嗽痰爲喘氣或脾腎寒逆爲嘔吐或虛火載血於口鼻或水泛於皮膚或陰虛而泄利或陽浮而狂躁或陰脫而仆地陰虛而神散者非熟地之守不足以聚之陰虛而火升者非熟地之重不足以降之陰

虛而躁動者非熟地之靜不足以鎮之陰虛而剛急者非熟地之甘不足以緩之陰虛而水邪泛濫者舍熟地何以自制陰虛而真氣散失者舍熟地何以歸源陰虛而精血俱損脂膏殘薄者舍熟地何以厚腸胃且猶有最玄最妙者則熟地兼散劑方能發汗何也以汗化於血而無陰不作汗也熟地兼溫劑始能回陽何也以陽生於下而無復不成乾也然而陽性速故人參少用亦可成功陰性緩熟地非多難以奏效而今人有畏其滯膩者則崔氏何以用腎氣丸而治痰浮有畏其滑澤者則仲景何以用八味丸而醫腎泄有謂陽能生陰陰不能生陽者則陰陽之理原自互根彼此相須缺一不可無陽則陰無以生無陰則陽無以化故内經曰精化爲氣得非陰亦生陽乎孰謂陽之能生而陰之不能長也又若制用之法有用薑汁拌炒者則必有中寒兼嘔而後可有用砂

仁制者則必有脹滿不行而後可有用酒拌炒者則必有經絡壅滯而後可使無此數者而必欲强用制法是不知用熟地者正欲用其静重之妙而反爲散動以亂其性何異畫蛇而添足今之人但欲用之補陰而必兼以滲利則焉知補陰不利水利水不補陰而補陰之法不宜滲即有用之補血而復疑其滯膩則焉知血虚如燥土旱極望雲霓而枯渴之腸極喜滋設不明此則少用之尚欲兼之以利又孰敢單用之而任之以多單用而多且不敢又孰敢再助以甘而盡其所長是又何異因咽而廢食也嗟嗟熟地之功其不申於時用者久矣其有不可以筆楮盡者尚多也予今特表而出之尚祈明者之自悟焉

牛膝 四二

味苦甘氣微凉性降而滑陰也忌牛肉酒漬㕮咀走十二經

絡助一身元氣主手足血熱痿痺血燥拘攣通膀胱澀秘大腸乾結補髓填精益陰活血治腰膝痠疼滋鬚髮枯白其性下走如奔故能通經閉破血癥引諸藥下降同麝香用墮胎尤速凡藏寒便滑下元不固者當忌用之

麥門冬 四三

味甘微苦性微寒降也陽中陰也去心用恐令人煩其味甘多苦少故上行心肺補上焦之津液清胸膈之渴煩解火炎之嘔吐退血燥之虛熱益精滋陰澤肌潤結肺痿肺癰欬唾衄血經枯乳汁不行肺乾欬嗽不絕降火清心消痰補怯復脈須伏人參便滑中寒者勿設

續斷 四四

川者色灰黑尖瘦多芦形如雞脚皮斷而皺者是味苦而澁苦重澁輕氣微凉他產者味甘微辛澁少用川者良凡用此

者用其苦澁其味苦而重故能入血分調血脈消腫毒乳癰瘰癧痔瘻治金損跌傷續筋骨血脈其味澁故能止吐血衄血血崩淋胎漏便血尿血調血痢縮小便止遺精帶濁佐之以甘如甘草地黄人參山藥之類其效尤捷

蜀葵子 四五

味甘性寒能利小水通淋閉滑水腫潤大腸催生落胎通乳汁亦治一切瘡疥并癜疵赤靨苗葉可作菜茹古以葵爲五菜之主今不復用之矣

黄葵花 性滑利與蜀葵大同若治諸惡瘡膿水久不瘥者用花爲末傅之即愈爲瘡家要藥浸油可塗湯火瘡

車前子 四六 即芣苡

味甘微鹹氣寒入膀胱肝經通尿管熱淋澁痛驅風熱目赤翳膜利水能除濕痺性滑極善催生兼治濕熱瀉痢亦去心

胸煩熱

根葉　生搗汁飲治一切尿血衄血熱痢尤逐氣癃利水

白蒺藜四七

味苦微辛微甘微涼能破癥瘕結聚止遺溺泄精療肺痿肺癰瞖膜目赤除喉痺癬疥痔瘰癜風通身濕爛惡瘡乳巖帶下俱宜傑生止煩亦用涼血養血亦善補陰用補宜炒熟去刺用涼宜連刺生搗⑥去風解毒白者最良

沙苑蒺藜性亦大同若用固精補腎止遺瀝尿血縮小便止煩渴去燥熱則亦可用此

紅花四八

味甘微苦微辛氣微涼陰中微陽惟入血脈多用女科少用可活血引經多用能破血通瘀可下死胎亦療血暈達痘瘡血熱難出散斑疹血滯不消潤燥活血止痛通經亦消癰毒

紫菀 四九

味苦平微辛辛能入肺苦能降氣故治欬嗽上氣痰喘惟肺實氣壅或火邪刑金而致欬唾膿血者乃可用之若以勞傷肺腎水虧金燥而欬喘失血者則非所宜觀陶氏別錄謂其補不足治五勞體虛其亦言之過也

甘菊花 五十 白菊花根善利水搗汁和酒服之大治癃閉

味甘色黃者能養血散風去頭目風熱眩暈疼痛目中翳膜及遍身遊風風疹作枕明目葉亦可用

味苦者性涼能解血中鬱熱清頭目去風熱眼目腫痛流淚根葉辛香能消癰毒止疼痛

野菊花 五一 一名苦薏

根葉莖花皆可同用味苦辛大能散火散氣消癰毒疔腫瘰癧眼目熱痛亦破婦人瘀血孫氏治癰毒方用野菊連根葉

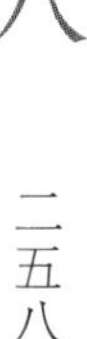

搗爛酒煎熱服取汗以渣敷之或同蒼耳搗汁以熱酒衝服冬月用乾者煎服或爲末酒服亦可

稀薟五二

味苦氣微寒有小毒此物氣味頗峻善逐風濕諸毒用蜜酒層層和灑九蒸九曬蜜丸空心酒吞多寡隨宜善治中風口眼歪⑦邪除濕痺腰脚痠痛麻木生者酒煎逐破傷風危急如神散撒麻疔惡毒惡瘡浮腫虎傷狗咬蜘蛛虫毒或搗爛封之或煎湯或散敷並良其掃蕩功力若此似於元氣虛者非利

益母草五三　子名茺蔚

味微苦微辛微寒性滑而利善調女人胎産諸證故有益母之號能去死胎滑生胎活血凉血行血故能治産難胎衣不下子死腹中及經脉不調崩中漏下尿血瀉血瘀血等證然

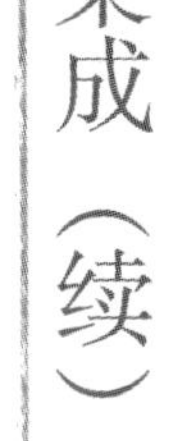
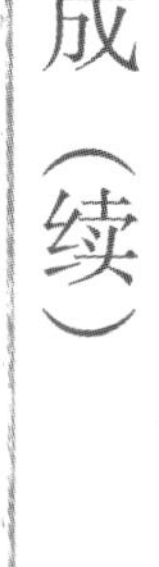
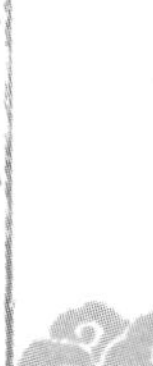

惟血熱血滯及胎產艱澁者宜之若血氣素虛兼寒及滑陷不固者皆非所宜不得以其益母之名謂婦人所必用也蓋用其滑利之性則可求其補益之功則未也本草言其久服益精輕身誠不足信此外如退浮腫下水氣及打撲瘀血通大小便之類皆以其能利也若治疔腫乳癰丹毒惡毒則可搗汁飲之其滓亦可敷貼

子名茺蔚功用略同但子味微甘稍溫故能涼血補血亦益陰氣明目

瞿麥 五四

味苦微寒降也性滑利能通小便降陰火除五淋利血脈兼涼藥亦消眼目腫痛兼血藥則能通經破血下胎凡下焦濕熱疼痛諸病皆可用之

茵陳 五五

味苦微辛氣微寒陰中微陽入足太陽經用此者用其利濕
逐熱故能通關節解熱滯療天行時疾熱狂頭痛利小水專
治黃疸宜佐梔子黃而濕者多肭再加滲利黃而燥者乾澁
再加涼潤只有陰黃一證因以中寒不運此非所宜又解傷
寒瘴瘧火熱散熱痰風熱疼痛濕熱爲痢尤其所宜

青蒿五六

味苦微辛性寒陰中有陽降中有散主肝腎三焦血分之病
療陰火伏留骨節故善治骨蒸勞熱尸疰鬼氣降火滋陰潤
顏色長毛髮治瘧疾寒熱殺虫毒及惡瘡濕疥生搗可傅金
瘡止血止痛

款冬花五七

味微甘微辛而溫甘氣浮陽也入手太陰經能溫肺氣故療
欬嗽及肺癰肺痿欬唾膿血寇宗奭曰有人病嗽多日或教

以燃款冬花三兩於無風處以筆管吸其烟滿口則嚥之數日果效

麻黃五八

味微苦微澀氣溫而辛升也陽也此以輕揚之味而兼辛溫之性故善達肌表走經絡大能表散風邪祛除寒毒一應溫疫瘧疾瘴氣山嵐凡足三陽表實之證必宜用之若寒邪深入少陰厥陰筋骨之間非用麻黃官桂不能逐也但用此之法自有微妙則在佐使之間或兼氣藥以助力可得衛中之汗或兼血藥以助液可得營中之汗或兼溫藥以助陽可逐陰凝之寒毒或兼寒藥以助陰可解炎熱之瘟邪此實傷寒陰瘧家第一要藥故仲景諸方以此爲首實千古之獨得者也今見後人多有畏之爲毒藥而不敢用又有謂夏月不宜用麻黃者皆不達可哂也雖在李氏有云若過發則汗多亡

陽若自汗表虚之人用之則脫人元氣是皆過用及誤用而然若陰邪深入則無論冬夏皆所最宜又何過之有此外如手太陰之風寒欬嗽手少陰之風熱斑疹足少陰之風水腫脹足厥陰之風痛目痛凡宜用散者惟斯為最然柴胡麻黄俱為散邪要藥但陽邪宜柴胡陰邪宜麻黄不可不察也○制用之法須折去粗根入滚湯中煮三五沸以竹片掠去浮沫曬乾用之不爾令人動煩

麻黄根　味甘平微苦微濇同止歛藥煎服可以止汗同牡蠣粉米粉或用舊蕉扇杵末等分以生絹袋盛貯用撲盗汗或夏月多汗用之俱佳

萱草五九　一名忘憂　一名宜男　一名鹿葱

萱草者詩作諼草凡樹此玩此者可解憂思故名忘憂亦食其苗氣味如葱而鹿喜食之故名鹿葱婦人佩其花則生男

故名宜男花葉氣味甘而微凉故能去濕熱利小便赤澁除煩渴酒濕黄疸安五臟利胸膈令人和悦亦能明目

根治沙淋帶濁利水氣解酒疸宜搗汁服之治吐血衄血研汁一大盞和薑汁細細呷之治吹乳乳癰腫痛須擂酒服以渣封之

連翹六十

味苦微辛氣微寒氣味俱薄輕清而浮升也陽中有陰入手少陰手足少陽陽明瀉心經客熱降脾胃濕熱去寸白蛔虫通月水五淋以其味苦而輕故善達肌表散鼠瘻瘰癧癭瘤結熱蠱毒癰毒斑疹治瘡癤止痛消腫排膿瘡家號爲聖丹以其辛而能散故又走經絡通血凝氣滯結聚所不可無

旋覆花六一

味苦甘微辛陰也降也乃手太陰肺經手陽明大腸經藥開

景岳全書 卷之四十八

結氣降痰涎通水道消腫滿凡氣壅濕熱者宜之但其性在走散故凡見大腸不實及氣虛陽衰之人皆所忌用

鼠粘子 六二 一名牛蒡子 一名大力子

味苦辛降中有升治風毒斑疹諸瘻散瘡瘍腫毒喉痹及腰膝凝寒痹滯之氣以其善走十二經而解中有散也

決明 六三

味微苦微甘性平微涼力薄治肝熱風眼赤而多淚及肝火目昏可爲佐使惟多服久服方可得效或作枕用治頭風明目其功勝于黑豆

葶藶 六四

味苦大寒沉也陰也氣味俱厚行水善逐水氣不減大黄但大黄能泄血閉葶藶能泄氣閉氣行而水自行也若肺中水氣膹滿脹急者非此不能除然性急利甚凡涉氣虛者不可

輕用淮南子曰大戟去水葶藶愈脹用之不愼乃反成病即此謂也第此有甜苦二種雖曰爲甜然亦非眞甜但稍淡耳稍淡者其性亦稍緩

夏枯草 六五

味微苦微辛氣浮而升陰中陽也善解肝氣養肝血故能散結開鬱大治瘰癧鼠瘻乳癰癭氣并治頭瘡目疾樓全善云夏枯草治目珠痛至夜則甚者神效或用苦藥點眼反甚者亦神效 一男子目珠痛至夜則重用黃連點之更甚諸藥不效乃用夏枯草二兩香附二兩甘草四錢爲末每服一錢半清茶調服下咽則疼減至四五服良愈也

蒼耳子 六六 一名羊負來

味苦微甘治頭風寒痛風濕周痺四肢拘攣去風明目養血煖腰膝及瘰癧瘡疥亦治鼻淵宜炒熟爲末白湯點服一二

錢久之乃效忌豬肉馬肉

漏蘆六七

味微鹹性寒有小毒主熱毒惡瘡瘰癧乳癰痔漏排膿長肉止金瘡血出亦下乳汁通經脈消赤眼利小便止尿血腸風淋瀝遺溺及小兒壯熱療跌撲損傷可續筋骨

劉寄奴六八

味苦性溫能破瘀血活新血通婦人經脈產後餘血損傷瘀血下氣止心腹痛及小便去血俱可爲散或茶或酒調服搗敷金瘡出血不止其效尤捷用治湯火傷大效但爲末摻之

萹蓄六九

味苦濇利小便除黃疸殺三虫去下部濕熱浸淫除蝕瘡疥痔漏煮汁飲之療小兒蚘虫上攻心腹作痛大效有海上歌云心頭急痛不能當我有仙人海上方萹蓄醋煎通口嚥管

欽所刻即安眠

青葙子七十　野雞冠子也

味微苦微寒能清肝火血熱故治赤眼退赤障消翳膜鎮肝明耳目亦去風濕惡瘡疥癩

艾七一

味微苦氣辛生用微温熟用微熱能通十二經而尤爲肝脾腎之藥善於温中逐冷除濕行血中之氣氣中之滯凡婦人血氣寒滯者最宜用之故能安胎止心腹痛治帶下血崩煖腰膝止吐血下痢辟風寒寒濕瘴瘧霍亂轉筋及一切冷氣鬼氣殺蚘虫并下部䘌瘡或生用擣汁或熟用煎湯或用灸百病或炒熱敷熨可通經絡或袋盛包裹可温臍膝表裏生熟俱有所宜

佛耳草七二　一名鼠麴草

味微酸性温大温肺氣止寒嗽散痰氣解風寒寒熱亦止泄瀉鋪艾捲作烟筒用薰久嗽尤效

藍靛七三

藍葉氣味苦寒微甘善解百虫百藥毒及治天行瘟疫熱毒發狂風熱斑疹癰瘍腫痛除煩渴止鼻衄吐血殺疳蝕金瘡箭毒凡以熱兼毒者皆宜搗汁用之

○靛青乃藍與石灰所成性與藍葉稍異其殺虫止血傅諸熱毒熱瘡之功似有勝於藍葉者

○青黛味微鹹而其性與靛青大同解諸熱毒虫毒金瘡熱瘡或乾摻或以水調敷若治諸熱瘡毒或用馬齒莧加青黛同搗傅之若治天行頭痛瘟疫熱毒及小兒諸熱驚癇發熱並宜水研服之

木賊七四

味微苦微甘性温而升阳也性亚麻黄故能发汗解肌治伤寒瘟疾去风湿散火邪疗目疾退翳障止肠风下血下痢及妇人崩中带漏月水不调亦治风湿疝痛大肠脱肛

王不留行七五 一名金盏银台

味苦平性滑利乃阳明冲任血海药也治风痹通血脉疗妇人难产及经滞不调下乳汁利小便除风湿痹痛止心烦鼻衄发背痈疽疮瘘游风风疹出竹木刺及金疮止血亦能定痛

海金沙七六

此草出黔中七月收其全科晒干以杖击之则细沙自茎叶中落味甘性寒乃小肠膀胱血分药也善通利水道解郁热湿热及伤寒热狂小便癃闭肿满热淋膏浊血淋石淋茎中疼痛解诸热毒或丸或散皆可用

燈心草七七

味淡性平能通水道滋結癃閉治五淋瀉肺熱降心火除水腫止血通陰氣散腫止渴但用敗席煮服更良若治喉痺宜燒燈草灰吹之若治下疳瘡亦用燒灰加輕粉麝香爲末摻之

烟又七七

味辛氣温性微熱升也陽也燒烟吸之大能醉人用時惟吸一口或二口若多吸之令人醉倒久而後甦甚者以冷水一口解之即醒若見煩悶但用白糖解之即安亦奇物也吸時須開喉長吸嚥下令其直達下焦其氣上行則能温心肺下行則能温肝脾腎服後能使通身温煖微汗元陽陡壯用以治表善逐一切陰邪寒毒山嵐瘴氣風濕邪閉腠理筋骨疼痛誠頃刻取效之神劑也用以治裏善壯胃氣進飲食祛陰

濁寒滯消膨脹宿食止嘔噦霍亂除積聚諸蟲解鬱結止疼痛行氣停血瘀舉下陷後墜通達三焦立刻見效此物自古未聞也近自我明萬曆時始出於閩廣之間自後吳楚間皆種植之矣然總不若閩中者色微黃質細名爲金絲烟者力强氣勝爲優也求其習服之始則向以征滇之役師旅深入瘴地無不染病獨一營安然無恙問其所以則衆皆服烟由是徧傳而今則西南一方無分老幼朝夕不能間矣予初得此物亦甚疑貳及習服數次乃悉其功用之捷有如是者因著性於此然此物性屬純陽善行善散惟陰滯者用之如神若陽盛氣越而多躁多火及氣虛氣短而多汗者皆不宜用或疑其能頃刻醉人性必有毒今彼處習服既久初未聞其妨人者抑又何耶蓋其陽氣强猛人不能勝故下咽即醉既能散邪亦必耗氣理固然也然烟氣易散而人氣隨復陽性

留中旋亦生氣此其耗中有補故人多喜服而未見其損者以此○後檳榔條中有說當與此參閱

芳草部

當歸七八

味甘辛氣温氣輕味重可升可降陰中有陽其味甘而重故專能補血其氣輕而辛故又能行血補中有動行中有補誠血中之氣藥亦血中之聖藥也頭止血上行身養血中守尾破血下流全活血不走大約佐之以補則補故能養營養血補氣生精安五臟強形體益神志凡有形虛損之病無所不宜佐之以攻則通故能祛痛通便利筋骨治拘攣癱瘓燥澁等證營虛而表不解者佐以柴葛麻桂等劑大能散表衛熱而表不斂者佐以六黃之類又能固表惟其氣辛而動故欲

其靜者當避之性滑善行大便不固者當避之凡陰中火盛者當歸能動血亦非所宜陰中陽虛者當歸能養血乃不可少若血滯而爲痢者正所當用其要在動滑兩字若婦人經期血滯臨產催生及產後兒枕作痛俱當以此爲君小兒痘疹驚癇凡屬營虛者必不可少

川芎七九

味辛微甘氣溫升也陽也其性善散又走肝經氣中之血藥也反藜蘆畏硝石滑石黃連者以其沉寒而制其升散之性也芎歸俱屬血藥而芎之散動尤甚於歸故能散風寒治頭痛破瘀蓄通血脈解結氣逐疼痛排膿消腫逐血通經同細辛煎服治金瘡作痛同陳艾煎服驗胎孕有無三四月後服此微動者胎也以其氣升故兼理崩漏眩運以其甘少故散則有餘補則不足惟風寒之頭痛極宜用之若三陽火壅於上而痛者得

升反甚今人不明升降而但知川芎治頭痛謬亦甚矣多服久服令人走散眞氣能致暴亡用者識之

芍藥八十 反藜蘆

味微苦微甘畧酸性頗寒氣薄於味斂降多而升散少陰也有小毒白者味甘補性多赤者味苦瀉性多生者更涼酒炒微平其性沉陰故入血分補血熱之虛瀉肝火之實固腠理止熱瀉消癰腫利小便除眼疼退虛熱緩三消諸證於因熱而致者爲宜若脾氣寒而痞滿難化者忌用止血虛之腹痛斂血虛之發熱白者安胎熱不寧赤者能通經破血此物乃補藥中之稍寒者非若極苦大寒之比若謂其白色屬金恐傷肝木寒伐生氣產後非宜則凡白過芍藥寒過芍藥者又將何如如仲景黑神散芍藥湯之類非皆產後要藥耶用者還當詳審若產後血熱而陰氣散失者正當用之不必疑也

丹皮 八一

味辛苦氣微凉氣味俱輕陰中陽也赤者行性多白者行性緩入足少陰及手厥陰經忌胡蒜凉骨蒸無汗散吐衄血除産後血滯寒熱祛腸胃蓄血癥堅仍定神志通月水治驚搐風癇療癰腫作痛總之性味和緩原無補性但其微凉而辛能和血凉血生血除煩熱善行血滯滯去而鬱熱自解故亦退熱用此者用其行血滯而不峻

白豆蔻 八二

味辛氣溫味薄氣厚陽也入脾肺兩經别有清爽之氣散胸中冷滯溫胃口止疼除嘔逆翻胃消宿食膨脹治噎膈除瘧疾解酒毒祛穢惡能退翳膜亦消痰氣欲其速效嚼嚥甚良或爲散亦妙

肉豆蔻 八三

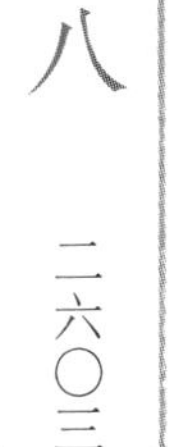

味苦辛而澁性溫理脾胃虛冷穀食不消治大腸虛冷滑泄不止以其氣香而辛故能行滯止痛和腹脹治霍亂調中下氣開胃進食解酒毒化痰飲溫胃逐蟲辟諸惡氣療小兒胃寒傷乳吐瀉以其能固大腸腸既固則元氣不走脾氣自健故曰理脾胃虛冷而實非能補虛也麵包煨熟用或剉如豆大以乾麵拌炒熟去麵用之尤妙蓋但欲去其油而用其熟耳

草果 八四　亦名草豆蔻

味辛性溫熱陽也浮也入足太陰陽明能破滯氣除寒氣消食療心腹疼痛解酒毒治瘴癘寒瘧傷暑嘔吐瀉痢脹滿反胃吐酸開痰飲積聚噎膈殺魚肉毒開鬱燥濕辟除口臭及婦人惡阻氣逆帶濁此有二種惟建寧所產辛香氣和者佳宜以麵裹微火煨熟用之或麵拌炒熟亦可滇廣者氣辛而

臭大能損人元氣

破故紙 八五

味苦辛氣大溫性燥而降能固下元煖水臟治下焦無火精滑帶濁諸冷頑痺脾腎虛寒而為溏泄下痢以其暖腎固精所以能療腰膝痠疼陰冷囊濕縮小便煖命門小腹止腹中疼痛腎泄以其性降所以能納氣定喘惟其氣辛而降所以氣虛氣短及有煩渴眩運者當少避之即不得已用於丸中可也忌羊肉芸薹

木香 八六

味苦辛性溫氣味俱厚能升能降陽中有陰行肝脾肺氣滯如神止心腹脇氣痛甚捷和胃氣止吐瀉霍亂散冷氣除脹疼呃逆治熱痢可佐芩連固大腸火煨方用順其氣癥積惡逆自除調其氣安胎月經亦用亦治疫癘溫瘧亦殺蠱毒鬼

精若下焦氣逆諸病亦可縮小便亦能通秘結亦能止氣逆之動血亦能消氣逆之癰腫

藿香　八七

味辛微甘氣温氣味俱薄陽也可升可降此物香甜不峻善快脾順氣開胃口寬胸膈進飲食止霍亂嘔吐理肺化滯加烏藥等劑亦能健脾入四君同煎能除口臭亦療水腫亦解酒穢

香附　八八

味苦辛微甘氣温氣味俱厚陽中有陰血中氣藥也專入肝胆二經兼行諸經之氣用此者用其行氣血之滯童便炒欲其下行醋炒則理氣痛開六鬱散寒邪利三焦行結滯消飲食痰涎痞滿腹脹胕腫脚氣止心腹肢體頭目齒耳諸痛療霍亂吐逆氣滯泄瀉及吐血下血尿血婦人崩中帶下經脈

不調胎前産後氣逆諸病因能解鬱故曰婦人之要藥然其味辛而動若陰虛躁熱而汗出血失者槩謂其要則大誤矣此外凡癰疽瘰癧瘡瘍但氣滞不行者皆宜用之爲要藥

砂仁八九

味辛微苦氣温和胃行氣消食逐寒除霍亂止惡心消脹滿安氣滯之胎卻腹痛治臟寒之瀉止小便泄痢快胸膈開痰平氣逆欬嗽口齒浮熱止女子崩中鬼氣奔豚欲其温煖須用炒研入肺腎膀胱各隨使引亦善消化銅鐵骨哽

紫蘇九十

味辛氣温氣味香竄者佳用此者用其温散解肌發汗祛風寒甚捷開胃下食治脹滿亦佳順氣宜用口臭亦辟除霍亂轉筋祛脚氣通大小腸消痰利肺止痛温中安胎定喘解魚蟹毒治蛇犬傷或作羹或生食俱可

梗　能順氣其性緩體虛者可用

子　性潤而降能潤大便消痰喘除五膈定霍亂順氣滯

薄荷九一

味辛微苦氣微涼氣味俱輕升也陽也其性涼散通關節利九竅乃手厥陰太陰經藥清六陽會首散一切毒風治傷寒頭痛寒熱發毒汗療頭風腦痛清頭目咽喉口齒風熱諸病除心腹惡氣脹滿霍亂下氣消食消痰辟邪氣穢惡引諸藥入營衛開小兒之風涎亦治瘰癧癰腫瘡疥風瘙癮疹作菜食之除口氣擣汁含嗽去舌胎語澁挼葉塞鼻止衄血亦治蜂螫蛇傷病新痊者忌用恐其泄汗亡陽

荊芥九二

味辛苦氣溫氣厚味薄浮而升陽也用此者用其辛散調血能解肌發表退寒熱清頭目利咽喉破結氣消飲食通血脉

行瘀滯助脾胃辟諸邪毒氣醒酒逐濕療頭痛頭旋脊背疼
痛手足筋急痿痺脚氣筋骨煩疼風濕疝氣止下血血痢崩
淋帶濁若產後中風強直宜研末酒服甚妙擣爛醋調傅疔
瘡腫毒最佳亦鼠瘻瘰癧血風瘡疥必用之要藥

白芷 九三

味辛氣溫氣厚味輕升也陽也其性溫散敗毒逐陽明經風
寒邪熱止頭痛頭風頭眩目痛目癢淚出散肺經風寒皮膚
斑疹燥癢治鼻鼽鼻淵齒痛眉稜骨痛大腸風秘腸風尿血
其氣辛香達表故治瘡瘍排膿止痒定痛托癰疽肺癰瘰癧
痔瘻長肉生肌炒黑用之提女人血崩漏下赤白血閉陰腫
欲去鼾斑宜以生用可作面脂亦治蛇傷砒毒金瘡傷損

香薷 九四

味苦辛氣寒氣輕能升能降散暑熱霍亂中脘絞痛小便澁

難清肺熱降胃火除躁煩解鬱滯爲末水服可止鼻衄煮汁頓飲可除風熱轉筋去口臭濕熱水腫者可消中寒陰臟者須避之

益智　九五

氣味辛溫能調諸氣辟寒氣治客寒犯胃煖胃和中去心腹氣滯疼痛理下焦虛寒溫腎氣治遺精餘瀝夢泄赤白帶濁及夜多小便者取二十餘枚研碎入鹽少許同煎服之有奇驗此行陽退陰之藥凡脾寒不能進食及三焦命門陽氣衰弱者皆宜之然其行性多補性少必兼補劑用之斯善若單服多服未免過於散氣

鬱金　九六

味苦辛氣溫善下氣破惡血去血積止吐血衄血血淋尿血及失心顛狂蠱毒單用治婦人冷氣血積結聚氣滯心腹疼

痛及産後敗血衝心欲死或散或丸或以韭汁薑汁童便并花水俱可隨宜調服若治痔漏腫痛宜水調敷之耳内腫痛宜水調灌入少頃傾出即可愈

薑黄 九七

味苦辛性熱善下氣破血除心腹氣結氣脹冷氣食積疼痛亦治癥瘕血塊通月經産後敗血攻心及撲損瘀血袪邪辟惡散風熱消癰腫功與鬱金稍同而氣味則尤烈

澤蘭 九八

味微苦微辛善清血和血治吐血衄血療婦人産前産後諸血不調破宿血除腹痛清新血利關節通水道除癥瘕消撲損瘀血并治金瘡癰腫瘡膿用在清和故爲婦人要藥

藁本 九九

味甘辛性温氣厚味薄升也陽也療諸惡風鬼注除太陽頂

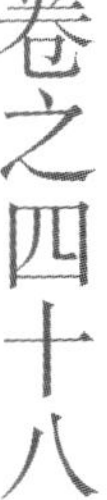

巔頭痛大寒犯腦痛連齒頰及鼻面皮膚酒皶䵟刺風濕泄瀉冷氣腰疼婦人陰中風邪腫痛　此足太陽經風痼霧露瘴疫之要藥

蓽茇 一百

味辛大熱陽也浮也入手足陽明　亦入肝腎善溫中下氣除胃冷辟陰寒療霍亂心腹疼痛冷痰嘔逆吞酸及虛寒瀉痢腸鳴其味大辛須同參朮歸地諸甘溫補劑用之尤效爲末搐鼻可解偏風頭痛揩齒可殺牙痛牙虫又牛乳煎治唐太宗氣痢方詳列痢疾門

良薑 百一　子名紅豆蔻

味辛熱純陽浮也入足太陰陽明　治胃中逆冷嘔吐清水惡心霍亂氣寒腹痛解酒毒消宿食健脾胃寬噎膈除反胃破冷癖解瘴瘧療轉筋瀉痢同草豆蔻煎飲亦治口臭子名紅

豆蔻治用畧同

三稜　百二

氣味苦平能行血中之氣善破積氣逐瘀血消飲食脹滿氣滯腹痛除痃癖癥瘕積聚結塊通月水亦墮胎及産後惡血撲損瘀血并治瘡腫堅硬制宜醋浸炒熟入藥此與蓬术稍同但蓬术峻而此則差緩耳

蓬术　百三　一名蓬莪茂

味苦辛氣温有小毒走肝經善破氣中之血通月經消瘀血瘵跌撲損傷血滞作痛在中焦攻飲食氣滞不消胃寒吐酸膨脹在下焦攻奔豚痃癖疝氣積聚氣腫水腫制宜或酒或醋炒用或入灰火中煨熟擣切亦可但其性剛氣峻非有堅頑之積不宜用

虵床子　百四

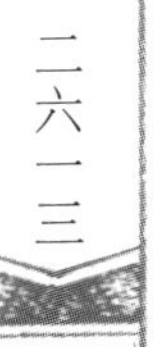

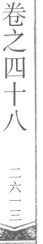

味微苦氣辛性温乃少陽三焦命門之藥辛能去風煖能温腎故可温中下氣和關節除疼痛開鬱滯療陰濕惡瘡疥癬縮小便去陰汗止帶濁逐寒疝漱齒痛治男子陽痿腰疼大益陽事女人陰中腫痛善煖子宮男婦陽衰無子小兒驚癇撲傷俱可服去皮殼微炒用之凡治外證瘡瘍腫痛風瘡俱宜煎湯薰洗亦可爲末摻敷俱宜生用

蔓草部

天門冬　百五

味苦微甘氣大寒味厚氣薄沉也陰也入肺腎兩經除虛勞內熱其味苦寒故上定熱喘下去熱淋清殺三虫潤滋骨髓解渴除煩消痰止嗽降火保肺退熱滋陰大潤血熱燥結虛寒假熱脾腎溏泄最忌使宜貝母地黃[illegible]去心方用

菟丝子 百六

味甘辛，气微温。其性能固，入肝脾肾三经。先用甜水淘洗净，浸胀，次用酒渍，煮热晒乾，炒之更妙。补髓添精，助阳固泄，续绝伤，滋消渴，缩小便，止梦遗带浊，馀沥，煖腰膝寒疼，壮气力筋骨，明目开胃，进食肥肌，禁止鬼交，尤安梦寐。汤液丸散，任意可用。古人不入煎剂，亦一失也。欲止消渴，煎汤任意饮之。

五味子 百七

皮甘肉酸，性平而敛；核仁味辛苦，性温而煖，俱兼咸味，故名五味。入肺肾二经。南者治风寒咳嗽，北者疗虚损劳伤。整用者用其酸，生津解渴，止泻除烦，疗耗散之肺金，滋不足之肾水，能收敛虚火，亦解除酒毒。敲碎者用其辛温，补元阳，壮筋骨，助命门，止霍乱。但感寒初嗽当忌，恐其敛束不散；肝旺吞酸当忌，恐其助木伤土。

何首烏 百八

味甘澀微苦陰中有陽性溫此其甘能補澀能固溫能養陽雖曰肝腎之藥然白者入氣分赤者入血分凡血氣所在則五陰之臟何所不至故能養血養神助氣壯筋骨强精髓黑鬚髮亦治婦人帶濁失血産後諸虛等疾第其性效稍緩暫服若不甚顯必久服之誠乃延年益壽滋生助嗣之良劑至如斷瘧疾安久痢活血治風療癰腫瘰癧風濕瘡瘍及一切冷氣腸風宿疾總由其溫固收斂之功血氣固則真元復真元復則邪自散也故唐之李翺著有何首烏傳即李時珍亦曰此物不寒不燥功在地黄門冬之上誠非誣也若其制用之法則有用黑荳層鋪九蒸九晒者有單用米泔浸三宿切焙爲末而用者有用壯健人乳拌晒三次生杵爲末而用者總之生不如熟即單用米泔浸透蒸之極熟則善矣或不必

人乳與豆也服此之後須忌生雞菊并諸血腥[illegible]等物

瓜蔞仁 百九

味甘氣寒氣味俱厚性降而潤能降實熱痰涎開鬱結氣閉解消渴定脹喘潤肺止嗽但其氣味悍劣善動惡心嘔吐中氣虛者不宜用本草言其補虛勞殊爲大謬

天花粉 百十 即瓜蔞根

味苦性寒氣味頗輕有升有降陰中有陽最凉心肺善解熱渴大降膈上熱痰消乳癰腫毒痔瘻瘡癤排膿生肌長肉除跌撲瘀血通月水除狂熱去黃疸潤枯燥善解酒毒亦通小腸治肝火疝痛

金銀花 百十一 一名忍冬

味甘氣平其性微寒善於化毒故治癰疽腫毒瘡癬楊梅風濕諸毒誠爲要藥毒未成者能散毒已成者能潰但其性緩

用須倍加或用酒煮服或搗汁攙酒頓飲或研爛拌酒厚敷若治瘰癧上部氣分諸毒用一兩許時常煎服極效

葛根　百十二

味甘氣平寒氣輕於味浮而微降陽中微陰用此者用其涼散雖善達諸陽經而陽明爲最以其氣輕故善解表發汗凡解散之藥多辛熱此獨涼而甘故解溫熱時行疫疾凡熱而兼渴者此爲最良當以爲君而佐以柴防甘桔極妙尤散鬱火療頭痛治溫瘧往來瘡疹未透解酒除煩生津止渴除胃中熱狂殺野葛巴豆毒箭金瘡等傷但其性涼易於動嘔胃寒者所當慎用

茜草　百十五　亦名過山龍

味苦甘氣微寒陰中微陽血中要藥其味苦故能行滯血其性涼故能止動血治勞傷吐衄時來除虛熱漏崩不止亦通

經滯又療乳癰散跌撲血凝，瘀聚解蠱毒敗血爛肝凡諸血熱血瘀並建奇功若女人經，血不通以一兩酒煎服之一日即通甚效若氣虛不攝血及脾寒者勿用

土茯苓 百十四 一名仙遺糧

味甘淡性平能健脾胃强筋，骨去風濕利關節分水道止瀉痢治拘攣骨痛瘰癧咽喉，除周身寒濕惡瘡凡解楊梅瘡毒及輕粉留毒潰爛疼痛諸，證凡治此者須忌茶酒牛羊鷄鵞及一應發風動氣等物

使君子 百十五

味甘氣溫有小毒性善殺蟲治小兒疳積小便白濁凡大人小兒有蟲病者但於每月上旬侵晨空腹食數枚或即以殼煎湯嚥下次日蟲皆死而出也或云七生七煨食亦良或云一歲食一枚食後忌飲熱茶犯之即作瀉凡小兒食此亦不

宜頻而多大約性滑多則能傷脾也李時珍曰凡殺虫藥多是苦辛惟使君子榧子甘而殺虫亦異也但使君子專殺蚘蟲榧子專殺寸白虫耳

牽牛 百十六 一名黑丑

味苦辛熱氣雄烈性急疾有毒下氣逐水通大小便善走氣分通水道消氣實氣滞水腫攻癥積落胎殺蟲瀉虫毒去濕熱痰飲開氣秘氣結古方多爲散丸若用救急亦可佐羣藥煎服然大泄元氣凡虛弱之人須忌之

防已 百十七

味苦性寒陰也降也去濕熱水腫利大小便解諸經熱壅腫痛濕熱脚氣通九竅熱閉逐膀胱肝腎濕熱及熱毒諸瘡濕熱生虫等證

萆薢 百十八

味微甘而淡氣溫能溫胃去濕理陰痿陰寒失溺白濁莖中作痛及四肢癱瘓不隨周身風濕惡瘡性味純緩用宜大劑

鈎藤 百十九

味微甘微苦性微寒能清手厥陰之火足厥陰足少陽之風熱故專理肝風相火之病凡大人小兒驚癇眩運斑疹天釣頭旋煩熱等證用之而風靜火息則諸證自除矣

山豆根 百二十

味大苦大寒解諸藥熱毒消癰腫瘡毒殺寸白諸虫含而嚥汁解咽喉腫痛研末湯服五七分解內熱喘滿腹脹磨汁服解熱厥心痛研汁塗諸熱毒熱瘡腫痛及諸虫熱毒所傷

威靈仙 百二一

味微辛微鹹性溫可升可降陰中陽也善逐諸風行氣血走經絡宣通五臟去腹內冷滯心膈痰水癥瘕痃癖氣塊積聚

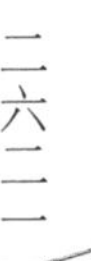

膀胱宿水腰膝肢體冷痛并水瘀折傷此藥性利善走乃治痛風之要藥故崔元亮言其去大風通十二經脈朝服暮效其法采得根陰乾月餘搗末温酒調服一錢七空腹服之如人本性殺藥可加及六錢微利兩行則減之病除乃停藥其性甚善不偏諸藥但惡茗及麪湯李時珍曰威靈仙辛能泄氣鹹能泄水故於風濕痰飲之病氣壯者服之有捷效其性大抵峻利久服恐損真氣氣弱者亦不可服之

馬兜鈴 百二二

味微苦微辛性寒氣薄陰中微陽入手太陰肺經降肺火清肺氣除熱痰欬嗽喘急不得卧多用則作吐凡蠱毒蛇毒於飲食中得之咽中如有物嚥不下吐不出者以此一兩煎湯服之卽毒從吐出若治痔瘻腫痛用馬兜鈴於瓶中燒烟薰病處良

青木香 百二三　即馬兜鈴根亦名土木香

味苦微辛性寒有毒能吐能利不可多服煮汁服可吐蠱毒鬼疰諸毒搗末水調塗疔腫熱毒蛇毒日三四次立瘥亦可傅瘙癢禿瘡

白蘞 百二四

味苦微辛性歛取根搗傅癰毒及面上瘡疱刀箭傷湯火毒諸瘡不歛生肌止痛俱宜爲末傅之若爲丸散亦治眼目赤痛小兒驚癇婦人陰中腫痛亦白帶下

木通 百二五　亦名通草

味苦氣寒沉也降也能利九竅通關節消浮腫清火退熱除煩渴黄疸治耳聾目痛天行時疾頭痛鼻塞目眩瀉小腸火鬱利膀胱熱淋導痰濕嘔噦消癰腫壅滯熱毒惡瘡排膿止痛通婦人血熱經閉下乳汁消乳癰血塊催生下胎若治小

水急數疼痛小腹虛滿宜加葱煎飲若治喉痺咽痛宜濃煎含嚥

毒草部

附子百二六

氣味辛甘醃者大鹹性大熱陽中之陽也有毒畏人參黄芪甘草黑豆綠豆犀角童便烏韭防風其性浮中有沉走而不守因其善走諸經故曰與酒同功能除表裏沉寒厥逆寒噤溫中强陰煖五藏回陽氣除嘔噦霍亂反胃噎膈心腹疼痛脹滿瀉痢肢體拘攣寒邪濕氣胃寒蚘虫寒痰寒疝風濕麻痺陰疽癰毒久漏冷瘡格陽喉痺陽虛二便不通及婦人經寒不調小兒慢驚等證大能引火歸源制伏虛熱善助參芪成功尤贊术地建效無論表證裏證但脉細無神氣虛無熱

者所當急用。故虞摶曰：附子禀雄壯之質，有斬關奪將之氣，能引補氣藥行十二經，以追復散失之元陽；引補血藥入血分，以滋養不足之真陰；引發散藥開腠理，以驅逐在表之風寒；引溫煖藥達下焦，以祛除在裏之冷濕。吳綬曰：附子乃陰證要藥，凡傷寒傳變三陰，及中寒夾陰，雖身大熱而脈沉者必用之；或厥冷脈沉細者，尤急須用之，有退陰回陽之力，起死回生之功。近世陰證傷寒，往往疑似而不敢用，直待陰極陽竭而用，已遲矣。且夾陰傷寒，內外皆陰，舍此不用，將何以救之？此二公之言，皆至言也，不可不察。惟孕婦忌服，下胎甚速。合蔥涎塞耳，亦可治聾。

辨製法　附子製法，稽之古者，則有單用童便煮者，有用薑汁、鹽水者，有用甘草、黃連者，有數味皆兼而用者，其中宜否，最當詳辨。夫附子之性熱而剛急，走而不守，土人醃以重鹽故其味鹹而性則降今之所以用之者正欲用其熱性以回元陽以補脾腎以行參芪熟地等功若制以黄連則何以藉其回陽若制以鹽水則反以助其降性若制以童便則必不免於尿氣非惟更助其降而凡脾氣大虚者極易嘔噦一聞其臭便動惡心是藥未入口而先受其害且其沉降尤速何以達脾惟是薑汁一制頗通第其以辛助辛似欠和平若果直中陰寒等證欲用其熱此法爲良至若常用而欲得其補性者不必用此又若煮法若不浸脹而煮則其心必不能熟即浸脹而煮及其心熟則邊皮已太熟而失其性矣雖破而爲四煮亦不匀且煮者必有汁而汁中所去之性亦已多矣皆非制之得法者

製法　用甘草不拘大約酌附子之多寡而用甘草煎極濃甜湯先浸數日剝去皮臍切爲四塊又添濃甘草湯再浸二

三日撈之軟透乃咀爲片入鍋文火炒至將乾庶得生熟勻等口嚼尚有辣味是其度也若炒太乾則太熟而全無辣味并其熱性全失矣故制之太過則但用附子之名耳效與不效無從驗也其所以必用甘草者蓋以附子之性急得甘草而後緩附子之性毒得甘草而後解附子之性走得甘草而後益心脾附子之性散得甘草而後調營衛此無他亦不過濟之以仁而後成其勇耳若欲急用以厚紙包裹沃甘草湯或煨或炙待其柔軟切開再用紙包頻沃又炙以熟爲度亦有用麵裹而煨者亦通若果眞中陰寒厥逆將危者緩不及制則單用炮附不必更用他製也

辨毒　附子之性剛急而熱制用失宜難云無毒故欲制之得法夫天下之制毒者無妙於火火之所以能制毒者以能革物之性故以氣而遇火則失其氣味而遇火則失其味剛

者華其剛柔者失其柔故制附之法但用白水煮之極熟則亦全失辣味并其熱性俱失形如蘿蔔可食矣尚何毒之足慮哉今制之必用甘草者蓋欲存留其性而柔和其剛耳今人但知附子之可畏而不知太熟之無用也故凡食物之有毒者但制造極熟便當無害即河豚生蟹之屬諸有病於人者皆其欠熟而生性之未盡也故凡食物之有毒者皆可因此以類推矣至若藥劑之中有當煅煉而用者又何以然夫物之經火煅者其味皆鹹澁而所以用煅者非欲去其生剛之性則欲用其鹹澁之味而留性與不留性則其中各有宜存故凡當煅煉而用者皆可因此以類推矣又如藥之性毒者何可不避即如本草所云某有毒某無毒余則甚不然之而不知無藥無毒也故熱者有熱毒寒者有寒毒若用之不當凡能病人者無非毒也即如家常茶飯本皆養人之正味

其或過用誤用亦能毒人而况以偏味偏性之藥乎但毒有大小用有權宜此不可不察耳矧附子之性雖云有毒而實無大毒但制得其法用得其宜何毒之有今之人不知其妙且并人參熟地而俱畏之夫人參熟地附子大黄實乃藥中之四維病而至於可畏勢非庸庸所濟者非此四物不可設若逡巡必致乃事今人直至必不得已而後用附子事已無濟矣事無濟則反罪之將附子誠廢物乎嗟夫人之所以生者陽氣耳正氣耳人之所以死者陰氣耳邪氣耳人參熟地者治世之良相也附子大黄者亂世之良將也兵不可久用故良將用於暫亂不可忘治故良相不可缺然夫附子雖烈而其性扶陽有非硝黄之比硝黄似緩而其性陰泄又非極附可例華元化曰得其陽者生得其陰者死内經曰門戶不要是倉廩不藏也得守者生失守者死今之人八履芒硝大黄

若坦途視參附熟地爲蛇蝎愚耶知耶

白附子 百二七

味甘辛大溫有小毒其性升能引藥勢上行治頭風諸風冷氣心疼風痰眩暈帶濁瘡癬小兒驚風痰搐及面鼻遊風䵟斑風刺去面痕可作面脂亦治疥癬風瘡陰下濕癢風濕諸病凡欲入藥炮而用之

大黄 百二八

味苦氣大寒氣味俱厚陰中之陰降也有毒其性推陳致新直走不守奪土鬱壅滯破積聚堅癥療瘟疫陽狂除斑黃譫語滌實痰導瘀血通水道退濕熱開燥結消癰腫因有峻烈威風積垢蕩之頃刻欲速者生用泡湯便吞欲緩者熟用和藥煎服氣虛同以人參名黃龍湯血虛同以當歸名玉燭散佐以甘草桔梗可緩其行佐以芒硝厚朴益助其鋭用之多

寡酌人實虛假實誤用與鴆相類

常山 百二九

味大苦性寒有毒攻溫瘧痰瘧及傷寒寒熱痰結氣逆狂癇癲厥惟胸腹多滯邪實氣壯而病瘧者宜之若老人弱人俱當忌用蓋此物性悍善逐痰飲得甘草則上行發吐得大黃則下行發瀉也亦治鬼毒蠱毒及頸項瘰癧鼠瘻

半夏 百三十

味大辛微苦氣溫可升可降陽中陰也有毒其質滑潤其性燥濕降痰入脾胃膽經生嚼戟喉制用生薑下肺氣開胃健脾消痰飲痞滿止咳嗽上氣心痛脇痛除嘔吐反胃霍亂轉筋頭眩腹脹不眠氣結痰核腫突去痰厥頭痛散風閉喉瘖治脾濕泄瀉遺精帶濁消癰疽腫毒殺蜈蚣蜂蠆虫毒性能墮胎孕婦雖忌然胃不和而嘔吐不止加薑汁微炒但用無

妨若消渴煩熱及陰虛血證最忌勿加○李時珍曰半夏能主痰飲及腹脹者爲其體滑味辛而性温也滑則能潤辛温能散亦能潤故行濕而通大便利竅而泄小便所謂辛走氣能化液辛以潤之是矣丹溪曰二陳湯能使大便潤而小便長成聊攝云半夏辛而散行水而潤腎燥又局方用半硫丸治老人虛秘皆取其滑潤也世俗皆以半夏南星爲性燥誤矣濕去則土燥痰涎不生非二物之性燥也古方治咽痛喉痺吐血下血多用二物非禁劑也二物亦能散血故破傷打撲皆主之

南星　百三二

味苦辛氣温可升可降陽中陰也性烈有毒薑汁制用善行脾肺墜中風實痰利胸膈下氣攻堅積治驚癇散血墮胎水磨箍蛇蟲咬毒醋調散腫破傷風金瘡折傷瘀血宜擣傅之功同半夏酌用可也

膽星 百三二

七製九製者方佳降痰因火動如神治小兒急驚必用總之實痰實火壅閉上焦而氣喘煩躁焦渴脹滿者所當必用較之南星味苦性涼故善解風痰熱滯

射干 百三三

味苦性寒有毒陰也降也治欬逆上氣喉痺咽疼散結氣不得息除胃腹邪熱脹滿清肝明目消積痰結核痃癖熱疝降實火利大腸消瘀血通女人經閉苦酒磨塗可消腫毒

大戟 百三四

味苦大寒有毒反甘草性峻利善逐水邪痰涎瀉濕熱脹滿消急痛破癥結下惡血攻積聚通二便殺蠱毒藥毒療天行瘟瘧黃病及頸腋癰腫然大能瀉肺損真氣非有大實堅者不宜輕用若中其毒惟菖蒲可以解之

甘遂 百三五

味苦，性寒，有毒。反甘草。專於行水，能直達水結之處。如水結胸者，非此不除。若留痰留飲宿食，癥堅積聚，無不能逐，故善腫腹脚陰囊腫脹，去面目浮腫，通二便，瀉膀胱濕熱，及痰逆癲癇，噎膈痞塞。然性烈傷陰，不宜妄用。

芫花 百三六 反甘草

味苦微溫，有毒。專逐五臟之水，去水飲寒痰，痰癖脅下痛欬逆上氣，心腹肢體脹滿，瘴瘧鬼瘧，濕毒寒毒，蠱毒肉毒蟲魚毒。除疝瘕癰腫，逐惡血，消咽腫。根療瘡疥，亦可毒魚。若搗汁浸線，亦能繫落痔瘡。惟其多毒，虛者不可輕用。

玉簪 百三七

味甘辛，性寒，有小毒。用根搗汁，解一切諸毒，下一切骨哽，塗消癰瘰。婦人乳癰初起，但取根擂酒服之，仍以渣傅腫處，即

消然性能損齒故亦可落齒取牙

鳳仙花 百三八

味微苦性微温有小毒子名急性子治產難下胎消積塊開噎膈下骨哽亦善透骨通竅故又名透骨草若欲取牙但用子研末入砒少許點疼牙根即可取之然此不生虫蠹即蜂蝶亦不近似非無毒者也

蓖麻子 百三九

味甘辛性熱有毒能逐風散毒療口眼喎斜失音口噤腫毒丹瘤鍼刺入肉止痛消腫追膿拔毒俱可研貼若治舌腫喉痺宜研爛紙捲燒烟薰吸立通催生下胎可同麝香巴豆研貼臍中李時珍曰一人病偏風手足不舉用此油同羊脂麝香穿山甲煎膏日摩數次兼服搜風養血之藥而愈一人病手臂一塊腫痛用此搗膏貼之一夜而愈一人病氣鬱偏頭

痛用此同乳香食鹽擣貼太陽一夜痛止一婦產後子腸不收擣仁貼其丹田一夜而上此藥外用屢奏奇效但內服不可輕率爾或云擣膏以筯點於鵝鴨六畜舌根下即不能食點於肛門內即下血死其毒可知凡服蓖麻者一生不得食炒豆犯之必脹死

續隨子 百四十 一名千金子

味辛性溫有毒能逐瘀血消痰飲食積癥瘕痃癖除蠱毒鬼疰水氣冷氣心腹脹滿疼痛腹內諸疾利大小腸袪惡滯及婦人血結血閉瘀血等證研碎酒服不過三顆當下惡物甚者十粒若瀉多以酸漿水或薄醋粥食之即止亦可研塗疥癬惡瘡此物之功長於逐水殺虫是亦甘遂大戟之流也

木鼈子 又百四十

味苦微甘微辛氣雄劣性大寒有大毒本草言其甘溫無毒

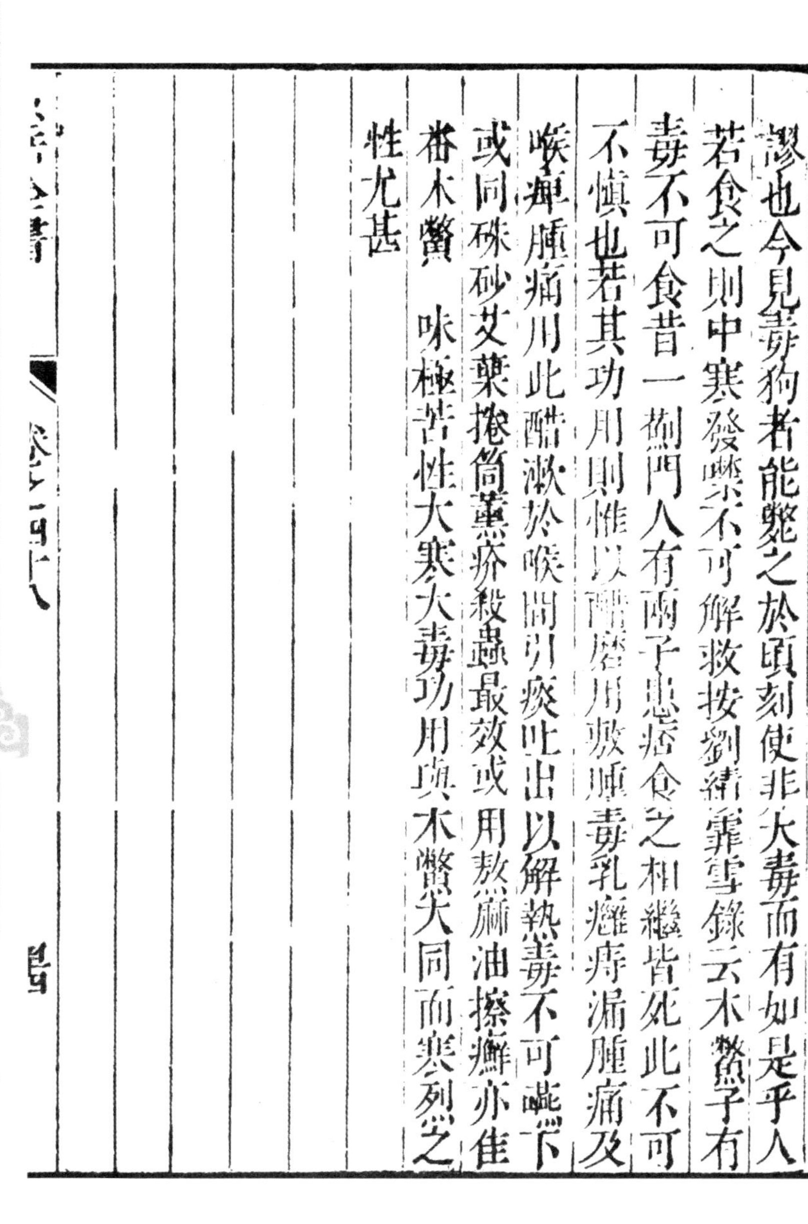

謬也今見毒狗者能斃之於頃刻使非大毒而有如是乎人若食之則中寒發噤不可解救按劉績霏雪錄云木鼈子有毒不可食昔一蘄門人有兩子患痞食之相繼皆死此不可不慎也若其功用則惟以醋磨用敷腫毒乳癰痔漏腫痛及喉痺腫痛用此醋漱於喉間引痰吐出以解熱毒不可嚥下或同硃砂艾葉捲筒薰疥殺蟲最效或用熬麻油擦癬亦佳

番木鼈　味極苦性大寒大毒功用頗與木鼈大同而寒烈之性尤甚

景岳全書　卷四十八

校注

①洸：四库本作『洗』，据文义当从。

②敺：『驱』的异体字。

③皯（gǎn）：面黑。

④巽（xùn）顺：卑顺、顺从。

⑤隰（xí）草：低湿地方所生长的草。

⑥擣：『捣』的异体字。舂，撞击。

⑦邪：通『斜』。

本草正

會稽　張介賓　會卿　著
會稽　魯　超　謙菴　訂

水石草部

本草　下

石斛　百四一

此藥有二種力皆微薄圓細而肉實者味微甘而淡其力尤薄木草云圓細者爲上且謂其益精強陰壯筋補虛健脚膝驅冷痹卻驚悸定心志但此物性味最薄焉能滋補如此惟是扁大而鬆形如釵股者頗有苦味用除脾胃之火去嘈雜善饑及營中蘊熱其性輕清和緩有從容分解之妙故能送火養陰除煩清肺下氣亦止消渴熱汗而諸家謂其厚腸胃健陽道煖水臟豈苦涼之性味所能也不可不辨

菖蒲 百四二

味辛微苦性溫散風寒濕痺除煩悶欬逆上氣止心腹痛霍亂轉筋癲癇客忤開心氣胃氣行滯氣通九竅益心智明耳目去頭風淚下出聲音溫腸胃煖丈夫水藏婦人血海禁止小便辟邪逐鬼及中惡卒死殺蟲療惡瘡疥瘙欲散癰毒宜擣汁服用渣貼之若治耳痛宜①作末炒熱絹裹署之亦解巴豆大戟等毒

蒲黃 百四三

味微甘性微寒解心腹膀胱煩熱疼痛利小便善止血涼血活血消瘀血治吐血衄血痢血尿血通婦人經脉止崩中帶下月經不調妊婦胎漏墜胎血運血癥兒枕氣痛及跌撲血悶療瘡瘍消舌腫排膿消毒方下乳汁亦止洩精凡欲利者

欲固者宜炒熟用

澤瀉 百四四

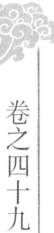

味甘淡微鹹，氣微寒。氣味頗厚，沉而降，陰也，陰中微陽。入足太陽少陽。其功長於滲水去濕，故能行痰飲，止嘔吐瀉痢，通淋瀝白濁，大利小便，瀉伏火，收陰汗，止尿血，療難產疝痛，脚氣腫脹，引藥下行。經云除濕止渴聖藥，通淋利水仙丹。第其性降而利，善耗真陰，久服能損目，凝陽若濕熱壅閉而目不明者，此以去濕，故亦能明目。

海藻 百四五 反甘草 海帶 昆布性用畧同

味苦鹹，性微寒，陰也，降也。善降氣清熱，消膈中痰壅，故善消頸項癭瘤結核及癰腫癥積，利小便，逐水氣，治濕熱氣急，腹中上下雷鳴，療偏墜疝氣疼痛，消奔豚水氣浮腫，及百邪鬼魅熱毒。

骨碎補 百四六

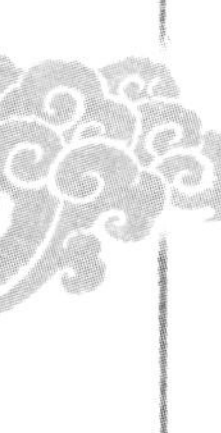

味微苦性溫平乃足少陰厥陰肝腎藥也能活血止血補折傷療骨中斜毒風熱疼痛及痢後下虛或遠行或房勞或外感風濕以致兩足痿弱疼痛俱宜以四斤丸補陰藥之類佐而用之或炒熟研末用猪腰夾煨空心食之能治耳鳴及腎虛久痢牙疼

竹木部

竹瀝百四十七

味甘性微凉陰也降也治暴中風癈失音不語胸中煩熱止煩悶消渴小溲曰凡風痰虛痰在胸膈使人癲狂及痰在經絡四肢皮裏膜外者非此不達不行

淡竹葉百四十八

味甘淡氣平微凉陰中微陽氣味俱輕淸上氣咳逆喘促消

痰涎解熱狂退虛熱煩躁不眠壯熱頭痛止吐血專凉心經亦清脾氣御風熱止煩渴生津液利小水解喉痺并小兒風熱驚癇

淡竹茹 百四九

味甘微凉治肺痿唾痰唾血吐血衄血尿血胃熱嘔噦噎膈婦人血熱崩淋胎動及小兒風熱癲癇痰氣喘欬小水熱澁

天竹黃 百五十

味甘辛性凉降也陰中有陽善開風痰降熱痰治中風失音痰滯胸膈煩悶癲癇清心火鎮心氣醒脾疏肝明眼目安驚悸療小兒風痰急驚客忤其性和緩最所宜用亦治金瘡并內熱藥毒

官桂 百五一

味辛甘氣大熱陽中之陽也有小毒必取其味甘者乃可用

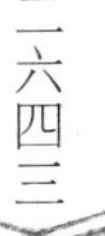

桂性熱善於助陽而尤入血分四肢有寒疾者非此不能達桂枝氣輕故能走表以其善調營衛故能治傷寒發邪汗療傷風止陰汗肉桂味重故能溫補命門堅筋骨通血脈治心腹寒氣頭疼欬嗽鼻齆霍亂轉筋腰足臍腹疼痛一切沉寒痼冷之病且桂為木中之王故善平肝木之陰邪而不知善助肝膽之陽氣惟其味甘故最補脾土凡肝邪尅土而無火者用此極妙與參附地黃同用最降虛火及治下焦元陽虧乏與當歸川芎同用最治婦人產後血瘀兒枕腹痛及小兒痘疹虛寒作癢不起雖善墮胎動血用須防此二證若下焦虛寒法當引火歸元者則此為要藥不可誤執

丁香 百五二

味大辛氣溫純陽入腎胃肺藏能發諸香辟惡去邪溫中快氣治上焦呃逆翻胃霍亂嘔吐解酒毒消痃癖奔豚陰寒心

腹脹滿冷痛煖下焦腰膝寒疼壯陽道抑陰邪除胃寒瀉痢殺鬼疰蠱毒疥蝕諸蟲辟口氣堅齒牙及婦人七情五鬱小兒吐瀉疳痞胃寒灰白不發

白檀香百五三

味辛氣溫能散風熱辟穢惡邪氣消腫毒逐鬼魅煎服之可散冷氣止心腹疼痛定霍亂和胃氣開噎膈止嘔吐進飲食又治面生黑子每晚以熱水洗拭磨汁塗之甚良

沉香百五四

味辛氣微溫陽也可升可降其性煖故能抑陰助陽扶補相火其氣辛故能通天徹地條達諸氣除轉筋霍亂和噤口瀉痢調嘔逆胃翻喘急止心腹脹滿疼痛破癥瘕寒痰和脾胃逐鬼疰惡氣及風濕骨節麻痺皮膚瘙癢結氣

烏藥百五五

氣味辛溫善行諸氣入脾胃肝腎三焦膀胱諸經療中惡鬼氣蠱毒開胸膈除一切冷氣止心腹疼痛喘急霍亂反胃脹滿溫腸胃行宿食止瀉痢除天行疫瘴氣厥頭痛膀胱腎氣攻衝心腹痛氣腳氣癰瘡疥癩及婦人血氣小兒蟲積亦止小便頻數氣淋帶濁并豬犬百病俱可磨汁灌治之

枸杞 百五十六

味甘微辛氣溫可升可降味重而純故能補陰陰中有陽故能補氣所以滋陰而不致陰衰助陽而能使陽旺雖諺云離家千里勿食枸杞不過謂其助陽耳似亦未必然也此物微助陽而無動性故用之以助熟地最妙其功則明耳目壯神魂添精固髓健骨強筋善補勞傷尤止消渴真陰虛而臍腹疼痛不止者多用神效

地骨皮 百五十七

枸杞根也南者苦味輕微有甘辛北者大苦性劣入藥惟南者爲佳其性辛寒善入血分肝腎三焦胆經退陰虛血熱骨蒸有汗止吐血衄血解消渴療肺脊胸中陰虛伏火煎湯漱口止齒血凡不因風寒而熱在精髓陰分者最宜此物凉而不峻可理虛勞氣輕而辛故亦清肺假熱者勿用

厚朴百五八

味苦辛氣大溫氣味俱厚陽中之陰可升可降有小毒用此者用其溫降散滯制用薑汁炒治霍亂轉筋消痰下氣止欬嗽嘔逆吐酸殺腸藏諸蟲宿食不消去結水破宿血除寒濕瀉痢能煖脾胃善走冷氣總之逐實邪瀉膨脹散結聚治胸腹疼痛之要藥倘本元虛弱誤服脫人真氣孕婦忌用墮胎須知

棗仁百五九

味微甘氣平其色赤其肉味酸故名酸棗其仁居中故性主收斂而入心多眠者生用不眠者炒用寧心志止虛汗解渴去煩安神養血益肝補中收斂魂魄

杜仲　百六十

味甘辛淡氣溫平氣味俱薄陽中有陰其功入腎用薑汁或鹽水潤透炒去絲補中强志壯腎添精腰痛殊功足疼立效除陰囊寒濕止小水夢遺因其氣溫故煖子宮因其性固故安胎氣內熱火盛者亦當緩用

山茱萸　百六十一

味酸澀主收斂氣平微溫陰中陽也入肝腎二藏能固陰補精煖腰膝壯陰氣澀帶濁節小便益髓興陽調經收血若脾氣大弱而畏酸者姑暫止之或和以甘草煨薑亦可

蘇木　百六十二

味微甘微辛性溫平可升可降乃三陰經血分藥也少用則和血活血多用則行血破血主婦人月經不調心腹作痛血癖氣壅凡產後血瘀脹悶勢危者宜川五兩水煮濃汁服之亦消癰腫死血排膿止痛及打撲瘀血可敷若治破傷風宜為末酒服立效

川椒　百六三

味辛性熱有小毒木純陽之物其性下行陽中有陰也主溫中下氣開通腠理散風表寒邪除藏府冷痛去胸腹留飲停痰宿食解鬱結溫脾胃止欬逆嘔吐逐寒濕風痛療傷寒溫瘧水腫濕疸除齒痛煖腰膝收陰汗縮小便溫命門止泄瀉下痢遺精脫肛殺蛲虫鬼疰蠱毒蛇虫諸毒久服之能通神明實腠理和血脈堅齒牙生鬚髮明耳目調關節耐寒暑若中其毒惟冷水麻仁漿可以解之

胡椒　百六四

味辛性大熱純陽也善走氣分溫中下氣煖腸胃消宿食辟臭惡除寒濕寒痰寒飲吐水止反胃嘔吐霍亂虛寒脹滿心腹疼痛去冷積陰毒壯腎氣治大腸寒滑冷痢殺一切虫魚鱉蕈諸藥食陰凝之毒若治風虫牙痛須同蓽茇爲末熔蠟爲細丸塞孔中即愈

金櫻子　百六五

味澁甘平生者色青酸澁熟者色黃甘澁當用其將熟微酸而甘澁者爲妙其性固澁澁可固陰治脫甘可補中益氣故善理夢遺精滑及崩淋帶漏止吐血衄血生津液安魂魄收虛汗斂虛火益精髓壯筋骨補五藏養血氣平咳嗽定喘急療怔忡驚悸止脾泄血痢及小水不禁此固陰養陰之佳品而人之忽之亦久矣此後咸宜珍之

槐花 百六六

味苦性寒清心肺脾肝大腸之火除五內煩熱心腹熱痰療眼目赤痛熱淚炒香嚼嚥治失音喉痹止吐血衄血腸風下血婦人崩中漏下及皮膚風熱涼大腸殺疳虫治癰疽瘡毒陰瘡濕癢痔漏解楊梅惡瘡下疳伏毒大有神效

柏子仁 百六七

味甘平性微凉能潤心肺養肝脾滋腎燥安神魂益志意故可定驚悸怔忡益陰氣美顏色療虛損益血止汗潤大腸利虛秘亦去百邪鬼魅小兒驚癇總之氣味清香性多潤滑雖滋陰養血之佳劑若欲培補根本乃非清品所長

枳殼 百六八

即枳實之遲收而大者較之枳實其氣略散性亦稍緩功與枳實大類但枳實性重多主下行削堅而此之氣輕故多主

上行破氣通利關節健脾開胃平肺氣止嘔逆反胃霍亂欬嗽消痰消食破心腹結氣癥瘕痃癖開胸脇脹滿痰滯逐水腫水濕寫痢腸風痔漏肛門腫痛因此稍緩故可用之束胎安胎灸熱可熨痔腫虛者少用恐傷元氣

枳實百六九

味苦微酸微寒氣味俱厚陰中微陽其性沉急於枳殼除脹滿消痞食削堅積化稠痰破滯氣平欬喘逐瘀血停水解傷寒結胸入胃中濕熱佐白朮亦可健脾佐大黄大能推蕩能損真元虛羸勿用

蔓荊子百七十

味苦辛氣清性溫升也陽也入足太陽陽明厥陰經主散風邪利七竅通關節去諸風頭痛腦鳴頭沉昏悶搜肝風止目睛內痛淚出明目堅齒療筋骨間寒熱濕痺拘攣亦去寸白

虫

五加皮　百七一

味辛性溫除風濕行血脉壯筋骨明目下氣治骨節四肢拘攣兩脚痺痛風弱五緩陰痿囊濕疝氣腹痛小便遺瀝女人陰癢凡諸浸酒藥惟五加皮與酒相合大能益人且味美也仙家重此謂久服可以長生故曰寧得一把五加不用金銀滿車雖未必然然亦必有可貴者

川楝子　百七二

味苦性寒有小毒陰也能治傷寒瘟疫煩熱狂躁利小水瀉肝火小腸膀胱濕熱諸疝氣疼痛殺三蟲疥癩亦消陰痔丸散湯藥任意可用甄權言其不入湯使則失之矣

苦楝根　味大苦殺諸蟲尤善逐蚘利大腸治遊風熱毒惡瘡苦酒和塗疥癬甚良

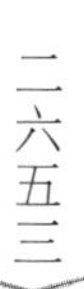

女貞子　一七三

味苦性凉陰也降也能養陰氣平陰火解煩熱骨蒸止虛汗消渴及淋濁崩漏便血尿血陰瘡痔漏疼痛亦清肝火可以明目止淚

桑白皮　百十四

味甘微辛微苦氣寒氣味俱薄升中有降陽中有陰入手太陰肺藏氣寒味辛故瀉肺火以其味甘故緩而不峻止喘嗽唾血亦解渴消痰除虛勞客熱頭痛水出高原故清肺亦能利水去寸白殺腹臟諸虫研汁治小兒天弔驚癇客忤及傅鵝口瘡大效作線可縫金瘡既瀉肺實又云補氣則未必然

黃蘗　百七五

味苦微辛氣寒陰中微陽降也善降三焦之火制各以類但其性多沉尤專肝腎故曰足少陰本經足太陽厥陰之引經

也清胃火嘔噦蚘虫除伏火骨蒸煩熱去腸風熟劑下血炒二便邪火結淋上可解熱渴口瘡喉痺癰瘍下可去足膝濕熱疼痛痿躄此其性寒潤降去火最速丹溪言其制伏龍火補腎强陰然龍火豈沉寒可除水枯豈苦劣可補陰虛水竭得降愈亡撲滅元陽莫此爲甚水未枯而火盛者用以抽薪則可水既竭而枯熱者用以補陰實難當局者愼勿認爲補劑○予嘗聞之丹溪曰火有二君火者人火也心火也可以濕伏可以水滅可以直折黄連之屬可以制之相火者天火也龍雷之火也陰火也不可以水濕折之當從其性而伏之惟黄栢之屬可以降之按此議論若有高見而實矯强之甚大足誤人夫所謂從其性者即内經從治之說也經曰正者正治從者反治正治者謂以水制火以寒治熱也從治者謂以火濟火以熱治熱也亦所謂甘温除大熱也豈以黄連便

是正治黄栢使是從治乎即曰黄連主心火黄栢主腎火然以便血溺血者俱宜黄連又豈非膀胱大腸下部藥乎治舌瘡口瘡者俱宜黄栢又豈非心脾上部藥乎總之黄連黄栢均以大苦大寒之性而曰黄連爲水黄栢非水黄連爲瀉黄栢爲補豈理也哉若執此説誤人多矣誤人多矣

梔子 百七六

味苦氣寒味厚氣薄氣浮味降陰中有陽因其氣浮故能清心肺之火解消渴除熱鬱療時疾躁煩心中懊憹熱悶不得眠熱厥頭疼耳目風熱赤腫瘡瘍霍亂轉筋因其味降故能瀉肝腎膀胱之火通五淋治大小腸熱秘熱結五種黄疸三焦鬱火臍下熱鬱疝氣吐血衄血血痢血淋小腹損傷瘀血若用佐使治有不同加茵陳除濕熱疸黄加豆豉除心火煩躁加厚朴枳實可除煩滿加生薑陳皮可除嘔噦同玄胡索

破熱滯瘀血腹痛此外如面赤酒皰熱毒湯火瘡瘍腫痛皆所宜用仲景因其氣浮而苦極易動吐故用為吐藥以去上焦痰滯丹溪謂其解鬱熱行結氣其性屈曲下行大能降火從小便泄去人所不知

郁李仁 百七七

味苦辛陰中有陽性潤而降故能下氣消食利水道消面目四肢大腹水氣浮腫開腸中結氣滯氣關隔燥澁大便不通破血積食癖凡婦人小兒實熱結燥者皆可用

訶子 百七八

味苦酸澁氣溫苦重酸輕性沉而降陰也能消宿食膨脹止嘔吐霍亂定喘止嗽破結氣安久痢止腸風便血降痰下氣開滯澁腸通達津液療女人崩中胎漏帶濁經亂不常若久痢肛門急痛或産婦陰痛者宜和蠟燒烟薰之或煎湯薰洗

亦可若痰嗽咽喉不利宜含數枚嚥津殊效其有上焦元氣虛陷者當避其苦降之性

側栢百七九

味苦氣辛性寒善清血凉血止吐血衄血痢血尿血崩中赤白去濕熱濕痺骨節疼痛搗爛可傅火丹散痄腮腫痛熱毒及湯火傷止痛滅瘢炙搗可罯凍瘡燒汁塗髮可潤而使黑

辛夷百八十　一名木筆　一名迎春

氣味辛溫乃手太陰足陽明之藥能解寒熱憎寒體噤散風熱利九竅除頭風腦痛眩冒瘙癢療面腫引齒痛皆治鼻塞涕出鼻淵鼻鼽鼻瘡及痘後鼻瘡並宜爲末入麝香少許以葱白蘸②藥點入數次甚良

皂角百八一

氣味辛鹹性溫有小毒善逐風痰利九竅通關節治頭風殺

諸虫精物消穀導痰除欬嗽心腹氣結疼痛脹滿開中風口噤治咽喉痹喉腫痛行肺滯通大腸秘結墮胎破堅癥消腫毒及風癬疥癩虎烟熏脫肛肺癰可為丸散不入湯藥

巴豆百八二

味辛性熱有大毒可升可降善開關竅破癥堅積聚逐痰飲殺諸惡毒虫毒蠱毒通秘結消宿食攻臟府停寒生冷壅滯心腹疼痛瀉痢驚癇諸水氣症氣下活胎死胎逐瘀血血積及消癰瘍疔毒惡瘡去瘜肉惡肉腐肉排膿消腫喉痹牙疼諸證然其性剛氣烈無處不到故稱為斬關奪門之將若誤用之則有推牆倒壁之虞若善用之則有戡亂調中之妙用者所當慎察

密蒙花百八三

味甘平性微寒入肝經潤肝燥專理目疾療青盲去赤腫多

淚消目中赤脈膚翳羞明畏日及小兒疳痘瘄氣攻目風熱
糜爛雲翳遮睛制用之法宜蜜酒拌蒸三次日乾用

雷丸百八四

味苦性寒有小毒殺三虫逐蠱毒諸毒降胃中實熱痰火癲
狂除百邪惡氣并一應血積氣聚

大楓子百八五

味辛性熱有毒能治風癬疥癩攻毒殺虫亦療楊梅諸瘡

蕪荑百八六

味辛平性溫主心腹冷氣癥積疼痛散肌膚風濕淫淫如虫
行殺三虫去寸白及諸惡虫毒療腸風痔漏惡瘡和豬脂搗
塗熱瘡和蜜可治濕癬

茯苓百八七

味甘淡氣平性降而滲陽中陰也有赤白之分雖本草言赤

瀉丙丁白入壬癸然總不失爲泄物故能利竅去濕利竅則開心益智導濁生津去濕則逐水燥脾補中健胃祛驚癇厚腸藏治痰之本助藥之降以其味有微甘故曰補陽但補少利多故多服最能損目久弱極不相宜若以人乳拌晒乳粉既多補陰亦妙

茯神 百八十八

附根而生近故能入心經通心氣補健忘止恍惚驚悸雖本草所言如此然總不外於滲降之物與茯苓無甚相遠也

猪苓 百八十九

味微苦甘氣平陽中陰也性善降滲入膀胱腎經通淋消水腫除濕利小便因其苦故能泄滯因其淡故能利竅亦解傷寒濕熱脚氣白濁亦治妊娠子淋胎腫

桑寄生 百九十

味苦性凉主女子血熱崩中胎漏固血安胎及産後血熱諸疾大風熱濕痺腰膝疼痛長鬚髮堅髮齒凉小兒熱毒癰疔瘡癩

琥珀百九一

味甘淡性平安五藏清心肺定魂魄鎮癲癇殺邪鬼精魅消瘀血痰涎解蠱毒破癥結通五淋利小便明目磨翳止血生肌亦合金瘡傷損

松香百九二

味苦辛溫治癰疽惡瘡頭瘍白癜風濕痹癬酒煮糊丸可治歷節風痛亦治婦人崩帶煎膏則活血生肌排膿止痛塞牙孔殺虫傅刺入肉中自出加銅末研掺大治金瘡折傷

乳香百九三

味苦辛性溫微熱辟邪惡諸氣治霍亂通血脉止大腸血痢

疼痛及婦人氣逆血滯心腹作痛消癰疽諸毒托裏護心活血定痛舒筋脉療折傷煎膏止痛長肉

沒藥百九四

味苦氣平能破血散血消腫止痛療金瘡杖瘡諸惡瘡痔漏癰腫破宿血癥瘕及墮胎産後血氣作痛凡治金刃跌墜損傷筋骨心腹血瘀作痛者並宜研爛熱酒調服則推陳致新無不可愈

阿魏百九五

味苦辛性熱有毒其氣辛臭乃能辟奪臭氣逐瘟疫瘴瘧傳尸鬼氣惡氣療霍亂膈噎類痛心腹疼痛殺諸小虫牙蟲破癥積消痞塊除蠱毒及一切葷菜牛羊魚肉諸毒或散或丸隨意可服

樟腦百九六

味辛微苦性熱善通關竅破滯氣辟中惡邪氣治疥癬殺虫除蠹著鞵③中去脚氣燒烟薰衣篋席簟除蚤虱壁虱北方新生小猫極多跳蚤用此拌麵研匀擦之則盡落無遺亦妙方也

龍腦 百九七 即冰片

味微甘大辛敷用者其凉如冰而氣雄力鋭性本非熱陽中有陰也善散氣散血散火散滯通竅辟惡逐心腹邪氣疾喉痺腦痛鼻瘜齒痛傷寒舌出小兒風痰邪熱急驚痘瘡黑陷凡氣壅不能開達者咸宜佐使用之亦通耳竅散目熱去目中赤膚翳障逐三虫消五痔療一切惡瘡聚毒下疳痔漏疼痛亦治婦人氣逆難産研末少許新汲水服之則下以熱酒服之則能殺人凡用此者宜少而暫多則走散真氣大能損人

血竭百九八

味甘鹹微濇性平善破積血止痛生肌療金瘡折傷打損血瘀疼痛內傷血逆婦人血氣凝滯亦能生血補虛俱可爲末酒服幷治一切惡瘡癬疥久不合口然性能引膿不宜多用

蘆薈百九九

味大苦性大寒氣味俱厚能升能降除風熱煩悶清肺胃驚火凉血清肝明目治小兒風熱急驚癲癎五疳熱毒殺三蟲及痔漏熱瘡單用殺疳蚘吹鼻治腦疳鼻熱鼻癢鼻痔研末傅蟲牙同甘草敷㦸癬殺蟲出黃水極妙

乾漆二百

味辛性溫有毒能療絕傷續筋骨殺三蟲去蚘蟲削年深堅結之積滯破日久凝聚之瘀血用須炒熟入藥不爾損人腸胃若外著其毒而生漆瘡者惟杉木湯紫蘇湯蟹湯浴之可

解或用香油調鐵銹塗之

蘇合油二百一

味甘辛性溫能辟邪惡諸氣殺鬼魅蠱毒虫毒療癲癇溫瘧止氣送疼痛亦通神明可除夢魘

孩兒茶二百二

味苦微澀性涼能降火生津消痰涎欬嗽治口瘡喉痺煩熱止消渴吐血衄血便血尿血濕熱痢血及婦人崩淋經血不止小兒疳熱口疳熱瘡濕爛諸瘡斂肌長肉亦殺諸蟲

穀部

麥芽二百三

味甘微鹹氣溫善於化食和中破冷氣消一切米麪諸果食積去心腹脹滿止霍亂除煩熱消痰飲破癥結寬腸下氣病

久不食者可借此谷氣以開胃元氣中虛者毋多用此以消腎亦善催生落胎單服二兩能消乳脹其耗散血氣如此而脾胃虛弱飲食不消方中毋多用之何也故婦有胎妊者不宜多服

神麯二百四

味甘氣平炒黃入藥善助中焦土臟健脾煖胃消食下氣化滯調中逐痰積破癥瘕運化水穀除霍亂脹滿嘔吐其氣腐故能除濕熱其性濇故又止瀉痢療女人胎動因滯治小兒腹堅因積若婦人產後欲回乳者炒研酒服二錢日二即止甚驗若閃挫腰痛者淬酒溫服最良

白扁豆二百五

味甘氣溫炒香用之補脾胃氣虛和嘔吐霍亂解河豚酒毒止瀉痢溫中亦能清暑治消渴欲用輕清緩補者此為最當

薏仁二百六

味甘淡氣微凉性微降而滲故能去濕利水以其去濕故能利關節除脚氣治痿弱拘攣濕痺消水腫疼痛利小便熱淋亦殺蛔虫以其微降故亦治欬嗽唾膿利膈開胃以其性凉故能清熱止煩渴上氣但其功力甚緩用爲佐使宜倍

綠豆二百七

味甘性凉能清火清痰下氣解煩熱止消渴安精神補五藏陰氣去胃火吐逆及吐血衄血尿血便血濕熱瀉痢腫脹利小水療丹毒風疹皮膚燥澁大便秘結消癰腫瘡毒湯火傷痛解酒毒鴆毒諸藥食牛馬金石毒尤解砒霜大毒或用囊作枕大能明耳目并治頭風頭痛

粟殼二百八

味微甘性多澁泡去筋膜醋拌炒用甚固大腸久痢滑瀉必

用須加甘補同煎久虚咳嗽劫藥欲用須辨虚實脱肛遺精俱所當用濕熱下痢乃非所宜

麻仁二百九　即黃麻也亦名大麻

味甘平性滑利能潤心肺滋五臟利大腸風熱結燥行水氣通小便濕熱秘澁五淋去積血下氣除風濕頑痺關節血燥拘攣止消渴通乳汁產難催生經脉阻滯凡病多燥澁者宜之若下元不固及便溏陽痿精滑多帶者皆所忌用

果部

芡實二百十

味甘氣平入脾腎兩臟能健脾養陰止渴治腰膝疼痛强志益神聰明耳目補腎固精治小便不禁遺精白濁帶下延年耐老或散丸或煮食皆妙但其性緩難收奇效

杏仁二二一

味苦辛微甘味厚於氣降中有升有毒入肺胃大腸經其味辛故能入肺潤肺散風寒止頭痛退寒熱欬嗽上氣喘急發表解邪療溫病脚氣其味苦降性最疾觀其澄水極速可知故能起氣逆上衝消胸腹急滿脹痛解喉痺消痰下氣除驚癇煩熱通大腸氣閉乾結亦殺狗毒佐半夏生薑散風邪欬嗽佐麻黃發汗逐傷寒表邪同門冬乳酥煎膏潤肺治欬嗽極妙同輕粉研勻油調敷廣瘡腫毒最佳亦殺諸虫牙虫及頭面䵟斑瘡疱元氣虛陷者勿用恐其沉降太泄

桃仁二二二

味苦辛微甘氣平陰中有陽入手足厥陰經去皮尖用善治瘀血血閉血結血燥通血隔破血癥殺三虫潤大便逐鬱滯止鬼疰血逆疼痛膨脹療跌撲損傷若血枯經閉者不可妄

木瓜二一三

味酸氣溫用此者用其酸斂酸能走筋斂能固脫入脾肺肝腎四經亦善和胃得木味之正故尤專入肝益筋走血療腰膝無力脚氣引經所不可缺氣滯能和氣脫能固以能平胃故除嘔逆霍亂轉筋降痰去濕行水以其酸收故可斂肺禁痢止煩滿止渴

陳皮二一四

味苦辛性溫散氣實痰滯必用留白者微甘而性緩去白者用辛而性速寫脾胃痰濁肺中滯氣消食開胃利水通便吞酸噯腐反胃嘈雜飽逆脹滿堪除嘔吐惡心皆效通達上下解酒除虫表裏俱宜癰疽亦用尤消婦人乳癰并解魚肉諸毒

青皮二十五

味苦辛微酸味厚沉也陰中之陽苦能去滯酸能入肝又入少陽三焦膽府削堅癖除脇痛解鬱怒劫疝疏肝破滯氣寬胸消食老弱虛羸戒之勿用

檳榔二十六

味辛澁微苦微甘氣微溫味厚氣薄降中有升陰中陽也能消宿食解酒毒除痰癖宣壅滯溫中快氣治腹脹積聚心腹疼痛喘急通關節利九竅逐五鬲奔豚膀胱諸氣殺三蟲除脚氣療諸瘧瘴癘濕邪本草言其治後重如馬奔此亦因其性溫行滯而然若氣虛下陷者乃非所宜又言其破氣極速較枳殼青皮尤甚若然則廣南之人朝夕笑噬而無傷又豈破氣極速者總之此物性溫而辛故能醒脾利氣味甘兼澁故能固脾壯氣是誠行中有留之劑觀鶴林玉露云飢能使

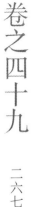

之飽飽能使之飢醉能使之醒醒能使之醉於此四句詳之可得其性矣○其服食之法小者氣烈共以入藥廣中人惟用其大而扁者以米泔水浸而待用每一枚切四片每服一片外用細石灰以水調如稀糊亦預製而用用時以蔞葉一片抹石灰一二分入檳榔一片裹而嚼服蓋檳榔得石灰則滑而不澀石灰蔞葉得檳榔則甘而不辣服後必身面俱煖微汗微醉而胸腹豁然善解吞酸消宿食辟嵐瘴化痰醒酒下氣健脾開胃潤腸殺蟲消脹固大便止瀉痢○又服法如無蔞葉即以肉桂或大茴香或陳皮俱可代用少抹石灰夾而食之然此三味之功多在石灰蔞葉以其能燥脾溫胃也然必得檳榔爲助其功始見此物理相成之妙若有不可意測者○一大約此物與烟性畧同但烟性峻勇用以散表逐寒則烟勝於此檳榔稍緩用以和中煖胃則此勝於烟二者

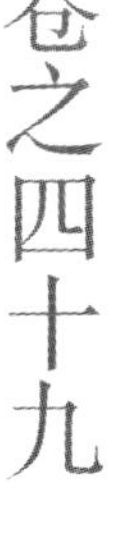

皆壯氣辟邪之要藥故滇廣中人一日不可少也〇又習俗之異在廣西用老檳榔滇中人用清嫩檳榔廣東人多在連殼醃檳榔亦各得其宜耳

烏梅二一七

味酸澁性溫平下氣除煩熱止消渴吐逆反胃霍亂治虛勞骨蒸解酒毒歛肺癰肺痿欬嗽喘急消癰疽瘡毒喉痺乳蛾澁腸止冷熱瀉痢便血尿血崩淋帶濁遺精夢泄殺虫伏蚘解虫魚馬汗硫黃毒和紫蘇煎湯解傷寒時氣瘴瘧大能作汗取肉燒存性研末傅金瘡惡瘡去腐肉努肉死肌一夜立盡亦奇方也

山查二一八

味甘微酸氣平其性善於消滯用此者用其氣輕故不甚耗真氣善消宿食痰飲吞酸去瘀血疼痛行結滯闢膨脹潤腸

胃去積塊亦袪頹疝仍可健脾小兒最宜亦發瘡疹婦人產後兒枕痛惡露不盡者煎汁入沙糖服之亦救煮汁洗漆瘡亦佳腸滑者少用之

甜瓜蒂二一九 一名苦丁香

味苦性寒有毒陰中有陽能升能降其升則吐善涌濕熱頑痰積飲去風熱頭痛癲癇喉痺頭目眩暈胸膈脹滿幷諸惡毒在上焦者皆可除之其降則瀉善逐水濕痰飲消浮腫水膨殺蠱毒蟲毒凡積聚在下焦者皆能下之然其性峻而急不從上出即從下出也若治鼻中瘜肉不聞香臭當同麝香細研爲末以綿裹塞鼻中日一換之當漸消縮

大腹皮二百二十

味微辛性微溫主冷熱邪氣下一切逆氣滯氣攻衝心腹大腸消痰氣吞酸痞滿止霍亂逐水氣浮腫脚氣瘴瘧及婦人

胎氣恐阻脹悶並宜加薑鹽同煎凡用時必須酒洗炒過恐其有鴆鳥毒也

吳茱萸二二二

味辛苦氣味俱厚升少降多有小毒能助陽健脾治胸膈停寒脹滿痞塞化滯消食除吞酸嘔逆霍亂心腹蓄冷中惡絞痛寒痰逆氣殺諸蟲鬼魅邪疰及下焦肝腎膀胱寒疝陰毒疼痛止痛瀉血痢厚腸胃去濕氣腸風痔漏脚氣水腫然其性苦善降若氣陷而元氣虛者當以甘補諸藥制而用之

菜部

山藥二二三

味微甘而淡性微澁所以能健脾補虛澁精固腎治諸虛百損療五勞七傷第其氣輕性緩非堪專任故補脾肺必主參

术補腎水必君茱地澁帶濁須破故同研固遺泄佐兎絲相濟諸凡固本丸藥亦宜搗末爲糊總之性味柔和但可用爲佐使

乾薑二二三

味辛微苦性溫熱生者能散寒發汗熟者能溫中調脾善通神明去穢惡通四肢開竅開五臟六府消痰下氣除轉筋霍亂逐風濕冷痺陰寒諸毒寒痞脹滿腰腹疼痛撲損瘀血夜多小便孫真人曰嘔家聖藥是生薑故凡脾寒嘔吐宜兼溫散者當以生薑煨熟用之若下元虛冷而爲腹疼瀉痢專宜溫補者當以乾薑炒黃用之若產後虛熱虛火盛而唾血痢血者炒焦用之若炒至黑炭已失薑性矣其亦有用以止血者用其黑澁之性已耳若陰盛隔陽火不歸元及陽虛不能攝血而爲吐血衄血下血者但宜炒熟留性用之最爲止血

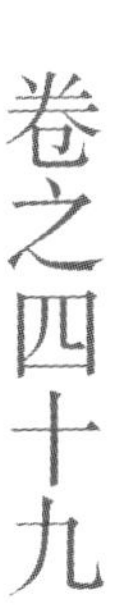

之要藥若陰虛內熱多汗者皆忌用薑

大茴香二二四

味辛氣溫入心腎二藏氣味香甜能升能降最煖命門故善逐膀胱寒滯疝氣腰疼亦能溫胃止吐調中止痛除霍亂反胃齒牙口疾下氣解毒兼理寒濕脚氣調和諸饌逐臭生香

小茴香二二五

氣味畧輕治亦同前但大茴性更煖而此則稍溫耳

白芥子二二六

味大辛氣溫善開滯消痰療欬嗽喘急反胃嘔吐風毒流注四肢疼痛尤能祛辟冷氣解肌發汗消痰癖瘧痞除脹滿極速因其味厚氣輕故開導雖速而不甚耗氣既能除脇肋皮膜之痰則他近處者不言可知善調五藏亦熨散惡氣若腫毒乳癖痰核初起研末用醋或水調傅甚效

萊菔子二二七

味大辛氣溫氣味俱厚降也善於破氣消痰定喘除脹利大小便有推牆倒壁之功研水攪澄飲之立吐風痰盡出胃有氣食停滯致成鼓脹者非此不除同醋研敷大消腫毒中氣不足切忌妄用

葱二二八

味辛性溫善散風寒邪氣通關節開腠理主傷寒寒熱天行時疾頭痛筋骨酸疼行滯氣除霍亂轉筋奔豚脚氣陰邪寒毒陽氣脫陷心腹疼痛及虫積氣積飲食毒百藥毒利大小便下痢下血小兒盤腸內鈎婦人溺血通乳汁散乳癰消癰疽腫毒擣罨傷寒結胸及金瘡折傷血瘀血出疼痛不止塗猘犬④傷亦制蚯蚓毒

蒜二二九

味辛性温有小毒善理中温胃行滞氣辟肥膩開胃進食消寒氣寒痰麪積食積魚肉諸積邪痺膨脹宿滞不安殺溪毒水毒蠱毒蛇蟲毒擣爛可灸癰疽塗疔腫傅蛇虫沙虱毒甚良

韭菜二百三十

味辛甘微濇性温善温中安五藏和胃氣健脾氣除濁氣開胃進食祛心腹痼冷痃癖膈噎滞氣止消渴瀉痢膿血腹中冷痛壯腎氣煖腰膝療洩精帶濁俱宜常煮食之大能益人若欲消胃脘瘀血作痛及中風痰盛失音上氣喘急或中飲食藥毒或暴見吐血衄血尿血打撲瘀血婦人經滞血逆上衝心腹或被狂犬蛇虫惡毒勢在危急者俱宜擣生韭汁服之或從吐出或從内消皆得愈也或用煎湯薰産婦血暈亦可洗腸痔脱肛

韭子二三一

味辛性温阴中阳也宜炒黄用之主梦泄遗精尿血煖腰膝壮阳道治鬼交补肝肾命门止小便频数遗尿及妇人白淫白带阴寒小腹疼痛

百合二三二

味微甘淡气平功缓以其甘缓故能补益气血润肺除嗽定魄安心逐惊止悸缓时疫咳逆解乳痈喉痹兼治痈疽亦解蛊毒润大小便消气逆浮肿仲景用之以治百合證者盖欲藉其平缓不峻以收失散之缓功耳虚劳之嗽用之颇宜

蒲公英二三三　即黄花地丁

味微苦气平独茎一花者是茎有桠者非入阳明太阴少阳厥阴经同忍冬煎汁少加酒服溃坚消肿散结核瘰疬最佳破滞气解食毒出毒刺俱妙若妇人乳痈用水酒煮饮以用

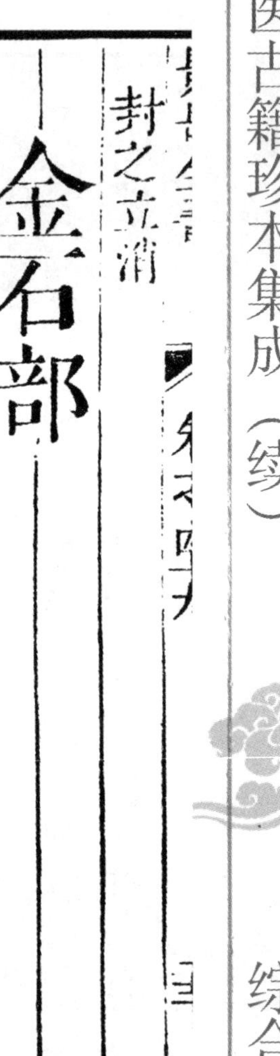

封之立消

金石部

金箔二二四

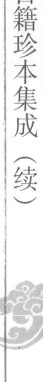

味辛平性寒生者有毒氣沉質重降也陰也能鎮心神降邪火墜痰涎療風熱上壅吐血衄血神魂飛蕩狂邪躁擾及小兒驚風癲癇痰滞心竅上氣欬喘安魂魄定心志凡邪盛於上宜降宜清者皆所當用若陽虛氣陷滑洩清寒者俱當避之

水銀二二五

性辛寒有大毒能利水道去熱毒同黑鉛結砂則鎮墜痰涎同硫黄結砂則療劫危疾極善墮胎殺諸虫及疥癬癩瘡凡有虫者皆宜之亦善走經絡透骨髓逐楊梅瘋毒其他內證

不宜輕用頭瘡亦不可用恐入經絡必緩筋骨百藥不治也李時珍曰水銀乃至陰之精禀沉著之性得凡火煅煉則飛騰靈變得人氣薰蒸則入骨鑽筋絶陽蝕腦陰毒之物無似之者而大明言其無毒本經言其久服神仙甄權言其還丹元母抱朴子以爲長生之藥六朝以下貪生者服食致成廢篤而喪厥軀不知若干人矣方士固不足道本草其可妄言哉水銀但不可服食爾而其治病之功不可掩也

輕粉二三六

味微辛性溫燥有大毒升也陽也治痰涎積聚消水腫鼓脹直達病所尤治瘰癧諸毒瘡去腐肉生新肉殺瘡癬疥虫及鼻上酒齄風瘡瘙癢然輕粉乃水銀加鹽礬升鍊而成其以金火之性燥烈流走直達骨髓故善損齒牙雖善劫痰涎水濕瘡毒涎從齒縫而出邪得劫而暫開病亦隨愈然用不得

法則金毒竄入經絡留而不出而傷筋敗骨以致筋攣骨痛癰瘡疳漏遂成廢痼其害無窮嘗見丹家升鍊者若稍失固濟則雖以鐵石爲鼎亦必爆裂而矧以人之藏府血氣乎陳文中曰輕粉下痰而損心氣小兒不可輕用傷脾敗陽必變他證初生者尤宜愼之

銅青二三七　即銅綠

此銅之精華惟醋制者良硇制者毒也味酸濇性收歛善治風眼爛弦流淚合金瘡止血明目去膚赤瘜肉治惡瘡口鼻疳𧏾若治走馬牙疳宜同滑石杏仁等分爲末擦之立愈

硃砂二三八

味微甘性寒有大毒通禀五行之氣其色屬火也其液屬水也其體屬土也其氣屬木也其入屬金也故能通五藏其入心可以安神而走血脈入肺可以降氣而走皮毛入脾可逐

痰涎而走肌肉入肝可行血滯而走筋膜入腎可逐水邪而走骨髓或上或下無處不到故可以鎮心逐痰祛邪降火治驚癇殺虫毒祛蠱毒鬼魅中惡及瘡瘍疥癬之屬但其體重性急善走善降變化莫測用治有餘乃其所長用補不足及長生久視之說則皆謬妄不可信也若同參芪歸术兼朱砂以治小兒亦可取效此必其虛中挾實者乃宜之否則不可槩用

銀朱二三九

乃水銀同硫黃升煉而成味辛溫有毒破積滯劫痰涎善療瘡癬惡瘡殺虫毒蚤虱惟燒烟薰之或以棗肉拌烟擦之其功尤捷

靈砂二百四十

味甘性溫主五藏百病養神志安魂魄通血脉明耳目調和五臟主上盛下虛痰涎壅盛頭旋吐逆霍亂反胃心腹冷痛

升降陰陽既濟水火久服通神明殺精魅惡鬼小兒驚吐其效如神研末糯米糊為丸棗湯服最為鎮墜神丹也或以陰陽水送下尤妙○按胡演丹藥秘訣云升靈砂法用新鍋安逍遙爐上以蜜揩鍋底文火下燒入硫黃二兩熔化投水銀半斤以鐵匙急攪作青砂頭如有焰起噴醋解之待汞不見星取出細研盛入水火鼎內鹽泥固濟下以自然火升之乾水十二盞為度取出如束鍼紋者成矣

硫黃二四一

味苦微酸性熱有毒療心腹冷積冷痛霍亂欬逆上氣及冷風頑痹寒熱腰腎久冷腳膝疼痛虛寒久痢滑泄壯陽道補命門不足陽氣暴絕婦人血結小兒慢驚尤善殺蟲除疥癬惡瘡老人風秘用宜鍊服亦治陰證傷寒厥逆煩躁腹痛脈伏將危者以硫黃為末艾湯調服二三錢即可得睡汗出而愈

雄黃二四二

味苦甘辛，性溫，有毒。消痰涎，治癲癇嵐瘴，瘧疾寒熱，伏暑瀉痢，酒癖頭風，眩暈，化瘀血，殺精物鬼疰，蠱毒邪氣，中惡腹痛，及蛇虺⑤百虫獸毒，疥癩痔虫，蠹瘡，去鼻中瘜肉，癰疽腐肉，并鼠瘻廣瘡，疽痔等毒。欲逐毒蛇，無如燒烟薰之，其畏遁尤速。

自然銅二四三

味辛，平，性涼。能療折傷，散瘀血，續筋骨，排膿止疼痛，亦鎮心神，安驚悸。宜研細水飛用，或以酒磨服。然性多燥烈，雖其接骨之功不可泯，而絕無滋補之益，故用不可多，亦不可專任也。

黃丹二四四

味辛，微鹹，微澁，性重而收，大能燥濕，故能鎮心安神，墜痰降火，治霍亂吐逆，欬嗽吐血，鎮驚癇癲狂，客忤，除熱下氣，止瘧

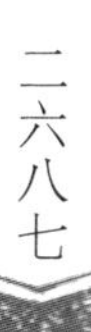

止痢禁小便解熱毒殺諸虫毒治金瘡火瘡濕爛諸瘡血溢止痛生肌長肉收陰汗解狐臭亦去翳障明目

白礬二四五

味酸濇性涼有小毒所用有四其味酸苦可以涌泄故能吐下痰涎治癲癇黃疸其性收濇可固脫滑故能治崩淋帶下腸風下血脫肛陰挺斂金瘡止血燒枯用之能止牙縫出血辟狐腋氣收陰汗脚汗其性燥可治濕邪故能止瀉痢斂浮腫湯洗爛弦風眼其性毒大能解毒定痛故可療癰疽疔腫鼻齆息肉喉痺瘰癧惡瘡疥癬去腐肉生新肉及虎犬蛇虫蠱毒或丸或散或生或枯皆有奇效

石脂二四六

味甘濇性溫平脂有五色而今之入藥者惟赤白二種乃手足陽明足厥陰少陰藥也其味甘而溫故能益氣調中其性

濇而重故能收濕固下鎮中則可療虛煩驚悸止吐血衄血壯筋骨厚腸胃除水濕黄疸癰腫瘡毒排膿長肉止血生肌之類是也固下則可治夢泄遺精腸風瀉痢血崩帶濁固大腸收脱肛痔漏陰瘡之類是也又治産難胞衣不出東垣曰胞衣不出濇劑可以下之即此是也然脂有五種雖在本經言各隨五色補五臟又云白入氣分赤入血分第五脂之性味畧同似亦不必强分者且其性粘如膏故用固爐鼎甚良

爐甘石 二四七

味甘澁性温能止血消腫毒生肌斂瘡口去目中翳膜赤腫收濕爛同龍腦點治目中一切諸病宜用片子爐甘其色瑩白經火煅而鬆膩味澁者爲上制宜炭火煅紅童便淬七次研粉水飛過晒用若煅後堅硬不鬆不膩者不甚也

蓬砂二一四八

味鹹微甘陰也降也消痰涎止欬嗽解喉痺生津液除上焦濕熱噎膈癥瘕瘀血退眼目腫痛翳障口齒諸病骨哽惡瘡或爲散丸或噙化嚥津俱可

水粉二一四九　即官粉亦名胡粉

味辛性寒有毒善殺蟲墮胎治癰疽瘡毒濕爛諸瘡下疳瘻潰不收亦治疥癬狐臭黑鬚髮雖亦能墜痰消食然惟外證所宜而內傷諸病似亦不宜用之

密陀僧二百五十

味鹹平有小毒能鎮心神消痰涎治驚癇欬嗽嘔逆反胃瘧疾下痢止血殺蟲消積聚治諸瘡肺毒鼻皶面鼾汗斑金瘡五痔辟狐臭收陰汗腳氣

石膏二一五一

味甘辛氣大寒氣味俱薄體重能沉氣輕能升陰中有陽欲其緩者假用欲其速者生用用此者用其寒散清肅善祛肺胃三焦之火而尤爲陽明經之要藥辛能出汗解肌最逐温暑熱證而除頭痛甘能緩脾清氣極能生津止渴而卻熱煩邪火盛者不食胃火盛者多食皆其所長陽明實熱牙疼太陰火盛痰喘及陽狂熱結熱毒發斑發黄火載血上大吐大嘔大便熱秘等證皆當速用胃虛弱者忌服陰虛熱者禁嘗若誤用之則敗陽作瀉必反害人

滑石 一五二

味微甘氣寒性沉滑降中有升入膀胱大腸經能清三焦表裏之火利六府之澁結分水道逐凝血通九竅行津液止煩渴除積滯實大腸治瀉痢淋秘白濁療黄疸水腫脚氣吐血衄血金瘡出血諸濕爛瘡腫痛通乳亦佳墮胎亦捷

青礞石 二五三

味微甘微鹹其性下行降也陰也乃肝脾之藥此藥重墜制以硝石其性更利故能消宿食癥積頑痰治驚癇欬嗽喘急實儘古礞石爲治痰利驚之聖藥若吐痰在水上以石末摻之痰即隨水而下則其沉墜之性可知楊士瀛謂其功能利痰然性非胃家所好而王隱君謂痰爲百病毋不論虛實寒熱槩用滾痰丸通治百病豈理也哉是以實痰堅積乃其所宜然久病痰多者必因脾虛人但知滾痰丸可以治痰而不知虛痰服此則百無一生矣

朴硝 二五四

味苦鹹辛氣寒陰也降也有毒其性峻速鹹能軟堅推逐陳積化金石藥毒去六腑壅滯脹急大小便不通破瘀血堅癥實痰却邪熱疫痢傷寒脹閉熱狂消癰腫排膿凡屬各經實

熱悉可瀉除孕婦忌用最易墮胎虛損誤吞傷生反掌

玄明粉 二五五

味辛微甘性冷沉也陰也降心火祛胃熱消痰涎平傷寒實熱狂躁去胸膈臟腑宿滯癥瘕通大便秘結陰火疼痛亦消癰疽腫毒

海石 二五六

味鹹性微寒陽中陰也善降火下氣消食消熱痰化老痰除癭瘤結核解熱渴熱淋止痰嗽喘急消積塊軟堅癥利水濕疝氣亦消癰腫

花蕊石 二五七

此藥色如硫黃黃石中間有淡白點故名也李時珍曰此藥舊無氣味今嘗試其氣平其味濇而酸蓋厥陰經血分藥也其功專於止血能使血化爲水酸以收之也若治金瘡出血

則不必制但刮末傅之則合仍不作膿及治一切損傷失血又療婦人惡血血暈下死胎落胞衣去惡血血去而胎胞自落也凡入丸散須用罐固濟火煅過研細水飛用之

代赭石二五八

味微甘性凉而降血分藥也能下氣降痰清火除胸腹邪毒殺鬼物精氣止反胃吐血衂血血痢血崩血中邪熱大人小兒驚癎狂熱入臓腸風痔漏脫精遺尿及婦人赤白帶下難產胞衣不出月經不止俱可為散調服亦治金瘡生肌長肉

硇砂二五九

味鹹苦大辛性大熱有毒善消惡肉腐肉生肌傅金瘡生肉去目翳弩肉除痣靨疣贅亦善殺蟲均水調塗之或研末摻之立愈本草言其消瘀血宿食破結氣止反胃肉食飽脹煖子宮大益陽事但此物性熱而大毒能化五金八石入人之藏腑

豈能堪此故用以治外則可用以服食則不宜也若中其毒惟生綠豆研汁飲一二升乃可解之

青鹽二百六十

味鹹微甘性凉能降火消痰明目除目痛益腎氣除五藏癥結心腹積聚吐血尿血齒舌疼痛出血殺毒蟲除疥癬諸虫及班蝥芫青諸毒此鹽不經火煉而成其味稍甘雖性與大鹽畧同而滋益之功則勝之

石灰二六一

味辛溫有毒能止水瀉血痢收白帶白淫可倍加茯苓為丸服之此外如散血定痛傅癰毒消結核瘿瘤惡瘡腐肉白癜䵟班瘜肉收脫肛陰挺殺痔漏諸虫止金瘡血出生肌長肉或為末可摻或用醋調敷俱妙能解酒酸亦解酒毒

禽獸部

雞血 二六二

味鹹性平主痿痺中惡腹痛解丹毒蠱毒蟲毒鹽滷毒及小兒驚風便結亦能下乳俱宜以熱血服之若馬咬人傷宜以熱血浸之

雞冠血治白癜風經絡風熱塗額頰治口喎不正卒蘚之治縊死欲絶及小兒卒驚客忤和酒服發痘最佳塗諸瘡癬蜈蚣蜘蛛馬嚙等毒若百虫入耳宜用熱血滴之

鴨血 二六三

味鹹微凉善解諸毒凡中金銀丹石砒霜鹽滷毒者俱宜服此解之若野葛毒殺人至死熱飲之入口即解若溺水死者灌之即活蚯蚓咬瘡塗之即愈

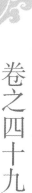

虎骨 二一六四

味微辛氣平主百邪惡氣殺鬼精心腹諸痛止驚悸壯筋骨治肢體毒風拘攣走注疼痛辟傷寒溫瘧及惡瘡鼠瘻犬咬諸毒頭骨作枕辟惡夢魘魅置戶上辟鬼祟寇宗奭曰風從虎者風木也虎金也木受金制安得不從故可治風病攣急走注風毒癲厥驚癇諸病李時珍曰虎骨通可用凡辟邪療驚癇頭風溫瘧疳痘當用頭骨治手足諸風當用脛骨治腰背諸風當用脊骨亦各從其類也吳球曰虎之一身筋節氣力皆出前足故以脛骨爲勝

象牙 二一六五

味甘氣涼能清心腎之火可療驚悸風狂骨蒸痰熱鬼精邪氣癧毒諸瘡並宜生屑入藥煮服若諸物鯁刺喉中宜磨水飲之竹木刺入肌肉宜刮牙屑和水敷之即出

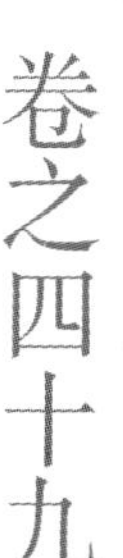

鹿角膠 二六六

味甘鹹氣溫大補虛羸益血氣填精髓壯筋骨長肌肉悅顏色延年益壽療吐血下血尿精尿血及婦人崩淋赤白帶濁血虛無子止痛安胎亦治折跌損傷瘡瘍腫毒善助陰中之陽最為補陰要藥

鹿茸 二六七

味甘鹹氣溫破開塗酥炙黃脆入藥益元氣填真陰扶衰羸瘦弱善助精血尤強筋骨堅齒牙益神志治耳聾目暗頭腦眩運補腰腎虛冷腳膝無力夜夢鬼交遺精滑泄小便頻數虛痢尿血及婦人崩中漏血赤白帶下道家云惟有斑龍頂上珠能補玉堂關下血者即此是也若得嫩而肥大如紫茄者較之鹿角膠其功力為倍倍

犀角 二六八

味苦辛微甘氣寒氣味俱輕升也陽也其性靈通長於走散較諸角為甚藥用黑色功力在尖專入陽明清胃火亦施他臟凉心定神鎮驚瀉肝明目能解大熱散風毒陽毒瘟疫熱煩悶汁治吐血衄血下血及傷寒畜血發狂發黃發斑譫語痘瘡稠密內熱黑陷或不結痂亦散瘡毒癰瘍膿血腫痛殺妖狐精魅鬼疰百毒蠱毒鉤吻鴆羽蛇毒辟溪瘴山嵐惡氣其性升而善散故治傷寒熱毒閉表煩熱昏悶而汗不得解者磨尖攙入藥中取汗速如響應仲景云如無犀角以升麻代之者正以此兩物俱入陽明功皆升散今人莫得其解多致疑詞是但知犀角之解心熱而不知犀角之能升散尤峻速於升麻也倘中氣虛弱脈細無神及痘瘡血虛真陰不足等證凡畏汗畏寒畏散者乃所當忌或必不得已宜兼補劑用之

羚羊角　二六九

味鹹性寒羊本火畜而此則屬木善走少陽厥陰二經故能清肝定風行血行氣辟鬼疰邪毒安魂魄定驚狂祛魘寐療傷寒邪熱一切邪毒中惡毒風卒死昏不知人及婦人子癇強痙小兒驚悸煩悶痰火不清俱宜爲末蜜水調服或燒脆研末酒調服之若治腫毒惡瘡磨水塗之亦可

牛黃　二百七十

味苦辛性凉氣平有小毒忌常山入心肺肝經能清心退熱化痰凉驚通關竅開結滯治小兒驚癇客忤熱痰口噤大人癲狂痰壅中風發痙辟邪魅中惡天行疫疾安魂定魄清神志不寧聰耳目辟閉療痘瘡紫色痰盛躁狂亦能墮胎孕婦少用

阿膠　二七一

味甘微辛氣平微温氣味頗厚陽中有陰製用蛤粉炒珠入肺肝腎三經其氣温故能扶勞傷益中氣其性降故能化痰清肺治肺癰肺痿咳唾膿血止嗽定喘其性養血故能止吐血衄血便血尿血腸風下痢及婦人崩中帶濁血淋經脈不調其味甘緩故能安胎固漏養血滋腎實腠理止盜汗托補癰疽腫毒用惟鬆脆氣清者爲佳堅鞕臭劣者不美

熊膽 二七二

味苦性寒能退熱清心療時氣黄疸平肝明目去翳障殺蚘蟯牙虫風癇及小兒熱并熱痰驚癇瘈瘲疳蠱熱痢俱宜以竹瀝化兩豆粒許服之甚良亦治鼻瘡熱瘡痔漏腫痛以湯化塗之少加冰片尤效欲辨其真惟取一粟許置水面如線而下一道不散者是也且凡是諸膽皆能水面辟塵惟此尤速乃亦可辨

麝香二七三

味苦辛性溫能開諸竅通經絡透肌骨解酒毒吐風痰消積聚癥瘕散諸惡濁氣除心腹暴痛脹急殺鬼物邪氣魘寐藏腑虫積蛇虫毒蠱毒瘴毒沙虱毒及婦人難産尤善墮胎用熱水研服一粒治小兒驚癇客忤鎮心安神療鼻塞不聞香臭目疾可去翳膜除一切惡瘡痔漏腫痛膿水腐肉面䵟斑疹凡氣滯爲病者俱宜用之若鼠咬蟲咬成瘡但以麝香封之則愈欲辨眞假但置些須於火炭上有油滚出而成焦黑炭者肉類也此即香之本體若燃火而化白灰者木類也是卽假撓

蟲魚部

龍骨二七四

味甘平性收濇斂氣入肝腎故能安神志定魂魄鎮驚悸濇腸胃逐邪氣除夜夢鬼交吐血衄血遺精夢洩收虚汗止瀉痢縮小便禁腸風下血尿血虚滑脱肛女子崩淋帶濁失血漏胎小兒風熱驚癇亦療腸癰臟毒内疽陰蝕斂膿斂瘡生肌長肉濇可去脱即此屬也制須酒煮焙乾或用水飛過同黒豆蒸熟晒乾用之

海螵蛸 二七五　即烏賊魚骨

味鹹性微温足厥陰少陰肝腎藥也鹹走血故專治血病療婦人經枯血閉血崩血淋赤白帶濁血瘕氣瘕吐血下血腸腹疼痛陰蝕瘡腫亦治痰瘧消癭氣及丈夫陰中腫痛益精固精令人有子小兒下痢膿血亦殺諸蟲俱可研末飲服尤治眼中熱淚磨翳去障並宜研末和蜜點之爲末可傳小兒疳瘡痘瘡臭爛膿濕下疳等瘡跌打出血湯火諸瘡燒灰存

性酒服治婦人陰戶㿉痛同雞子黃塗小兒重舌鵝口同蒲黃末傳舌腫出血如泉同槐花末吹鼻止衄血同麝香吹耳治停耳出膿○烏賊魚善補益精氣尤治婦人血枯經閉

牡蠣二七六

味微鹹微澁氣平用此者用其澁能固斂鹹能耎堅專入少陰腎臓隨藥亦走諸經能解傷寒溫瘧寒熱往來消瘀血化老痰去煩熱止驚癇心脾氣痛解喉痺欬嗽疝瘕積塊癭下赤白濁腸止便禁鬼交遺瀝止滑精帶下及婦人崩中帶漏小兒風痰虛汗同熟地固精氣禁遺尿同麻黃根斂陰汗同杜仲止盜汗同白朮燥脾利濕同大黃善消癰腫同柴胡治脇下硬痛同天花粉消上焦痰瘰癧結核

穿山甲二七七

味鹹平性微寒能通經絡達腠理除山嵐瘴氣瘧疾風痺強

止疼痛療小兒五邪驚啼婦人鬼魅悲泣下乳汁消癰腫排膿血除瘡疥痔漏通竅殺虫佐補藥行經善發痘瘡或炮焦投入煎劑或燒灰存性酒服方寸匕亦可用傅惡瘡

青魚膽二七八

味苦性寒其色青故入肝胆二經能消赤目腫痛點瞎目可吐喉痺痰涎壅熱療惡瘡亦消魚骨之鯁

白花蛇二七九　即蘄蛇也

味甘鹹性溫有毒諸蛇鼻俱向下惟此蛇鼻向上而龍頭虎口黑質白花脇有方勝紋二十四個口有四長牙尾上有一佛指甲者是用宜去頭尾各三寸以防其毒春秋酒浸三宿夏一宿冬五宿火炙去盡皮骨取肉焙乾蜜封藏之久亦不壞諸蛇之性皆竄而此蛇尤速故善於治風能透骨髓走臟府徹肌膚無所不到療中風濕痺骨節疼痛手足拘攣不能

行立眾風瘙痒破傷風人風癩癬及小兒驚風搐搦瘰癧楊梅風毒惡瘡俱爲要藥凡服此藥者切忌見風

真珠二百八十

味微甘微鹹能鎮心明目去翳磨障塗面可除皯班令人潤澤好顏色亦除小兒驚熱安魂魄爲末可傅痘疔痘毒

龜板二八一

味微甘微鹹性微寒陰也能治痰瘧破癥堅祛濕痺傷寒勞役骨中寒熱消五痔陰蝕諸瘡下甲能補陰血清陰火續筋骨退勞熱療腰脚痠痛去瘀血止血痢漏下赤白利產難消癰毒燒灰可傅小兒頭瘡難燥婦人陰瘡臁瘡亦治脫肛

龜板膏功用亦同龜板而性味濃厚尤屬也陰能退孤陽陰虛勞熱陰火上炎吐血衄血肺熱欬喘消渴煩擾熱汗驚悸譫妄狂躁之要藥然性稟陰寒善消陽氣凡脾虛假熱及脚

胃命門虛寒等證皆切忌之毋混用也若誤用久之則必致敗脾妨食之患

殭蠶二八二

味辛鹹性溫有小毒辛能散鹹能降毒能攻毒輕浮而升陽中有陰故能散風風痰去頭風消結核瘰癧辟痰瘧破癥堅消散風熱喉痹危證尤治小兒風痰急驚客忤發瘟瘡攻痘毒止夜啼殺三蟲婦人乳汁不通崩中帶下爲末可傅丹毒疔腫拔根極效滅頭面䵟斑及諸瘡瘢痕金瘡痔瘻小兒疳蝕牙齦潰爛重舌木舌及大人風蟲牙痛皮膚風疹瘙癢

蟾蜍二八三　俗名癩蝦蟆

眉間有兩囊通身有顆礧其中俱有蟾酥行極遲緩不能跳躍亦不解鳴者是也此物受土氣之精上應月魄賦性靈異穴土食虫能制蜈蚣入足陽明胃經消癖氣積聚破堅癥腫

脹治五疳八痢及小兒勞瘦指熱殺疳蟲消癰腫鼠瘻陰疽惡瘡若治破傷風宜同花椒御爛人酒者熱飲之通身汗出即愈亦解御人肉燒灰油調傅有虫諸惡瘡瘻極效又治瘟毒發熱口乾舌大□生搗一二枚絞汁飲之無不即瘥或虎咬傷塗亦良

蟾酥　味辛麻性熱有毒主治發背癰疽疔腫一切惡毒若治風虫牙痛及齒縫出血以紙撚醮少許點齒縫中按之即止

水蛭二八四

味鹹苦性微寒有毒能逐惡血瘀血破血癥積聚通經閉利水道墮胎咽赤白遊瘮⑥癰疽腫毒及折傷跌撲瘀血不散制川之法當取田間嚙人腹中有血者佳須曬乾細剉以微火炒黃熟為可用或以冬成猪脂煎令焦黃用之亦可不爾入

腹則活最能生子害人若受其害惟以田泥水或黃土水飲數升則必盡下蓋此物得土氣即隨土而走也或以牛羊熱血一二升同猪脂飲之亦下也

鱉甲二八五

味鹹氣平此肝脾腎血分藥也能消癥瘕堅積療溫瘧除骨節間血虛勞熱婦人血癥惡血漏下五色經脉不通治産難能墮胎及産後寒熱陰脫小兒驚癇斑痘煩喘亦消瘡腫腸癰撲損瘀血斂潰毒去陰蝕痔漏惡肉然須取活鱉大者去肉用醋煮乾炙燥用之若諸煮熟肋骨露出者不堪用

蜈蚣二八六 一名蝍蛆赤足者良

味辛溫有毒能噉諸蛇殺諸蛇蟲魚鬼疰諸毒去三蟲攻瘰癧便毒痔瘻丹毒亦療小兒驚風臍風丹毒禿瘡然此蟲性毒故能攻毒不宜輕用若入藥劑須去頭足以火炙熟用之

蟬脫二八七

味微甘微鹹性微凉此物飲風吸露氣極清虛故能療風熱之證亦善脫化故可療痘瘡壅滯起發不快凡小兒驚癇壯熱煩渴天吊口噤驚哭夜啼及風熱目昏翳障疔腫瘡毒風疹癢痛破傷風之類俱宜以水煎服或爲末以井花水調服一錢可治瘖啞之病

斑蝥二八八

味辛性熱有大毒能攻鼠瘻瘰癧瘡疽破血積疝瘕墮胎元解疔毒猘犬毒沙虱蠱毒輕粉毒亦傅惡瘡去死肌敗肉制用之法須去翅足同糯米炒熟然後可用或同麩炒或同醋煑皆可若中其毒惟黑豆綠豆汁靛汁黃連濃茶葱汁可以解之

蜂房二八九

味微甘微鹹有毒療蜂毒腫毒合亂髮蛇蛻燒灰以酒服二方寸匕治惡疽附骨疽疔腫諸毒亦治赤白痢遺尿失禁陰瘻煎水可洗狐尿瘡乳癰蜂螫惡瘡及熱病後毒氣衝目漱齒牙止風蟲牙痛炙研和豬脂塗瘰癧成瘻

五靈脂二百九十

味苦氣辛善走厥陰乃血中之氣藥也大能行血行氣逐瘀止痛凡男子女人有血中氣逆而腹脇刺痛或女人經水不通產後血滯男子疝氣腸風血痢冷氣惡氣心腹諸痛身體血痺脇肋筋骨疼痛其效甚捷若女中血崩經水過多赤帶不止宜半炒半生酒調服之亦治小兒氣逆癲癇殺蟲解藥毒行氣極速但此物氣味俱厚辛膻難當善逐有餘之滯凡血氣不足者服之大損真氣亦善動吐所當避也制用之法當用酒飛去砂石晒乾入藥

全蝎二九一

味甘辛有毒蝎生東方色青屬木足厥陰肝經藥也故治中風諸風開風痰口眼喎斜半身不遂語言蹇澁瘧疾耳聾疝氣風瘡癮疹小兒風痰驚癇是亦治風之要藥

文蛤二九二　即五倍子

味酸澁性微凉能歛能降故能降肺火化痰涎生津液解酒毒治心腹疼痛夢洩遺精瘡腫毒喉痺止欬嗽消渴嘔血失血腸風臟毒滑洩久痢痔瘻下血不止解蠱毒虫毒婦人崩淋帶濁子宫不收小兒夜啼脫肛俱可為散服之若煎湯用可洗赤眼濕爛皮膚風濕癬癩腸痔脫肛為末可傅金瘡折傷生肌歛毒

百藥煎二九三　即五倍子釀造者

味酸澁微甘功用與五倍子頗同但經釀造而成其氣稍浮

其味稍甘而純故用以清痰解渴止嗽及收斂耗散諸病作丸噙化爲尤佳及治下焦滑泄諸病亦更優也

蝸牛 二九四 負殼而行者

味鹹性寒有小毒能清火解熱生研汁飲消喉痹止消渴鼻衄通耳聾治脾虛痔漏瘰癧小兒風熱驚癇加麝香搗敷臍間大利小便亦傅脫肛及治蜈蚣蠍毒俱宜研爛傅之

無殼者名蜒蚰治熱瘡癤毒腫痛少入冰片研塗痔漏脫肛熱痛最良解蜈蚣毒尤捷

蚯蚓 二九五

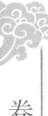

味鹹性寒沉也陰也有毒能解熱毒利水道主傷寒瘧疾黄疸消渴二便不通殺蛇瘕三蟲伏尸鬼疰蠱毒射罔藥毒療癲狂喉痹風熱赤眼聤耳鼻瘜瘰癧陰囊熱腫脫肛去泥鹽化爲水治天行瘟疫大熱狂躁或小兒風熱癲狂急驚飲汁

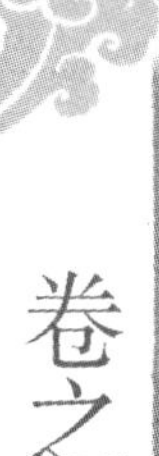

最良亦可塗丹毒浴瘡炒爲末服可去蚘蟲亦可傅蛇傷腫痛蜘蛛傷毒入葱管化汁可治耳聾及蚰蜒入耳若中蚯蚓毒者併以鹽湯浸洗或飲一杯皆可解之

糞名六一泥可塗火瘡痄腮熱毒亦止消渴解瘟疫煩熱狂躁利小水通五淋熱閉疼痛

桑螵蛸二九六

即螳螂育子房也深秋作房粘著桑枝之上房長寸許大如拇指其內重重有隔每房有子如蛆卵子是也味甘微鹹性平能益氣益精助陽生子療男子虛損陰痿夢遺疝瘕遺尿治女人血閉腰痛通五淋利水道炮熟空心食之可止小便不禁

人部

童便二九七

味鹹氣寒沉也陰也鹹走血故善清諸血妄行止嘔血欬血衄血血悶熱狂退陰火定喘促降痰滯解煩熱利大小兩便療陽暑中暍聲痞撲損瘀血暈絶難產胎衣不下及蛇犬諸虫毒傷若假熱便溏胃虚作嘔者俱不可妄用

紫河車二九八 一名混沌衣

味甘鹹性溫能補男婦一切精血虚損尤治癲癇失志精神短少怔忡驚悸肌肉羸瘦等證此舊說也但此物古人用少而始於陳氏本草自後丹溪復稱其功遂爲時用予於初年亦惑於以人補人之說嘗制用之及用之再三則無所奇效且制用之法若生擣之則補不宜生若頓熟烘熟則亦由肉餔之類耳又嘗見有以酒煮而食之者後必破腹泄瀉總亦因其性滑也近復有以純酒煮膏去粗收貯而日服其膏者

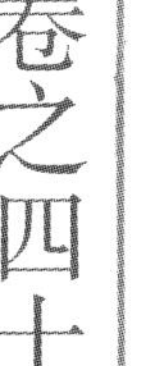

較前諸法似爲更善然其既離毛裹已絕生氣既無奇效又胡忍食之以殘厥子之先天東方朔曰銅山西崩洛鍾東應此毋子自然之理不可不信故并述此以勸人少用可也

血餘二九九

味微苦性溫氣盛升也陰中陽也在古藥性不過謂其治欬嗽消瘀血止九淋赤白痢疾療大小便不通及小兒驚癇治哽噎癰疽疔腫燒灰吹鼻可止衄血等證然究其性味之理則自陰而生自下而長血盛則髮盛最得陰陽之生氣以火炮制其色甚黑大能壯腎其氣甚雄大能補肺此其陰中有陽靜中有動在陰可以培形體壯筋骨托癰疽在陽可以益神志辟寒邪溫氣海是誠精氣中最要之藥較之河車鹿角膠陰凝重著之輩相去遠矣凡補藥中自人參熟地之外首當以此爲亞

人中白三百

味鹹性微凉能降火清痰消瘀血止吐血衄血退劳热清肺痿肺痿心膈烦热烧研为末大治诸湿溃烂下疳恶疮口齿疳蚀𧏾䘌腫痛汤火诸疮及诸窍出血生肌长肉善解热毒或生用为末亦可

校注

①罯（ǎn）：覆盖。
②□：藜照楼本此处模糊，四库本作『蘸』，可从。
③鞵：『鞋』的异体字。
④猘（zhì）犬：狂犬。
⑤虺（huǐ）：一种毒蛇。
⑥瘮：同『疹』。
⑦由：四库本作『犹』，当从。

景岳全書新方八陣目錄　德集

卷之五十

卷之五十一

補陣

和陣 十二方

攻陣

散陣

寒陣 二十三

熱陣

固陣

因陣 三十八

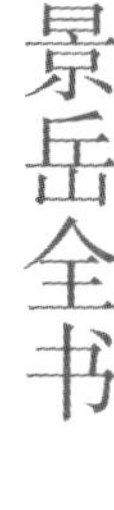

景岳全書卷之五十　德集　新方八陣

會稽　張介賓　會卿著
會稽　魯　超　謙菴訂

新方八畧引

藥不執方，合宜而用，此方之不必有也；方以立法，法以制宜，此方之不可無也。夫方之善者得其宜也，得其宜者可為法也；方之不善者失其宜也，失其宜者可為鑑也。第法有善不善，人有知不知，必善於知方者，斯可以執方，亦可以不執方；能執方能不執方者，非隨時之人不能也。此方之所不可廢者，正欲以啟發其人耳。余因選古方之得宜者共若干首，列為八陣，已不為不多矣。第以余觀之，若夫猶有未盡，因復制新方八陣，此其中有心得焉，有經驗焉，有補古之未備焉。凡各方之下，多附加減等法，及分兩之數，俱有出入不一者，正以見方之不可執也。八陣之中如攻方之不多及皆以古方既多不必更爲添足也大都方宜從簡而余復冗之不在部平止意在冗中求簡耳此制方之意也然用方之意則猶有説焉夫意貴圓通用嫌執滯則其要也若但圓無主則雜亂生而無不可矣不知疑似間自有一定不易之道此圓通中不可無執持也若執一不反則偏拘生而動相左矣不知倏忽間每多三因難測之變此執持中不可無圓活也圓活宜從三思執持須有定見既能執持又能圓活其能方能圓之人乎而人其爲誰哉

一補略

一補方之制補其虛也凡氣虛者宜補其上人參黄芪之屬是也精虛者宜補其下熟地枸杞之屬是也陽虛者宜補而兼煖桂附乾薑之屬是也陰虛者宜補而兼清門冬芍藥生地之屬是也此固陰陽之治辨也其有氣因精而虛者自當補

精以化氣精因氣而虛者自當補氣以生精又有陽失陰而離者不補陰何以收散亡之氣水失火而敗者不補火何以甦垂寂之陰此又陰陽相濟之妙用也故善補陽者必於陰中求陽則陽得陰助而生化無窮善補陰者必於陽中求陰則陰得陽升而泉源不竭余故曰以精氣分陰陽則陰陽不可離以寒熱分陰陽則陰陽不可混此又陰陽邪正之離合也故凡陽虛多寒者宜補以甘溫而清潤之品非所宜陰虛多熱者宜補以甘涼而辛燥之類不可用知宜知避則不惟用補而八方之制皆可得而貫通矣

二和略

一和方之制和其不和者也凡病兼虛者補而和之兼滯者行而和之兼寒者溫而和之兼熱者涼而和之和之爲義廣矣亦猶土兼四氣其於補瀉溫涼之用無所不及務在調平元

氣不失中和之為貴也故凡陰虛於下而精血虧損者忌利小水如四苓通草湯之屬是也陰虛於上而肺熱乾欬者忌用辛燥如半夏蒼朮細辛香附芎歸白朮之屬是也陽虛於上忌消耗如陳皮砂仁木香檳榔之屬是也陽虛於下者忌沉寒如黃蘗知母梔子木通之屬是也大便溏泄者忌滑利如二冬牛膝蓯蓉當歸柴胡童便之屬是也表邪未解者忌收斂如五味棗仁地榆文蛤之屬是也氣滯者忌閉塞如黃芪白朮薯蕷甘草之屬是也經滯者忌寒凝如門冬生地石斛芩連之屬是也凡邪火在上者不宜升火得升而愈熾矣沉寒在下者不宜降陰被降而愈亡矣諸動者不宜再動如火動者忌溫煖血動者忌辛香汗動者忌疏散神動者忌耗傷凡性味之不靜者皆所當慎其於剛暴更甚者則又在不言可知也諸靜者不宜再靜如沉微細弱者脉之靜也神昏

氣怯者陽之靜也肌體清寒者表之靜也口腹畏寒者裏之靜也凡性味之陰柔者皆所當慎其於沉寒更甚者又在不言可知也夫陽主動以動濟動火上添油也不焦爛乎陰主靜以靜益靜雪上加霜也不寂滅乎凡前所論論其畧耳而書不盡言言不盡意能因類而廣之則存乎其人矣不知此義又何和劑之足云

三攻畧

一攻方之制攻其實也凡攻氣者攻其聚聚可散也攻血者攻其瘀瘀可通也攻積者攻其堅在臟者可破可培在經者可鍼可灸也攻痰者攻其急真實者暫宜解標多虛者只宜求本也但諸病之實有微甚用攻之法分重輕大實者攻之未及可以再加微實者攻之太過每因致害所當慎也凡病在陽者不可攻陰病在胸者不可攻臟若此者邪必乘虛內陷

所謂引賊入寇也病在陰者勿攻其陽病在裏者勿攻其表若此者病必因誤而甚所謂自撤藩蔽也大都治宜用攻必其邪之甚者也其若實邪果甚自與攻藥相宜不必雜之補劑蓋實不嫌攻若但略加甘滯便相牽制虛不嫌補若但略加消耗偏覺相妨所以寒實者最不喜清熱實者最不喜燥然實而誤補不過增病病增者可解虛而誤攻必先脫元元脫者無治矣是皆攻法之要也其或虛中有實實中有虛此又當酌其權宜不在急宜攻急宜補者之例雖然凡用攻之法所以除凶剪暴也亦猶亂世之兵必不可無然惟必不得已乃可用之若或有疑寧加詳慎蓋攻雖去邪無弗傷氣受益者四受損者六故攻之一法實自古仁人所深忌者正恐其成之難敗之易耳倘任意不思此其人可知矣

四　散略

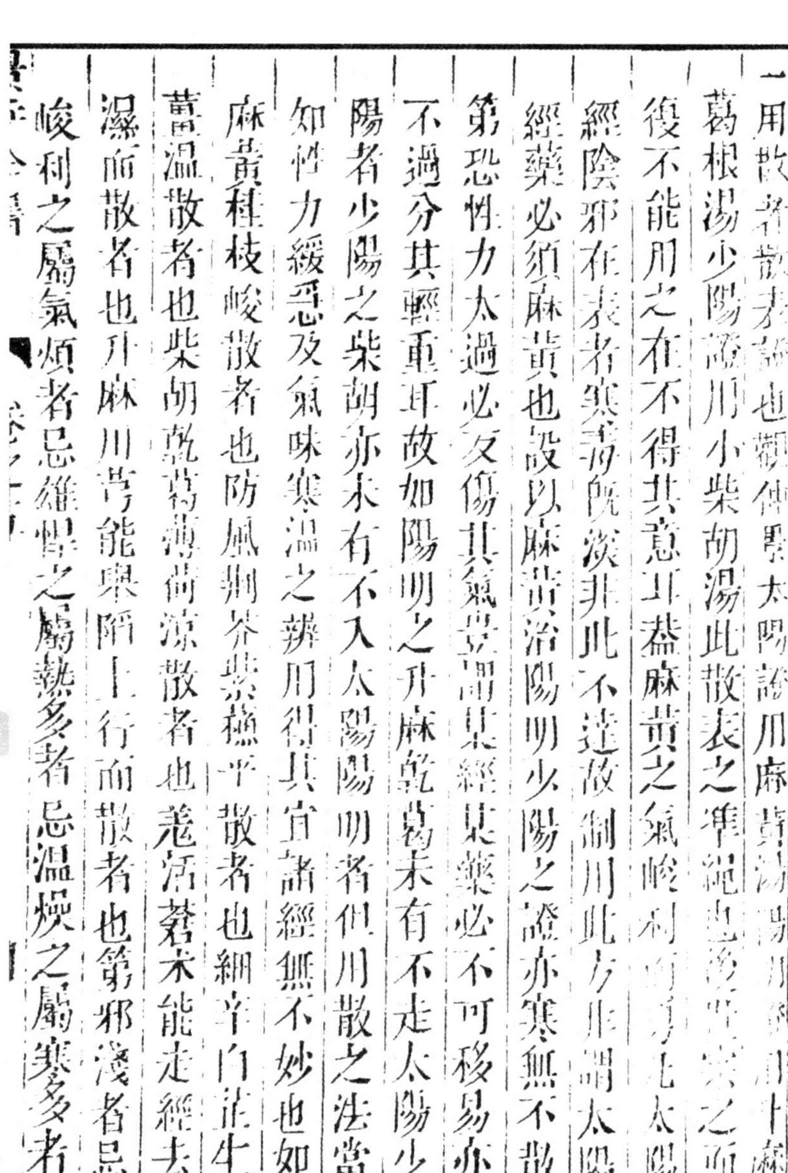

一用散者散表證也觀仲景太陽證用麻黃湯陽明證用升麻葛根湯少陽證用小柴胡湯此散表之準繩也後世宗之而復不能用之在不得其意耳若麻黃之氣峻利而勇凡太陽經陰邪在表者寒毒既深非此不達故制用此方非謂太陽經藥必須麻黃也設以麻黃治陽明少陽之證亦寒無不散第恐性力太過必反傷其氣豈謂某經某藥必不可移易亦不過分其輕重耳故如陽明之升麻乾葛未有不走太陽少陽者少陽之柴胡亦未有不入太陽陽明者但用散之法當知性力緩急及氣味寒溫之辨用得其宜諸經無不妙也如麻黃桂枝峻散者也防風荊芥紫蘇平散者也細辛白芷生薑溫散者也柴胡乾葛薄荷涼散者也羌活蒼朮能走經去濕而散者也升麻川芎能舉陷上行而散者也第邪淺者忌峻利之屬氣弱者忌雄悍之屬熱多者忌溫燥之屬寒多者

景岳全書　卷之五十

忌芎歸之屬凡熱渇煩躁者喜乾葛而嘔惡者忌之寒熱往來者宜柴胡而泄瀉者忌之寒邪在上者宜升麻川芎而內熱炎升者忌之此性用之宜忌所當辨也至於相配之法則尤當知要凡以平兼清自成涼散以平兼煖亦可温經宜大温者以熱濟熱宜大涼者以寒濟寒此其運用之權則毫厘進退自有伸縮之妙又何必膠柱刻舟以限無窮之病變哉此無他在不知仲景之意耳

五寒略

一寒方之制爲清火也爲除熱也夫火有陰陽熱分上下據古方書咸謂黄連清心黄芩清肺石斛芍藥清脾龍膽清肝黄柏清腎今之用者多守此法是亦膠柱法也大凡寒涼之物皆能瀉火豈有涼此而不涼彼者但當分其輕清重濁性力微甚用得其宜則善矣夫輕清者宜以清上如黄芩石斛連

翹天花之屬是也重濁者宜於清下如梔子黃栢龍膽滑石之屬也性力之厚者能清大熱如石膏黃連蘆薈苦參山豆根之屬也性力之緩者能清微熱如地骨皮玄參貝母石斛童便之屬也以攻而用者去實鬱之熱如大黃芒硝之屬也以利而用者去癃閉之熱如木通茵陳猪苓澤瀉之屬也以補而用者去陰虛枯燥之熱如生地二冬芍藥梨漿細甘草之屬也方書之分經用藥者意正在此但不能明言其意耳然火之甚者在上亦宜重濁火之微者在下亦可輕清夫宜涼之熱皆實熱也實熱在下自宜清利實熱在上不可升提蓋火本屬陽宜從陰治從陰者宜降升則反從其陽矣經曰高者抑之義可知也外如東垣有升陽散火之法此以表邪生熱者設不得與伏火內炎者並論

六熱畧

熱方之制，為除寒也。夫寒之為病，有寒邪犯於肌表者，有生冷傷於脾胃者，有陰寒中於臟腑者，此皆外來之寒，去所從來，則其治也，是皆人所易知者。至於本來之寒，生於無形無響之間，初無所感，莫測其因，人之病此者最多，人之知此者最少，果何謂哉？觀丹溪曰：氣有餘便是火。余續之曰：氣不足便是寒。夫今人之氣有餘者，能十中之幾？其有或因稟受，或因喪敗，以致陽氣不足者，多見寒從中生，而陽衰之病無所不致。第其由來者漸，形見者微，當其未覺也，孰為之意？及其既甚也，始知治難。矧庸醫多有不識，每以假熱為真火，因復斃於無形無響者，又不知其幾許也。故惟高明見道之士，常以陽衰根本為憂，此熱方之不可不知也。凡用熱之法，如乾薑能溫中，亦能散表，嘔惡無汗者宜之；肉桂能行血，善達四肢，血滯多痛者宜之；吳茱萸善暖下焦，腹痛泄瀉者極妙；肉豆蔻可溫脾腎，燥泄滑利者最奇。胡椒溫胃和中，其類近於蓽撥。丁香止嘔行氣，其煖過於豆仁。補骨脂性降而善閉，故能納氣定喘，止帶濁泄瀉。附子性行如酒，故無處不到，能救急回陽。至若半夏、南星、細辛、烏藥、良薑、香附、木香、茴香、仙茅、巴戟之屬，皆性溫之當辨者。然用熱之法，尚有其要：以散兼溫者，散寒邪也；以行兼溫者，行寒滯也；以補兼溫者，補虛寒也。第多汗者忌薑，薑能散也；失血者忌桂，桂動血也；氣短氣怯者忌故紙，故紙降氣也。大凡氣香者，皆不利於氣虛證；味辛者，多不利於見血證，所當慎也。是用熱之槩也。至於附①子之辨，凡今之用者，必待勢不可爲，不得已然後用之。不知②回陽之功，當用於陽氣將去之際，便當漸用，以望挽回；若用③於既去之後，死灰不可復然矣，尚何益於事哉？但附子性悍，獨任爲難，必得大甘之品，如人參、熟地、炙甘草之類，皆足以

制其剛而濟其勇以補倍之無往不利矣此壺天中大將軍也可置之無用之地乎但知之眞而用之善斯足稱將將之手矣

七固畧

一固方之制固其泄也如久嗽爲喘而氣泄於上者宜固其肺久遺成淋而精脫於下者宜固其腎小水不禁者宜固其膀胱大便不禁者宜固其腸臟汗泄不止者宜固其皮毛血泄不止者宜固其營衛凡因寒而泄者當固之以熱因熱而泄者當固之以寒總之在上者在表者皆宜固氣氣主在肺也在下者在裏者皆宜固精精主在腎也然虛者可固實者不可固久者可固暴者不可固當固不固則滄海亦將竭不當固而固則閉門延寇也二者俱當詳酌之

八因畧

因方之制，因其可因者也。凡病有相同者，皆可按證而用之，是謂因方。如癰疽之起，膿可歛也；蛇虫之患，毒可解也；湯火傷其肌膚，熱可散也；跌打傷其筋骨，斷可續也。凡此之類，皆因證而可藥者也。然因中有不可因者，又在乎證同而因不同耳。蓋人之虛實寒熱，各有不齊，表裏陰陽，治當分類。故有宜於此而不宜於彼者，有同於表而不同於裏者。所以病雖相類，而但涉内傷者，便當於血氣中酌其可否之因，不可謂因方之類盡可因之而用也。蓋因之爲用，有因標者，有因本者，勿因此因字而誤認因方之義。

景岳全書卷之五十終　新方八略

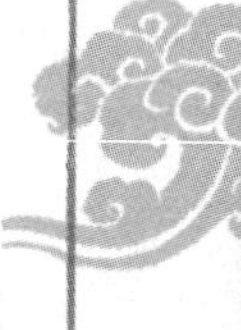

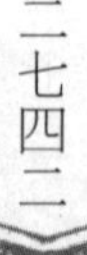

校注

①□：藜照楼本此处模糊，四库本作「子」。

②□：藜照楼本此处模糊，四库本作「回」。

③□：藜照楼本此处模糊，四库本作「于」。

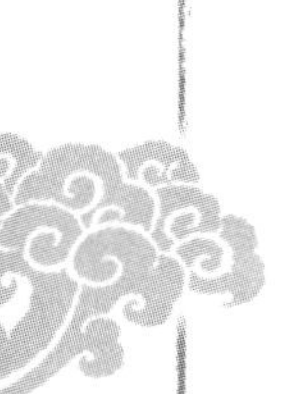

新方八陣

會稽　張介賓　會卿　著
會稽　魯　超　謙菴　訂

補陣　新方　補陣一

大補元煎一　治男婦氣血大壞精神失守危劇等證此回天贊化救本培元第一要方○本方與後右歸飲出入互用

人參補氣補陽以此為主少則用一二錢多則用一二兩　山藥炒二錢

熟地補精補陰以此為主少則用二三錢多則用二三兩　杜仲二錢

當歸二三錢若泄瀉者去之　山茱萸一錢如畏酸吞酸者去之

枸杞二三錢　炙甘草一二錢

水二鍾煎七分食遠溫服○如元陽不足多寒者於本方加附子肉桂炮薑之類隨宜用之○如氣分偏虛者加黃芪白

术如胃口多滞者不必用○如血滞者加川芎去山茱萸○如滑泄者加五味故纸之属

左归饮二 此壮水之剂也凡命门之阴衰阳胜者宜此方加减用之○此一阴煎四阴煎之主方也

熟地二三钱或加至一二两 山药二钱
枸杞二钱 炙甘草一钱
茯苓一钱半 山茱萸一二钱畏酸者少用之

水二钟煎七分食远服○如肺热而烦者加麦冬二钱血滞者加丹皮二钱○心热而躁者加玄参二钱○脾热易饥者如芍药二钱○肾热骨蒸多汗者加地骨皮二钱○血热妄动者加生地二三钱○阴虚不宁者加女贞子二钱上实下虚者加牛膝二钱以导之○血虚而燥滞者加当归二钱

右归饮三 此益火之剂也凡命门之阳衰阴胜者宜此方

加減主之○此方與大補元煎出入互用如治陰盛格陽真寒假熱等證宜加澤瀉二錢煎成用涼水浸冷服之尤妙

熟地用如前 山藥炒二錢 山茱萸一錢 枸杞二錢

甘草炙一二錢 杜仲薑制二錢 肉桂一二錢 制附子一二三錢

水二鍾煎七分食遠溫服○如氣虛血脫或厥或昏或汗或運或虛狂或短氣者必大加人參白朮隨宜用之○如火衰不能生土為嘔噦吞酸者加炮乾薑二三錢○如陽衰中寒泄瀉腹痛加人參肉豆蔻隨宜用之○如小腹多痛者加吳茱萸五七分○如淋帶不止加破故紙一錢○如血少血滯腰膝軟痛者加當歸二三錢

左歸丸 四 治真陰腎水不足不能滋養營衛漸至衰弱或虛熱往來自汗盜汗或神不守舍血不歸原或虛損傷陰或遺淋不禁或氣虛昏運或眼花耳聾或口燥舌乾或腰痠腿

軟凡精髓内虧津液枯涸等證俱速宜壯水之主以培左腎之元陰而精血自充矣宜此方主之

大懷熟八兩　山藥炒四兩　枸杞四兩　山茱萸肉四兩

川牛膝酒洗蒸熟三兩精滑者不用　兎絲子制四兩　鹿膠敲碎炒珠四兩

龜膠切碎炒珠四兩無火者不必用

右先將熟地蒸爛杵膏加煉蜜丸桐子大每食前用滚湯或淡鹽湯送下百餘丸

如真陰失守虚火炎上者宜用純陰至静之劑於本方去枸杞鹿膠加女貞子三兩麥冬三兩○如火爍肺金乾枯多嗽者加百合三兩○如夜熱骨蒸加地骨皮三兩○如小水不利不清加茯苓三兩○如大便燥結去兎絲加肉蓯蓉三兩○如氣虚者加人參三四兩○如血虚微滞加當歸四兩○如腰膝痠痛加杜仲三兩鹽水炒用○如臟平無火而腎氣

不充者加破故紙三兩去心蓮肉胡桃肉各四兩龜膠不必用○右凡五液皆主於腎故凡屬陰分之藥無不皆能走腎有謂必須導引者皆見之不明耳

右歸丸 治元陽不足或先天稟衰或勞傷過度以致命門火衰不能生土而爲脾胃虛寒飲食少進或嘔惡膨脹或番胃噎膈或怯寒畏冷或臍腹多痛或大便不實瀉痢頻作或小水自遺虛淋寒疝或寒侵谿谷而肢節痹痛或寒在下焦而水邪浮腫總之眞陽不足者必神疲氣怯或心跳不寧或四體不收或眼見邪祟或陽衰無子等證俱速宜益火之原以培右腎之元陽而神氣自强矣此方主之

大懷熟八兩 山藥炒四兩 山茱萸微炒三兩 枸杞微炒四兩
鹿角膠炒珠四兩 菟絲子製四兩 杜仲薑湯炒四兩 當歸三兩便溏勿用
肉桂二兩漸可加至四兩 製附子自二兩漸可加至五六兩

右丸法如前或丸如彈子大每嚼服二三丸以滾白湯送下其效尤速

如陽衰氣虛必加人參以爲之主或二三兩或五六兩隨人虛實以爲增減蓋人參之功隨陽藥則入陽分隨陰藥則入陰分欲補命門之陽非加人參不能捷效○如陽虛精滑或帶濁便溏加補骨脂酒炒三兩○如飧泄腎泄不止加北五味子三兩肉豆蔻三兩麵炒去油用○如飲食減少或不易化或嘔惡吞酸皆脾胃虛寒之證加乾薑三四兩炒黃用○如腹痛不止加吳茱萸二兩湯泡半日炒用○如腰膝酸痛加胡桃肉連皮四兩○如陰虛陽痿加巴戟肉四兩肉蓯蓉三兩或加黃狗外腎一二付以酒煮爛搗入之

五福飲六　凡五臟氣血虧損者此能兼治之足稱王道之最

人參隨宜 心　熟地隨宜 腎　當歸二三錢 肝　白术炒一錢半 肺

炙甘草一錢 脾

水二鍾煎七分食遠溫服○或加生薑三五片○凡治氣血俱虛等證以此為主或宜溫者加薑附宜散者加升麻柴葛左右逢源無不可也

七福飲 七　治氣血俱虛而心脾為甚者

即前方加棗仁二錢　遠志三五分製用

一陰煎 八　此治水虧火勝之劑故曰一陰凡腎水真陰虛損而脉證多陽虛火發熱及陰虛動血等證或瘧疾傷寒屢散之後取汗既多脉虛氣弱而煩渴不止潮熱不退者此以汗多傷陰水虧而然也皆宜用此加減主之

生地二錢　熟地三五錢　芍藥二錢　麥冬二錢

甘草一錢　牛膝一錢半　丹參二錢

水二鍾煎七分食遠溫服○如火盛躁煩者入眞龜膠一二三錢化服○如氣虛者間用人參一二錢○如心虛不眠多汗者加棗仁當歸各一二錢○如汗多煩躁者加五味子十粒○或加山藥山茱萸○如見微火者加女貞子一二錢○如虛火上浮或吐血或衄血不止者加澤瀉一二錢茜根一二錢或加川續斷一二錢以滋之亦妙

加減一陰煎九　治證如前而火之甚者宜用此方

生地　芍藥　麥冬各二三錢　熟地三五錢

炙甘草五七分　知母　地骨皮各一二錢

水二鍾煎服○如躁煩熱甚便結者加石膏二三錢○如小水熱澀者加梔子一二錢○如火浮於上者加澤瀉一二錢或黃芩一錢○如血燥血少者加當歸一二錢

二陰煎十　此治心經有熱水不制火之病故曰二陰凡驚

狂失志多言多笑或瘍疹煩熱失血等證宜此主之

生地二三錢　麥冬二三錢　棗仁二錢　生甘草一錢

玄參一錢半　黃連一二錢　茯苓一錢半　木通一錢半

水二鍾加燈草二十根或竹葉亦可煎七分食遠服○如痰勝熱甚者加九製膽星一錢或天花粉一錢五分

三陰煎十一　此治肝脾虛損精血不足及營虛失血等病故凡中風血不養筋及瘧疾汗多邪散而寒熱猶不能止是皆少陽厥陰陰虛少血之病微有火者宜一陰煎無火者宜此主之

當歸二三錢　熟地三五錢　炙甘草一錢　芍藥酒炒二錢

棗仁二錢　人參隨宜

水二鍾煎七分食遠服○如嘔惡者加生薑三五片○汗多煩躁者加五味子十四粒○汗多氣虛者加黃芪一二錢○

小腹隱痛加枸杞二三錢○如有脹悶加陳皮一錢○如腰膝筋骨無力加杜仲牛膝

四陰煎 二十　此保肺清金之劑故曰四陰治陰虛勞損相火熾盛津枯煩渴欬嗽吐衄多熱等證

生地二三錢　麥冬二錢　白芍藥二錢　百合二錢

沙參二錢　生甘草一錢　茯苓一錢半

水二鍾煎七分食遠服○如夜熱盜汗加地骨皮一二錢○如痰多氣盛加貝母二三錢阿膠一二錢天花粉亦可○如金水不能相滋而乾燥喘嗽者加熟地三五錢○如多汗不眠神魂不寧加棗仁二錢○如多汗兼渴加北五味十四粒○如熱甚者加黃柏一二錢鹽水炒用或玄參亦可但分上下用之○如血燥經遲枯澀不至者加牛膝二錢○如血熱吐衄加茜根二錢○如多火便燥或肺乾欬咯者加天門冬

二錢或加童便亦可○如火載血上者去甘草加炒梔子一二錢

五陰煎三十 凡真陰虧損脾虛失血等證或見溏泄未甚者所重在脾故曰五陰忌用潤滑宜此主之

熟地五七錢或一兩 山藥炒二錢 扁豆炒二三錢 炙甘草一二錢 茯苓一錢半 芍藥炒黄二錢 五味子廿粒 人參隨宜用 白术炒一二錢

水二鍾加蓮肉去心二十粒煎服

大營煎二十四 治真陰精血虧損及婦人經遲血少腰膝筋骨疼痛或氣血虛寒心腹疼痛等證

當歸二三錢或五錢 熟地三五七錢 枸杞二錢 炙甘草一二錢 杜仲二錢 牛膝一錢半 肉桂一二錢

水二鍾煎七分食遠溫服○如寒滯在經氣血不能流通筋骨疼痛之甚者必加製附子一二錢方效○如帶濁腹痛者加故紙一錢炒用○如氣虛者加人參白朮○中氣虛寒嘔惡者加炒焦乾薑一二錢

小營煎十五　治血少陰虛此性味平和之方也

當歸二三錢　熟地二三錢　芍藥炒二錢①　山藥炒二錢

枸杞二三錢　炙甘草一二錢

水二鍾煎七分食遠溫服○如營虛於上而為驚恐怔忡不眠多汗者加棗仁茯神各二錢○如營虛兼寒者去芍藥加生薑○如氣滯有痛者加香附一二錢引而行之

補陰益氣煎十六　此補中益氣湯之變方也治勞倦傷陰精不化氣或陰虛內乏以致外感不解寒熱痎瘧陰虛便結不通等證凡屬陰氣不足而虛邪外侵者用此升散無不神效

人參一二三錢 當歸二三錢 山藥酒炒二三錢 熟地二三五錢或一二兩

陳皮一二錢 炙甘草一錢 升麻二五分火浮於上者去此不必用

柴胡一二錢如無外邪者不必用

水二鍾加生薑三五七片煎八分食遠温服

舉元煎 十七 治氣虛下陷血崩血脱亡陽垂危等證有不利於歸熟等劑而但宜補氣者以此主之

人參 黄芪炙各三五錢 炙甘草一二錢 升麻五七分炒用

白术炒一二錢

水一鍾半煎七八分温服○如兼陽氣虛寒者桂附乾薑隨宜佐用○如兼滑脱者加烏梅二個或文蛤七八分

兩儀膏 十八 治精氣大虧諸藥不應或以克伐太過耗損眞陰凡虛在陽分而氣不化精者宜參术膏若虛在陰分而精不化氣者莫妙於此其有未至大病而素覺陰虛者用以調

元尤稱神妙

人參半斤或四兩　大熟地一斤

右二味用好甜水或長流水十五碗浸一宿以桑柴文武火煎取濃汁若味有未盡再用水數碗煎柤取汁并熬稍濃乃入磁罐重湯熬成膏入真白蜜四兩或半斤收之每以白湯點服○若勞損欬嗽多痰加貝母四兩亦可

貞元飲九十　治氣短似喘呼吸促急提不能升嚥不能降氣道噎塞勢劇垂危者常人但知為氣急其病在上而不知元海無根虧損肝腎此子午不交氣脫證也尤為婦人血海常虧者最多此證宜急用此飲以濟之緩之敢云神劑凡診此證脉必微細無神若微而兼緊尤為可畏倘庸眾不知妄云痰逆氣滯用牛黃百合及青陳枳殼破氣等劑則速其危矣

熟地黃七八錢甚者一二兩　炙甘草一二三錢　當歸二三錢

水二鍾煎八分溫服○如兼嘔惡或惡寒者加煨薑三五片○如氣虛脉微至極者急加人參隨宜○如肝腎陰虛手足厥冷加肉桂一錢

當歸地黃飲二十　治腎虛腰膝疼痛等證

當歸二三錢　熟地三五錢　山藥二錢　杜仲二錢

牛膝一錢半　山茱萸一錢

炙甘草八分

水二鍾煎八分食遠服○如下部虛寒加肉桂一二錢甚者仍加附子○如多帶濁去牛膝加金櫻子二錢或加故紙一錢○如氣虛者加人參一二錢枸杞二三錢

濟川煎二一　凡病涉虛損而大便閉結不通則硝黃攻擊等劑必不可用若勢有不得不通者宜此主之此用通於補之劑也最妙最妙

當歸三五錢　牛膝　肉蓯蓉酒洗去鹹二三錢

澤瀉一錢半　升麻五七分或一錢　枳殼一錢虚甚者不必用

水一鍾半煎七八分食前服○如氣虚者但加人參無礙○

如有火加黄芩○如腎虚加熟地

地黄醴二二　治男婦精血不足營衛不充等患宜製此常用之

大懷熟取味極甘者烘晒乾以去水氣八兩　沉香一錢或白檀三分亦可

枸杞用極肥者亦烘晒以去潤氣四兩

右約每藥一斤可用高燒酒十斤浸之不必煮但浸十日之外即可用矣凡服此者不得過飲服完又加酒六七斤再浸半月仍可用

歸腎丸二二　治腎水真陰不足精衰血少腰痠脚軟形容憔悴遺泄陽衰等證○此左歸右歸二丸之次者也

熟地八兩　山藥四兩　山茱萸四兩　茯苓四兩
當歸三兩　枸杞一兩　杜仲四兩鹽水炒　兔絲子制四兩

煉蜜同熟地膏爲丸桐子大每服百餘丸饑時或滚水或淡鹽湯送下

贊化血餘丹

此藥大補氣血故能烏鬚髮壯形體其於培元贊育之功有不可盡述者

血餘八兩　熟地八兩蒸搗　枸杞　當歸
鹿角膠炒珠　兔絲子制　杜仲鹽水炒　巴戟肉酒浸剝炒乾
小茴香略炒　白茯苓乳拌蒸熟　肉蓯蓉酒洗去鱗甲
胡桃肉各四兩　何首烏小黑豆汁拌蒸七次如無黑豆或人乳牛乳拌蒸俱炒四兩
人參隨便用無亦可

右煉蜜丸服每食前用滚白湯送下二三錢許○精滑者加白术山藥各三兩○便溏者去蓯蓉加補骨脂酒炒四兩○

陽虛者加附子肉桂

養元粉一二五 大能實脾養胃氣

糯米一升水浸一宿 瀝乾漫火炒熟山藥炒 芡實炒

蓮肉各三兩 川椒去目及閉口者炒出汗取紅末二三錢

右爲末每日饑時以滚水一碗入白糖三匙化開入藥末一二兩調服之或加四君山查肉各一二兩更妙

玄武豆一六

羊腰子五十個 枸杞二斤 補骨脂一斤 大茴香六兩

小茴香四兩 肉蓯蓉十二兩大便滑者去之 青鹽八兩如無蓯蓉此宜十二兩 大黑豆者揀洗淨一斗圓淨

右用甜水二斗以砂鍋煮前藥七味至半乾去藥渣入黑豆匀火煮乾爲度如有餘汁俱宜拌滲於內取出用新布攤晾晒乾磁瓶收貯日服之其效無窮如無砂鍋即鐵鍋亦可若

陽虛者加制附子一二兩更妙

蟠桃果二七 治遺精虛弱補脾滋腎最勝

芡實二斤炒 蓮肉去心一斤 膠棗肉一斤 熟地一斤

胡桃肉去皮二斤

右以豬腰六個摻大茴香蒸極熟去筋膜同前藥末搗成餅每日服二個空心食前用滾白湯或好酒一二鍾送下此方凡人參制附子俱可隨意加用

王母桃二八 培補脾腎功力最勝

白朮用冬朮腿片味甘者佳苦者勿用以米泔浸一宿切片炒 大懷熟蒸搗上二味等分

何首烏九蒸 巴戟甘草湯浸剝炒 枸杞子上三味減半

右爲末煉蜜搗丸龍眼大每用三四丸饑時嚼服滾湯送

○或加人參其功尤大

休瘧飲二九 此止瘧最妙之劑也若汗散既多元氣不復或

以衰老或以弱質而瘧有不能止者俱宜用此此化暴善後之第一方也其有他證加減俱宜如法

人參　白朮炒　當歸各三四錢　何首烏制五錢

炙甘草八分

水一鍾半煎七分食遠服渣再煎或用陰陽水各一鍾煎一鍾柤亦如之俱露一宿次早溫服一鍾飯後食遠再服一鍾

○如陽虛多寒宜溫中散寒者加乾薑肉桂之類甚者或加制附子○如陰虛多熱煩渴喜冷宜滋陰清火者加麥冬生地芍藥甚者加知母或加黃芩○如腎陰不足水不制火虛煩虛餒腰痠腳軟或脾虛痞悶者加熟地枸杞山藥杜仲之類以滋脾腎之真陰○如邪有未淨而留連難愈者於此方加柴胡麻黃細辛紫蘇之屬自無不可○如氣血多滯者或用酒水各一鍾煎服或服藥後飲酒數杯亦可

和陣

金水六君煎一　治肺腎虚寒水泛爲痰或年邁陰虚血氣不足外受風寒咳嗽嘔惡多痰喘急等證神效

當歸二錢　熟地三五錢　陳皮一錢半　半夏二錢　茯苓二錢　炙甘草一錢

水二鍾生薑三五七片煎七八分食遠温服○如大便不實而多濕者去當歸加山藥○如痰盛氣滯胸脇不快者加白芥子七八分○如陰寒盛而嗽不愈者加細辛五七分○如兼表邪寒熱者加柴胡一二錢

六安煎二　治風寒咳嗽及非風初感痰滯氣逆等證

陳皮一錢半　半夏二三錢　茯苓　甘草一錢　杏仁一二錢去皮尖切　白芥子五七分老年氣弱者不用

水一鍾半加生薑三五七片煎七分食遠服〇凡外感風邪欬嗽而寒氣盛者多不易散宜加北細辛七八分或一錢〇若冬月嚴寒邪甚者加麻黄桂枝亦可〇若風勝而邪不甚者加防風一錢或蘇葉亦可〇若頭痛鼻塞者加川芎白芷蔓荆子皆可〇若兼寒熱者加柴胡蘇葉〇若風邪咳嗽不止而兼肺胃之火者加黄芩一二錢甚者再加知母石膏所用生薑止宜一片〇凡寒邪咳嗽痰不利者加當歸二三錢老年者尤宜若氣血不足者當以金水六君煎與此參用〇凡非風初感痰勝而氣不順者加藿香一錢五分兼脹滿者加厚朴一錢暫開痰氣然後察其寒熱虛實而調補之若氣虛猝倒及氣平無痰者皆不可用此

和胃二陳煎三　治胃寒生痰惡心嘔吐胸膈滿悶噯氣

乾薑炒一二錢　砂仁四五分　陳皮　半夏

茯苓各二錢半　甘草炙七分

水一鍾半煎七分不拘時溫服　治痰飲水氣停畜心下嘔吐吞酸等證

苓术二陳煎四

豬苓一錢半　白术一二錢　澤瀉一錢半　陳皮一錢

半夏二三錢　茯苓一錢半　炙甘草八分　乾薑炒黃一二錢

水一鍾半煎服○如肝腎兼寒者加肉桂一二錢

和胃飲五　治寒濕傷脾霍亂吐瀉及痰飲水氣胃脘不清嘔惡脹滿腹痛等證○此即平胃散之變方也凡嘔吐等證多有胃氣虛者一聞蒼术之氣亦能動嘔故以乾薑代之

陳皮　厚朴各一錢半　乾薑炮一二錢　炙甘草一錢

水一鍾半煎七分溫服○此方凡藿香木香丁香茯苓半夏扁豆砂仁澤瀉之類皆可隨宜增用之若胸腹有滯而兼時氣寒熱者加柴胡

排氣飲六　治氣逆食滯脹痛等證

陳皮一錢五分　木香七分或一錢　藿香一錢五分　香附二錢

枳殼一錢五分　澤瀉二錢　烏藥二錢　厚朴一錢

水一鍾半煎七分熱服○如食滯者加山查麥芽各二錢○如寒滯者加焦乾薑吳茱萸肉桂之屬○如氣逆之甚者加白芥子沉香青皮檳榔之屬○如嘔而兼痛者加半夏丁香之屬○如痛在小腹者加小茴香○如兼疝者加荔枝核煨熟搗碎用二三錢

大和中飲七　治飲食留滯積聚等證

陳皮一二錢　枳實一錢　砂仁五分　山查二錢

麥芽二錢　厚朴一錢半　澤瀉一錢半

水一鍾半煎七八分食遠溫服○脹甚者加白芥子胃寒無火或惡心者加炮乾薑一二錢疼痛者加木香烏藥香附之

類多痰者加半夏

小和中飲八 治胸膈脹悶或婦人胎氣滯滿等證

陳皮一錢五分 山查二錢 茯苓一錢半 厚朴一錢五分

甘草五分 扁豆炒二

水一鍾半加生薑三五片煎服○如嘔者加半夏一二錢○如脹滿氣不順者加砂仁七八分○如火鬱於上者加焦梔子一二錢○如婦人氣逆血滯者加紫蘇梗香附之屬○如寒滯不行者加乾薑肉桂之屬

大分清飲九 方在寒陣五

小分清飲十 治小水不利濕滯腫脹不能受補等證此方主之

茯苓二三錢 澤瀉二三錢 薏仁二錢 豬苓二三錢

枳殼一錢 厚朴一錢

水一鍾半煎七八分食前服○如陰虛水不能達者加生地牛膝各二錢○如黃疸者加茵陳二錢○如無內熱而寒滯不行者加肉桂一錢

解肝煎十一　治暴怒傷肝氣逆脹滿陰滯等證如兼肝火者宜用化肝煎

陳皮　半夏　厚朴　茯苓各一錢半

蘇葉　芍藥各一錢　砂仁七分

水一鍾半加生薑三五片煎服○如脇肋脹痛加白芥子一錢○如胸膈氣滯加枳殼香附藿香之屬

二术煎十二　治肝強脾弱氣泄濕泄等證

白术炒二錢或三錢　蒼术米泔浸炒二錢　芍藥炒黃二錢　陳皮炒一錢五分

炙甘草一錢　茯苓一二錢　厚朴薑湯炒一錢　木香六七分

乾薑炒黄一二錢　澤瀉炒一錢半

水一鍾半煎七分食遠服

廓清飲十三　治三焦壅滯胸膈脹滿氣道不清小水不利年力未衰通身腫脹或肚腹單脹氣實非水等證

枳殼二錢　厚朴一錢半　大腹皮一二錢　白芥子五七分或一二錢

蘿蔔子生搗一錢如中不甚脹能食者不必用此　茯苓連皮用二三錢

澤瀉二三錢　陳皮一錢

水一鍾半煎七分食遠温服○如內熱多火小水熱數者加梔子木通各一二錢○如身黄小水不利者加茵陳一二錢○如小腹脹滿大便堅實不通者加生大黄三五錢○如肝滯脇痛者加青皮○如氣滯胸腹疼痛者加烏藥香附○如食滯者加山查麥芽

掃蟲煎十四　治諸蟲上攻胸腹作痛

青皮一錢　小茴香炒一錢　檳榔　烏藥各一錢半

細榧肉三錢敲碎　吳茱萸一錢　烏梅二個　甘草八分

硃砂　雄黃各五分俱爲極細末

右將前八味用水一鍾半煎八分去柤隨入後二味再煎三四沸攪勻徐徐服之○如惡心作吐加炒乾薑一二錢○或先喫牛肉脯少許俟一茶頃頓服之尤妙

十香丸十五　治氣滯寒滯諸痛

木香　沉香　澤瀉　烏藥

陳皮　丁香　小茴香　香附酒炒

荔核煨焦各等分　皂角微火燒烟盡

爲末酒糊丸彈子大者磨化服丸桐子大者湯引下○癲疝之屬溫酒下

芍藥枳朮丸十六　治食積痞滿及小兒腹大脹滿時常疼痛

脾胃不和等證○此方較之枳朮丸其效如神

白朮二兩，麵炒　赤芍藥酒炒，一兩　枳實一兩，麵炒　陳皮一兩

荷葉湯煮黃老米粥爲丸桐子大米飲或滾白湯任下百餘丸○如臟寒加乾薑炒黃者五錢或一二兩○如脾胃氣虛加人參一二兩

蒼朮丸十七　治寒濕在脾泄瀉久不能愈者

雲苓四兩　白芍藥炒黃，四兩　炙甘草一兩　川椒去閉口者，炒出汗

小茴香炒，各一兩　厚朴三兩，薑汁炒　真茅山蒼朮八兩，米泔浸一宿，切炒，如無即以好白朮代之

破故紙酒浸二日，晒乾，炒香，四兩

右爲末糯米糊爲丸桐子大每食遠清湯送下七八十丸

貝母丸十八　消痰熱潤肺止咳或肺癰肺痿乃治標之妙劑

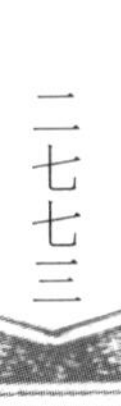

貝母一兩爲末用沙糖或蜜和丸龍眼大或噙化或嚼服之○若欲劫止久嗽每貝母一兩宜加百藥煎蓬砂天竺黄各一錢佐之尤妙如無百藥煎即醋炒文蛤一錢亦可或粟殼亦可酌用○若治肺癰宜加白礬一錢同貝母丸服如前最妙

括痰丸 十九 治一切停痰積飲吞酸嘔酸胸脇脹悶疼痛等證

半夏製二兩 白芥子二兩 乾薑炒黃一兩 猪苓三兩 炙甘草五錢 陳皮四兩切碎用鹽二錢入水拌浸一宿晒乾

右爲末湯浸蒸餅爲丸綠豆大每服一錢許滚白湯送下○如胸脇疼痛者加台烏藥二兩

神香散 二十 治胸脇胃脘逆氣難解疼痛嘔噦脹滿痰飲膈噎諸藥不效者惟此最妙

丁香　　白豆蔻或砂仁亦可

二味等分爲末清湯調下五七分甚者一錢日數服不拘○若寒氣作痛者薑湯送下

攻陣

吐法一　此方可代瓜蒂三聖散之屬凡邪實上焦或痰或食或氣逆不通等證皆可以此吐之

用蘿蔔子搗碎以溫湯和攪取淡湯徐徐飲之少頃即當吐出即有吐不盡者亦必從下行矣○又法以蘿蔔子爲末溫水調服一匙良久吐涎沫愈

一法用鹽少許於熱鍋中炒紅色乃入以水煮至將滾未滾之際攪勻試其滋味稍淡乃可飲之每用半碗漸次增飲自然發吐以去病爲度而止○一法凡諸藥皆可取吐但隨證

作湯劑投而吐之無不可也

赤金豆 十二 ○亦名八仙丹○治諸積不行凡血凝氣滯疼痛腫脹虫積結聚癥堅宜此主之此丸去病捷速較之硝黄稜莪之類過傷臟腑氣者大爲勝之

巴霜去皮膜略去油一錢半　生附子切略炒燥二錢
皂角炒微焦一錢　輕粉一錢　丁香　木香
天竺黄各三錢　硃砂二錢爲衣

右爲末醋浸蒸餅爲丸蘿蔔子大硃砂爲衣欲漸去者每服五七丸欲驟行者每服一二十丸用滚水或煎藥或姜醋茶蜜茴香史君煎湯爲引送下若利多不止可飲冷水一二口即止蓋此藥得熱則行得冷則止也○如治氣濕實滯鼓脹先用紅棗煮熟取肉一錢許隨用七八丸甚者一二十丸同棗肉研爛以熱燒酒加白糖少許送下○如治虫痛亦用棗

肉加服止用清湯送下

太平丸 三三 治胸腹疼痛脹滿及食積氣積血積氣疝血疝邪實秘滯痛劇等證○此方借些微巴豆以行群藥之力去滯最妙如欲其峻須用巴豆二錢

陳皮　厚朴　木香　烏藥

白芥子　草豆蔻　三稜　蓬朮煨

乾薑　牙皂炒斷烟　澤瀉各三錢

以上十一味俱爲細末

巴豆　用滚湯泡去皮心膜稱足一錢用水一碗微火煮至半碗將巴豆撈起用乳鉢研極細仍將前湯攪入研勻然後量藥多寡入熬餅浸爛搗丸前藥如綠豆大每用三分或五分甚者一錢

右隨證用湯引送下○凡傷食停滯即以本物湯下○婦人

血氣痛紅花湯或當歸湯下○氣痛陳皮湯○疝氣茴香湯○寒氣生薑湯○欲瀉者用熟薑湯送下一錢○未利再服○利多不止用冷水一二口即止

敦阜丸 四 治堅頑食積停滯腸胃痛劇不行等證

木香 山查 麥芽 皂角

丁香 烏藥 青皮 陳皮

澤瀉各五錢 巴霜一錢

右共爲末用生蒜頭一兩研爛加熟水取汁浸蒸餅搗丸綠豆大每服二三十丸隨便用湯引送下如未愈徐徐漸加用之

獵虫丸 五 治諸虫積脹痛黃瘦等病

蕪荑 雷丸 桃仁 乾漆炒煙盡

雄黃微炒 錫灰 皂角燒煙盡 檳榔

史君子各三分 輕粉減半 細榧肉加倍

湯浸蒸餅爲丸綠豆大每服五七分滚白湯下陸續服之○如虫積堅固者加巴豆霜與輕粉同

百順丸 六 治一切陽邪積滯凡氣積血積蟲積食積傷寒實熱秘結等證但各爲湯引隨宜送下無往不利

川大黃錦紋者一斤 牙皂角炒微黃一兩六錢

右爲末用湯浸蒸餅擣丸綠豆大每用五分或一錢或二三錢酌宜用引送下或用蜜爲丸亦可

散陣

一柴胡飲 一 一爲水數從寒散也○凡感四時不正之氣或爲發熱或爲寒熱或因勞因怒或婦人熱入血室或產後經後因冒風寒以致寒熱如瘧等證但外有邪而內兼火者

須從涼散，宜此主之

柴胡二三錢　黄芩一錢半　芍藥二錢　生地一錢半

陳皮一錢半　甘草八分

水一鍾半，煎七八分，温服。○如内熱甚者，加連翹一二錢隨宜。○如外邪甚者，加防風一錢佐之。○如邪結在胸而痞滿者，去生地，加枳實一二錢。○如熱在陽明而兼渴者，加天花粉或葛根一二錢。熱甚者，加知母、石膏亦可。

二柴胡飲　二為火　散從温散也。○凡遇四時外感，或其人元氣充實，臟氣素平，無火，或時逢寒勝之令，本無内熱等證者，皆不宜妄用涼藥，以致寒滯不散，則為害非淺，宜此主之

陳皮一錢半　半夏二錢　細辛一二錢　厚朴一錢半

生薑三五七片　柴胡一錢半或二三錢　甘草八分

水一鍾半煎七八分溫服○如邪盛者可加羌活白芷防風紫蘇之屬擇而用之○如頭痛不止者加川芎一二錢○如多濕者加蒼朮○如陰寒氣勝必加麻黃一二錢或兼桂枝不必疑也

二柴胡飲　三　三爲木數從肝經血分也○凡人素禀陰分不足或肝經血少而偶感風寒者或感邪不深可兼補而散者或病後產後感冒有不得不從解散而血氣虛弱不能外達者宜此主之

柴胡二三錢　芍藥一錢半　炙甘草一錢　陳皮一錢

生薑三五片　當歸二錢溏泄者易以熟地

水一鍾半煎七八分溫服○如微寒咳嘔者加半夏一二錢

四柴胡飲　四　四爲金數從氣分也○凡人元氣不足或忍饑勞倦而外感風寒或六脉緊數微細正不勝邪等證必須

培助元氣兼之解散庶可保全宜此主之若但知散邪不顧根本未有不元氣先敗者察之慎之

柴胡三錢　炙甘草一錢　生薑三五七片　當歸二三錢瀉者少用

人參一二三錢或五七錢酌而用之

水二鍾煎七八分溫服○如胸膈滿悶者加陳皮一錢

五柴胡飲五　五爲土數從脾胃也○脾土爲五臟之本凡中氣不足而外邪有不散者非此不可此與四柴胡飲相表裏但四柴胡飲止調氣分此則兼培血氣以逐寒邪尤切於時用者也神效不可盡述凡傷寒瘧疾痘瘡皆所宜用

柴胡一二三錢　當歸二三錢　熟地三五錢　白朮二三錢

芍藥錢半炒用　炙甘草一錢　陳皮酌用或不必用

水一鍾半煎七分食遠熱服○寒勝無火者減芍藥加生薑三五七片或炮乾薑一二錢或再加桂枝一二錢則更妙○

脾滞者減白术○氣虚者加人參隨宜○腰痛者加杜仲○頭痛者加川芎○勞倦傷脾陽虚者加升麻一錢

正柴胡飲六　凡外感風寒發熱惡寒頭疼身痛痎瘧初起等證凡血氣平和宜從平散者此方主之

柴胡一二三錢　防風一錢　陳皮一錢半　芍藥一錢

甘草一錢　生薑三五片

水一鍾半煎七八分熱服○如頭痛者加川芎一錢○如熱而兼渴者加葛根一二錢○如嘔惡者加半夏一錢五分○如濕勝者加蒼术一錢○如胸腹有微滯者加厚朴一錢○如寒氣勝而邪不易解者加麻黄一二三錢去浮沫服之或蘇葉亦可

麻桂飲七　治傷寒瘟疫陰暑瘧疾凡陰寒氣勝而邪有不能散者非此不可無論諸經四季凡有是證即宜是藥勿謂

夏月不可用也不必厚蓋但取津津微汗透徹爲度此實麻黄桂枝二湯之變方而其神效則大有超出二方者不可不爲細察

官桂一二三錢　當歸三四錢　炙甘草一錢　陳皮隨宜用或不用亦可　麻黄二三錢

水一鍾半加生薑五七片或十片煎八分去浮沫不拘時服○若陰氣不足者加熟地黄三五錢○若三陽併病者加柴胡二三錢○若元氣大虚陰邪難解者當以大温中飲更迭爲用

大温中飲八　凡患陽虚傷寒及一切四時勞倦寒疫陰暑之氣身雖熾熱時猶畏寒即在夏月亦欲衣被覆蓋或喜熱湯或兼嘔惡泄瀉但六脉無力肩背怯寒邪氣不能外達等證此元陽大虚正不勝邪之候若非峻補托散則寒邪日深

必致不救溫中自可散寒即此方也服後畏寒悉除覺有躁熱乃陽回作汗佳兆不可疑之畏之○此外凡以素禀薄弱之輩或感陰邪時疫發熱困倦雖未見如前陰證而熱邪未甚者但於初感時即速用此飲連二三服無不隨藥隨愈眞神劑也○此方宜與理陰煎麻桂飲相參用

熟地三五七錢　冬白朮三五錢　當歸三五錢如泄瀉者不宜用或以山藥代之

人參二三錢甚者一兩或不用亦可　炙甘草一錢　柴胡二三四錢

麻黃一二三錢　肉桂一二錢　乾薑炒熟一二錢或用煨生薑三五七片亦可

水二鍾煎七分去浮沫溫服或略蓋取微汗○如氣虛加黃芪二三錢○如寒甚陽虛者加製附子一二錢○頭痛加川芎或白芷細辛○陽虛氣陷加升麻○如肚腹泄瀉宜少減柴胡加防風細辛亦可○嘗見傷寒之治惟仲景能知溫散

如麻黄桂枝等湯是也亦知補氣而散如小柴胡之屬是也至若陽根於陰汗化於液從補血而散而雲騰致雨之妙則仲景猶所未及故予制此方乃邪從營解第一義也其功難悉所當深察

柴陳煎九　治傷風兼寒欬嗽發熱痞滿多痰等證

柴胡二三錢　陳皮一錢半　半夏二錢　茯苓二錢

甘草一錢　生薑三五七片

水一鍾半煎七分食遠溫服○如寒勝者加細辛七八分○如風勝氣滯者加蘇葉一錢五分○如冬月寒甚者加麻黄一錢五分○氣逆多嗽者加杏仁一錢○痞滿氣滯者加白芥子五七分

柴芩煎十　治傷寒表邪未解外內俱熱瀉痢煩渴喜冷氣壯脈滑數者宜此主之及瘧痢並行內熱去血兼表邪發黄

等證

柴胡二三錢　黄芩　梔子　澤瀉

木通各二錢　枳殼一錢五分

水二鍾煎八分温服○如瘧痢並行鮮血純血者加芍藥二錢甘草一錢○如濕勝氣陷者加防風一錢

柴苓飲十一　治風濕發黄發熱身痛脉緊表裏俱病小水不利中寒泄瀉等證

柴胡二三錢　猪苓　茯苓　澤瀉各二錢

白术二三錢　肉桂一二三錢

水一鍾半煎服○如寒邪勝者加生薑三五片○如汗出熱不退者加芍藥一二錢

柴胡白虎煎十二　治陽明温熱表邪不解等證

柴胡二錢　石膏三錢　黄芩一錢　麥冬二錢

細甘草七分

水一鍾半加竹葉二十片煎服

歸葛飲十三　治陽明溫暑時證大熱大渴津液枯涸陰虛不能作汗等證

當歸三五錢　乾葛二三錢

水二鍾煎一鍾以冷水浸涼徐徐服之得汗即解

柴葛煎十四　方在因陣十八

治瘟毒表裏俱熱

秘傳走馬通聖散十五　治傷寒陰邪初感等證○此方宜用於倉卒之時其有質强而寒甚者俱可用

麻黃　炙甘草各一兩　雄黃二錢

右爲細末每服一錢熱酒下即汗○或加川芎二錢

秘傳白犀丹十六　發散外感瘟疫癰毒等證

白犀角　麻黄去節　山茨菇　玄明粉

血竭　甘草各一錢　雄黄八分

右共爲末，用老黄汁拌丸如黍粒大，外以紅棗去核，將藥填入棗肉，用薄紙裹十五層，入砂鍋内炒令烟盡爲度，取出去棗肉，每藥一錢入冰片一分，麝香半分，研極細，磁罐收貯。用時以角簪蘸麻油粘藥點眼大角，輕者只點眼角，重者仍用此藥吹鼻，男先左，女先右，吹點皆同。如病甚者，先吹鼻，後點眼，點後蹺脚坐起，用被齊項煖蓋半炷香時，自當汗出邪解。如汗不得出，或汗不下達至腰者，不治。

又製法：將前藥用黄汁拌作一丸，以烏金紙兩層包定，外搗紅棗肉如泥，包藥外約半指厚，曬乾，入砂鍋内，再覆以砂盆，用鹽泥固縫，但留一小孔以候烟色，乃上下加炭火，先文後武，待五色烟盡取出，去棗肉，每煅過藥一錢止加冰片二

分不用麝香○忌生冷麪食魚腥七情攻心或婦人吹乳或眼目腫痛鼻窒閉塞並皆治之

歸柴飲十七　治營虛不能作汗及真陰不足外感寒邪難解者此神方也○如大便多溏者以冬朮代當歸亦佳

當歸一兩　柴胡五錢　炙甘草八分

右藥凡傷寒瘟疫及小兒痘毒雜閉癰毒咽喉及陰毒冷氣

水一鍾半煎服○或加生薑三五片○或加陳皮一錢○或加人參

寒陣

保陰煎一　治男婦帶濁遺淋色赤帶血脈滑多熱便血不止及血崩血淋或經期太早凡一切陰虛內熱動血等證

生地　熟地　芍藥各二錢　山藥

川續斷　黃芩　黃柏各一錢　生甘草一錢

水二鍾煎七分食遠溫服○如小水多熱或兼怒火動血者加焦梔子一二錢○如夜熱身熱加地骨皮一錢五分○如肺熱多汗者加麥冬棗仁○如血熱甚者加黃連一錢五分○如血虛血滯筋骨腫痛者加當歸二三錢○如氣滯而痛去熟地加陳皮青皮丹皮香附之屬○如血脫血滑及便血久不止者加地榆一二錢或烏梅一二個或百藥煎一二錢文蛤亦可○如少年或血氣正盛者不必用熟地山藥○如股節筋骨疼痛或腫者加秦艽丹皮各一二錢

加減一陰煎二　方在補陣九

治水虧火勝之甚者

抽薪飲三　治諸凡火熾盛而不宜補者

黃芩　石斛　木通　梔子炒

黃柏二各一錢　枳殼錢半　澤瀉錢半　細甘草三分

水一鍾半煎七分食遠溫服內熱甚者芩服兩作〇如熱在經絡肌膚者加連翹天花粉以解之〇熱在血分大小腸者加槐蕊黃連以清之〇熱在陽明頭面或躁煩便閉者加生石膏以降之〇熱在下焦小水痛澁者加草龍膽車前以利之〇熱在陰分津液不足者加門冬生地芍藥之類以滋之〇熱在腸胃實結者加大黃芒硝以通之

徙薪飲四　治三焦凡火一切內熱漸覺而未甚者先宜清以此劑其甚者宜抽薪飲

陳皮八分　黃芩二錢　麥冬　芍藥

黃柏　茯苓　牡丹皮各一錢半

水一鍾半煎七分食遠溫服〇如多鬱氣逆傷肝脇肋疼痛或致動血者加青皮梔子

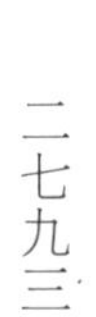

大分清飲五　治積熱閉結小水不利或致腰腹下部極痛或濕熱下利黄疸溺血邪熱蓄血腹痛淋閉等證

茯苓　澤瀉　木通各二錢　猪苓　梔子或倍之　枳殼　車前子各一錢

水一鍾半煎八分食遠温服○如内熱甚者加黄芩黄柏草龍膽之屬○如大便堅鞭脹滿者加大黄二三錢○如黄疸小水不利熱甚者加茵陳二錢○如邪熱畜血腹痛者加紅花青皮各一錢五分

清流飲六　治陰虚挾熱瀉痢或發熱或喜冷或下純紅鮮血或小水痛赤等證

生地　芍藥　茯苓　澤瀉各二錢　當歸一二錢　甘草一錢　黄芩　黄連各錢半　枳殼一錢

水一鍾半煎服○如熱甚者加黃栢○小水熱痛者加梔子

化陰煎七　治水虧陰涸陽火有餘小便癃閉淋濁疼痛等證

生地黃　熟地黃　牛膝　豬苓

澤瀉　生黃栢　生知母各二錢　綠豆三錢

龍膽草錢半　車前子一錢

水二鍾加食鹽少許用文武火煎八分食前溫服或冷服○若水虧居多而陰氣大有不足者可再加熟地黃或用至一二兩亦可

茵陳飲八　治挾熱泄瀉熱痢口渴喜冷小水不利黃疸濕熱閉澁等證

茵陳　焦梔子　澤瀉　青皮各三錢

甘草一錢　甘菊花二錢

用水三四鍾，煎兩鍾，不時陸續飲之。治熱淋者一服可愈。

清膈煎九　治痰因火動，氣壅喘滿，內熱煩渴等證。

陳皮錢半　貝母二三錢，微敲破　膽星一二錢　海石二錢

白芥子五七分　木通二錢

水一鍾半，煎七分，溫服。○如火盛痰不降者，加童便一小鍾。○如渴甚者，加天花粉一錢。○如熱及下焦，小水不利者，加梔子一錢半。○如熱在上焦，頭面紅赤，煩渴喜冷者，加生石膏二三錢。○如痰火上壅而小水不利者，加澤瀉一二錢。○如痰火閉結，大便不通而兼脹滿者，加大黃數錢或朴硝一二錢，酌宜用之。

化肝煎十　治怒氣傷肝，因而氣逆動火，致為煩熱脇痛，脹滿動血等證。

青皮　陳皮各二錢　芍藥二錢　丹皮

梔子炒　澤瀉各錢半如血見下部者以甘草代之　土貝母二三錢

水一鍾半煎七八分食遠溫服○如大便下血者加地榆小便下血者加木通各一錢五分○如兼寒熱加柴胡一錢○如火盛加黃芩一二錢○如脇腹脹痛加白芥子一錢○脹滯多者勿用芍藥

安胃飲　治胃火上衝呃逆不止

陳皮　山查　麥芽　木通

澤瀉　黃芩　石斛

水一鍾半煎七分食遠服○如胃火熱甚脈滑實者加石膏

玉女煎　治水虧火盛六脈浮洪滑大少陰不足陽明有餘煩熱乾渴頭痛牙疼失血等證如神如神若大便溏泄者乃非所宜

生石膏三五錢　熟地三五錢或一兩　麥冬二錢　知母

牛膝各錢半

水一鍾半煎七分溫服或冷服○如火之盛極者加梔子地骨皮之屬亦可○如多汗多渴者加北五味十四粒○如小水不利或火不能降者加澤瀉一錢五分或茯苓亦可○如金水俱虧因精損氣者加入參二三錢尤妙

太清飲十三　治胃火煩熱狂斑嘔吐等證可與白虎湯出入酌用

知母　石斛　木通各一錢半　石膏生用五七錢

水一鍾半煎七分溫服或冷服○或加麥門冬

綠豆飲十四　凡熱毒勞熱諸火熱極不能退者用此最妙

用綠豆不拘多寡寬湯煮糜爛入鹽少許或蜜亦可待冰冷或厚或稀或湯任意飲食之日或三四次不拘此物性非苦寒不傷脾氣且善於解毒除煩退熱止渴大利小水

乃淺易中之最佳最捷者也若火盛口甘不宜厚味但暑煮牛熟清湯冷飲之尤善除煩清火

玉泉散五十　亦名一六甘露散　治陽明內熱煩渴頭痛二便閉結溫疫斑黃及熱痰喘嗽等證○此益元散之變方也其功倍之

石膏六兩生用　粉甘草一兩

右爲極細末每服一二三錢新汲水或熱湯或人參湯調下○此方加硃砂三錢亦妙

雪梨漿十六　解煩熱退陰火此生津止渴之妙劑也

用清香甘美大梨削去皮別用大碗盛清冷甘泉將梨薄切浸於水中少頃水必甘美但頻飲其水勿食其柤退陰火極速也

滋陰八味九十七　治陰虛火盛下焦濕熱等證○此方變丸

爲湯即名滋陰八味煎

山藥四兩　丹皮三兩　白茯苓三兩　山茱萸肉四兩

澤瀉三兩　黄柏三兩鹽水炒　熟地黄八兩蒸搗　知母三兩鹽水炒

右加煉蜜搗丸梧桐子大或空心或午前用滚白湯或淡鹽湯送下百餘丸

約陰丸八十　治婦人血海有熱經脈[2]先期或過多者或兼腎火而帶濁不止及男婦大腸血熱便紅等證

當歸　白术炒　芍藥酒炒　生地

茯苓　地榆　黄芩　白石脂醋煅淬

北五味　丹參　川續斷各等分

右爲末煉蜜丸服○火甚者倍用黄芩（○）兼肝腎之火甚者仍加知母黄柏各等分○大腸血熱便紅者加黄連防風各

等分

服蠻煎九十 此方性味極輕極清善入心肝二臟行滯氣開鬱結通神明養正除邪大有奇妙

生地 麥門冬 芍藥 石菖蒲

石斛 川丹皮極香者 茯神各二錢 陳皮一錢

木通 知母各一錢半

水一鍾半煎七分食遠服○如痰勝多鬱者加貝母二錢○痰盛兼火者加膽星一錢五分○陽明火盛內熱狂叫者加石膏二三錢○便結脹滿多熱者玄明粉二三錢調服或暫加大黄亦可氣血虛神困者加人參隨宜

約營煎十二 治血熱便血無論脾胃小腸大腸膀胱等證皆宜用此

生地 芍藥 甘草 續斷

地榆　黄芩　槐花　荆芥穗炒焦

烏梅二個

水一鍾半煎七分食前服○如下焦火盛者可加梔子黄連龍膽草之屬○如氣虚者可加人參白术○如氣陷者加升麻防風

熱陣

四味回陽飲一　治元陽虚脱危在頃刻者

人參一二兩　製附子二三錢　炙甘草一二錢　炮乾薑二三錢

水二鍾武火煎七八分温服徐徐飲之

六味回陽飲二　治陰陽將脱等證

人參一二兩或數錢　製附子二三錢　炮乾薑二三錢　炙甘草一錢

熟地五錢或一兩　當歸身三錢如泄瀉者或血動者以冬术易之多多益善

水二鍾武火煎七八分温服○如肉振汗多者加炙黄芪四五錢或一兩或冬白术三五錢○如泄瀉者加烏梅二枚或北五味二十粒亦可○如虛陽上浮者加茯苓二錢○如肝經鬱滯者加肉桂二三錢

理陰煎 三 此理中湯之變方也○凡脾腎中虛等證宜剛燥者當用理中六君之類宜温潤者當用理陰大營之類欲知調補當先察此○此方通治真陰虛弱脹滿嘔噦痰飲惡心吐瀉腹痛婦人經遲血滯等證○又凡真陰不足或素多勞倦之輩因而忽感寒邪不能解散或發熱或頭身疼痛或面赤舌焦或雖渴而不喜冷飲或背心肢體畏寒但脉見無力者悉是假熱之證若用寒涼攻之必死宜速用此湯照後加減以温補陰分托散表邪連進數服使陰氣漸充則汗從陰達而寒邪不攻自散此最切於時用者也神效不可盡述

熟地三五七錢或一二兩　當歸二三錢或五七錢
炙甘草一二錢　乾薑炒黃色，一二三錢　或加桂肉一二錢

水二鍾，煎七八分，熱服。○此方加附子，即名附子理陰煎；再加人參，即名六味回陽飲。治命門火衰，陰中無陽等證。○若風寒外感，邪未入深，但見發熱身痛，脈數不洪，凡內無火證，素禀不足者，但用此湯加柴胡一錢半或二錢，連進一二服，其效如神。若寒凝陰盛而邪有難解者，必加麻黃一二錢，放心用之；或不用柴胡亦可，恐其清利也。此寒邪初感溫散第一方，惟仲景獨知此義。第仲景之溫散，首用麻黃、桂枝二湯；余之溫散，即以理陰煎及大溫中飲爲增減。此雖一從陽分，一從陰分，其跡若異，然一逐於外，一托於內，而用溫則一也。學者當因所宜，酌而用之。○若陰勝之時，外感寒邪，脈細惡寒，或背畏寒者，乃太陽少陰證也，加細辛一二錢，甚者再加

附子一二錢貞神劑也或并加柴胡以助之亦可○若陰虛火盛其有內熱不宜用溫而氣血俱虛邪不能解者宜去薑桂單以三味加減與之或止加人參亦可○若治脾腎兩虛水泛爲痰或嘔或脹者於前方加茯苓一錢半或加白芥子五分以行之○若泄瀉不止及腎泄者少用當歸或并去之加山藥扁豆吳茱萸破故肉豆蔻附子之屬○若腰腹有痛加杜仲枸杞○若腹有脹滯疼痛加陳皮木香砂仁之屬

養中煎 四　治中氣虛寒爲嘔爲泄者

人參一二三錢　山藥炒二錢　白扁豆炒二三錢　炙甘草一錢

茯苓二錢　乾薑炒黃一二錢

水二鍾煎七分食遠溫服○如嘔腐氣滯者加陳皮一錢或砂仁四分○如胃中空虛覺餒者加熟地三五錢

溫胃飲 五　治中寒嘔吐吞酸泄瀉不思飲食及婦人臟寒

嘔惡胎氣不安等證

人參一二三錢或一兩　白朮炒一二錢或一兩

扁豆二錢炒　陳皮一錢或不用　乾薑一二三錢炒焦　炙甘草一錢

當歸一二錢滑泄者勿用

水二鍾煎七分食遠溫服○如下寒帶濁者加破故紙一錢○如氣滯或兼胸腹痛者加藿香丁香木香白豆蔻砂仁白芥子之屬○如兼外邪及肝腎之病者加桂枝肉桂甚者加柴胡○如脾氣陷而身熱者加升麻五七分○如水泛爲痰而胸腹痞滿者加茯苓一二錢○如脾胃虛極大嘔大吐不能止者倍用參朮仍加胡椒二三分許煎熟徐徐服之

五君子煎六　治脾胃虛寒嘔吐泄瀉而兼濕者

人參二三錢　白朮　茯苓各二錢　炙甘草一錢

乾薑炒黃一二錢

三三

水一鍾半煎服

六味異功煎七　治證同前而兼微滯者

即前方加陳皮一錢○此即五味異功散加乾薑也

參薑飲八　治脾肺胃氣虛寒嘔吐欬嗽氣短小兒吐乳等證

人參三五錢或倍之　炙甘草三五分　乾薑炮五分或一二錢或用煨生薑三五片

水一鍾半煎七八分徐徐服之○此方或陳皮或蓽撥或茯苓皆可酌而佐之

胃關煎九　治脾腎虛寒作瀉或甚至久瀉腹痛不止冷痢等證

熟地三五錢或一兩　山藥炒二錢　白扁豆炒二錢　炙甘草一二錢

焦乾薑一二三錢　吳茱萸製五七分　白朮炒一二三錢

水二鍾煎七分食遠溫服○瀉甚者加肉豆蔻一二錢麪炒

用或破故紙亦可〇氣虛勢甚者加人參隨宜用〇陽虛下脫不固者加製附子一二三錢〇腹痛甚者加木香七八分或加厚朴八分〇滯痛不通者加當歸二三錢〇滑脫不禁者加烏梅二個或北五味子二十粒〇若肝邪侮脾者加肉桂一二錢

佐關煎十 治生冷傷脾瀉痢未久腎氣未損者宜用此湯以去寒濕安脾胃此胃關煎之佐者也

厚朴炒一錢 陳皮炒一錢 山藥炒二錢 扁豆炒二錢 炙甘草七分 猪苓二錢 澤瀉二錢 乾薑炒一二錢 肉桂一二錢

水一鍾半煎服〇如腹痛甚者加木香三五分或吳茱萸亦可〇如瀉甚不止者或破故紙或肉豆蔻皆可加用

抑扶煎十一 治氣冷陰寒或暴傷生冷致成瀉痢凡初起血

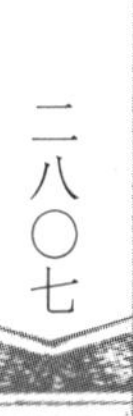

氣未衰脾腎未敗或脹痛或嘔惡皆宜先用此湯此胃關煎表裏藥也宜察虛實用之其有寒濕傷臟霍亂邪實者最宜用此

厚朴　陳皮　烏藥各一錢五分　豬苓二錢

澤瀉二錢　炙甘草一錢　乾薑炮三錢　吳茱萸製五七分

水一鍾半煎七分食遠溫服○如氣滯痛甚者加木香五七分或砂仁亦可○如血虛多痛者加當歸二錢○如寒濕勝者加蒼朮一錢半

四維散十二　治脾腎虛寒滑脫之甚或泄痢不能止或氣虛下陷二陰血脫不能禁者無出此方之右

人參一兩　製附子二錢　乾薑炒黃二錢　炙甘草一二錢

烏梅肉五分或一錢酌其味之微甚隨病人之意而用之或不用此即四味回陽飲也

右為末和勻用水拌濕蒸一飯頃取起烘乾再為末每服一二

二錢溫湯調下

鎮陰煎三十　治陰虛於下格陽於上則眞陽失守血隨而溢以致大吐大衄六脉細脫手足厥冷危在頃刻而血不能止者速宜用此使孤陽有歸則血自安也如治格陽喉痺上熱者當以此湯冷服

熟地一二兩　牛膝二錢　炙甘草一錢　澤瀉一錢半

肉桂一二錢　製附子五七分或一二三錢

水二鍾速煎服○如兼嘔惡者加乾薑炒黄一二錢○如氣脫倦言而脉弱極者宜速速多加人參隨宜用之

歸氣飲四十　治氣逆不順呃逆嘔吐或寒中脾腎等證

熟地三五錢　茯苓二錢　扁豆二錢　乾薑炮

丁香　陳皮各一錢　藿香一錢五分　炙甘草八分

水一鍾半煎七分食遠溫服○中氣寒甚者加製附子○肝

腎寒者加吳茱萸肉桂或加當歸

煖肝煎十五　治肝腎陰寒小腹疼痛疝氣等證

當歸二三錢　枸杞三錢　茯苓二錢　小茴香二錢

肉桂一二錢　烏藥二錢　沉香一錢或木香亦可

水一鍾半加生薑三五片煎七分食遠溫服○如寒甚者加吳茱萸乾薑再甚者加附子

壽脾煎十六　一名攝營煎　治脾虛不能攝血等證凡憂思鬱怒積勞及誤用攻伐等藥犯損脾陰以致中氣虧陷神魂不寧大便脫血不止或婦人無火崩淋等證凡兼嘔惡尤爲危候速宜用此單救脾氣則統攝固而血自歸源此歸脾湯之變方其效如神若犯此證而再用寒涼則胃氣必脫無不即斃者

白朮二三錢　當歸二錢　山藥二錢　炙甘草一錢

棗仁一錢半　遠志制，三五分　乾薑炮，一二三錢　蓮肉去心，炒，二十粒

人參隨宜一二錢，急者用一兩

水二鍾，煎服。○如血未止，加烏梅二個，凡畏酸者不可用；或加地榆一錢半亦可。○滑脫不禁者，加醋炒文蛤一錢。下焦虛滑不禁，加鹿角霜二錢爲末，攪入藥中服之。氣虛甚者，加炙黃芪二三錢。○氣陷而墜者，加炒升麻五七分，或白芷亦可。○兼溏泄者，加補骨脂一錢，炒用。○陽虛畏寒者，加製附子一二三錢。○血去過多，陰虛氣餒，心跳不寧者，加熟地七八錢或一二兩。

三氣飲十七　治血氣虧損，風寒濕三氣乘虛內侵，筋骨歷節痺痛之極，及痢後鶴膝風痛等證。

當歸　枸杞　杜仲各二錢　熟地三錢或五錢

牛膝　茯苓　芍藥酒炒　肉桂各一錢

北細辛或代以獨活 白芷 炙甘草各一錢

附子隨宜一二錢

水二鍾加生薑三片煎服○如氣虛者加人參白朮隨宜○風寒勝者加麻黃一二錢○此飲亦可浸酒大約每藥一斤可用燒酒六七升浸十餘日徐徐服之

五德丸十八 治脾腎虚寒飧泄鶩溏等證或暴傷生冷或受時氣寒濕或酒濕傷脾腹痛作泄或飲食失宜嘔惡痛泄無火等證

補骨脂四兩酒炒 吳茱萸製二兩 木香二兩 乾薑四兩炒

北五味二兩或以肉豆蔻代之麫炒用或用烏藥亦可

湯浸蒸餅丸桐子大每服六七十丸甚者百餘丸滚白湯或人參湯或米湯俱可下○腹痛多嘔者加胡椒二兩更妙

七德丸十九 治生冷傷脾初患瀉痢肚腹疼痛凡年壯氣血

未衰及寒濕食滯凡宜和胃者無不神效此即佐關煎之備
裨也

台烏藥　吳茱萸製　乾薑炒黃　蒼朮炒各二兩
木香　茯苓各一兩　補骨脂炒四兩

神麯糊丸桐子大每服七八十丸或百丸滚白湯送下

復陽丹 二十　治陰寒嘔吐泄瀉腹痛寒疝等證

附子製　炮薑　胡椒　北五味炒
炙甘草各一兩　白麪二兩炒熟

右爲末和勻入温湯搗丸桐子大每服一錢隨證用藥引送
下

黄芽丸 二十一　治脾胃虚寒或飲食不化或時多脹滿泄瀉吞
酸嘔吐等證此藥隨身常用甚妙

人參二兩　焦乾薑三錢

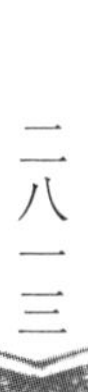

煉白蜜爲丸芡實大常嚼服之

一炁丹　治脾腎虛寒不時易瀉腹痛陽痿怯寒等證○

此即參附湯之變方也

人參　製附子各等分

煉白蜜丸如綠豆大每用滚白湯送下三五分或一錢凡藥

餌不便之處或在途次隨帶此丹最妙

九炁丹錢　二三　治脾腎虛寒如五德丸之甚者

熟地八兩　製附子四兩　肉豆蔻二兩麪炒　焦薑

吳茱萸　補骨脂酒炒　蓽茇炒　五味子炒各二兩

粉甘草炒一兩

煉白蜜爲丸或山藥糊丸如桐子大每服六七十丸或百丸

滚白湯下○如氣虛者加人參或二兩或四兩尤妙甚

溫臟丸　二四　治諸虫積既逐而復生者多由臟氣虛寒宜溫

健脾胃以杜其源此方主之

人參隨宜用無亦可 白朮米泔浸炒 當歸各四兩 芍藥酒炒焦

茯苓 川椒去合口者炒出汗 細榧肉

史君子肉煨取 檳榔各二兩 乾薑炮 吳茱萸湯泡一宿炒各一兩

右為末神麴糊為丸桐子大每服五七十丸或百丸饑時白湯下○如臟寒者加製附子一二兩○臟熱者加黃連一二兩

聖朮煎二二五 治飲食偶傷或吐或瀉胸膈痞悶或脇肋疼痛或過用剋伐等藥致傷臟氣有同前證而脈息無力氣怯神倦者速宜用此不得因其虛痞虛脹而畏用白朮此中虛實之機貴乎神悟也若痞脹覺甚者即以此煎送神香散最妙若用治寒滯瀉痢嘔吐尤為聖藥

白朮用冬朮味甘佳者五六七八錢炒或一二兩 乾薑炒

肉桂各一錢　陳皮酌用或不用

水一鍾半煎七分溫熱服○若治虛寒瀉痢嘔吐等證則人參炙甘草之類當任意加用○若治中虛感寒則麻黃柴胡亦任意加用

固陣

秘元煎

治遺精帶濁等病此方專主心脾

遠志八分炒　山藥二錢炒　芡實二錢炒　棗仁炒搗碎二錢

白朮炒　茯苓各錢半　炙甘草一錢　人參一二錢

水二鍾煎七分食遠服○此治久遺無火不痛而滑者乃可用之○如尚有火覺熱者加苦參一二錢○如氣大虛者加黄芪一二三錢

固陰煎

治陰虛滑泄帶濁淋遺及經水因虛不固等證

此方專主肝腎

人參隨宜　熟地三五錢　山藥炒，二錢　山茱萸一錢半

遠志七分，炒　炙甘草一二錢　五味子十四粒

兔絲子炒香，二三錢

水二鍾煎七分食遠温服○如虚滑遺甚者加金櫻子肉二三錢或醋炒文蛤一錢或烏梅二個○如陰虚微熱而經血不固者加用續斷二錢○如下焦陽氣不足而兼腹痛溏泄者加補骨脂吳茱萸之類隨宜用之○如肝腎血虚小腹痛而血不歸經者加當歸二三錢○如脾虚多濕或兼嘔惡者加白术一二錢○如氣陷不固者加炒升麻一錢○如兼心虚不眠或多汗者加棗仁二錢炒用

兔絲煎二　治心脾氣弱凡遇思慮勞倦即苦遺精者宜此方主之

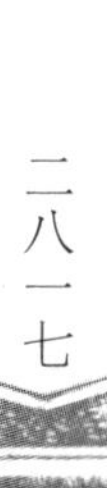

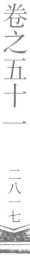

人參二三錢　山藥炒二錢　當歸錢半　兎絲子製炒四五錢

棗仁炒　茯苓各錢半　炙甘草一錢或五分

遠志製四分　鹿角霜爲末每服加入四五匙

右用水一鍾半煎成加鹿角霜末調服食前○或加白朮一二錢

惜紅煎四　治婦人紅血不固崩漏不止及腸風下血等證

白朮　山藥　炙甘草　地榆

續斷炒　芍藥炒　北五味子十四粒　荆芥穗炒

烏梅二枚

水一鍾半煎七分食遠服○如火盛者加黄連黄芩○如脾虛兼寒脾泄者加破故紙人參

苓术兎絲丸五　治脾腎虛損不能收攝以致夢遺精滑困倦等證

白茯苓　白术米泔洗炒　蓮肉去心各四兩　五味二兩酒蒸

山藥炒二兩　杜仲酒炒三兩　炙甘草五錢

菟絲子用好水淘淨入陳酒浸一日文火煮極爛搗爲餅焙乾爲末十兩

右用山藥末以陳酒煮糊爲丸桐子大空心滚白湯或酒下百餘丸○如氣虛神倦不能收攝者加人參三四兩尤妙

固真丸六　治夢遺精滑

菟絲子一斤淘洗淨用好酒浸三日煮極熟搗膏曬乾或用淨白布包蒸亦佳

牡蠣煅四兩　金櫻子去子蒸熟四兩　茯苓酒拌蒸曬四兩

右蜜丸空心好酒送下三錢或鹽湯亦可

粘米固腸糕七　治脾胃虛寒或因食滯氣滯腹痛泄瀉久不止者多服自效

右用糯米滚湯淘洗炒香熟爲粉每粉一兩加乾薑末炒熟者二分半白糖二錢拌勻於饑時用滚水調服一二兩如有

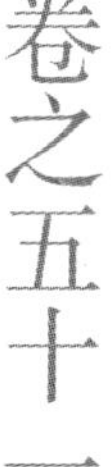

微滯者加陳皮炒末二分或砂仁末一分俱妙〇一法用陳老米粉亦妙

此與古方固類四十九泄瀉經驗方大同小異并補陣養元粉畧同

玉關丸八　治腸風血脫崩漏帶濁不固諸藥難效者宜用此丸兼煎藥治之及瀉痢滑泄不能止者亦宜用此

白麵炒熟四兩　枯礬二兩　文蛤醋炒黑二兩　北五味一兩炒　訶子二兩半生半炒

右爲末用熟湯和丸梧子大以溫補脾胃等藥隨證加減煎湯送下或人參湯亦可〇如血熱妄行者以涼藥送下

鞏隄丸九　治膀胱不藏水泉不止命門火衰小水不禁等證

熟地二兩　兎絲子酒煮二兩　白术炒二兩　北五味　益智仁酒炒　故紙酒炒　附子製　茯苓

家韭子炒各一兩

右爲末山藥糊丸如桐子大每服百餘丸空心滚湯或温酒下○如兼氣虛必加人參一二兩更妙

敦阜糕十 治久瀉久痢腸滑不固妙方及婦人帶濁最佳

白麪炒黄二兩 冬白术炒黄一兩 破故紙炒五錢

右共爲末臨服時加白糖隨宜用清滚湯食前調服如糕法如胃寒者每一兩加乾薑炒末五分或一錢如氣有不順或痛或嘔每末一兩加丁香一錢 如滑泄不禁者每兩加粟殼末炒黄一錢 若以作丸則宜二味等分用即名敦阜丸

因陣

逍遥散一 治婦人思鬱過度致傷心脾衝任之源血氣日

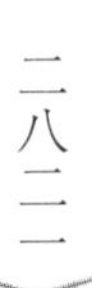

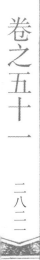

治漸至經脈不調者

當歸二三錢　芍藥錢半　熟地三五錢　棗仁二錢炒　茯神錢半　遠志製三五分　陳皮八分　炙甘草一錢

水二鍾煎七分食遠溫服○如氣虛者加人參一二錢○如經水過期兼痛滯者加酒炒香附一二錢

決津煎二　治婦人血虛經滯不能流暢而痛極者當以水濟水若江河一決而積垢皆去宜用此湯隨證加減主之○此用補爲瀉之神劑也如氣虛者宜少用香陳之類甚者不用亦可

當歸三五錢或一兩　澤瀉一錢半　牛膝二錢　肉桂一二三錢　熟地二三錢或五七錢或不用亦可　烏藥一錢如氣虛者不用亦可

水二鍾煎七八分食前服○如嘔惡者加焦姜一二錢○如陰滯不行者非加附子不可○如氣滯而痛脹者加香附一

二錢或木香七八分○如血滯血澁者加酒炒紅花一二錢○如小腹不煖而痛極者加吳茱萸七八分○如大便結澁者加肉蓯蓉一二三錢微者以山查代之

五物散三　治婦人血虛凝滯蓄積不行小腹痛惡産難經滯及痘瘡血虛寒滯等證神效○此即四物湯加肉桂也

當歸三五錢　熟地三四七錢　芍藥二錢酒炒　川芎一錢

肉桂一二三錢

水一鍾半煎服○如胃寒或嘔惡者加乾薑炮用○水道不利加澤瀉或豬苓○氣滯者加香附或丁香木香砂仁烏藥○陰虛疝痛者加小茴香○血瘀不行臍下若覆杯漸成積塊者加桃仁或酒炒紅花○痘瘡血虛寒勝寒邪在表者加細辛麻黄柴胡紫蘇之屬

調經飲四　治婦人經脉阻滯氣逆不調多痛而實者

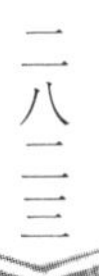

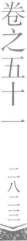

當歸三五錢　牛膝二錢　山查一二錢　香附二錢

靑皮　茯苓各一錢半

水二鍾煎七分食遠服○如因不避生冷而寒滯其血者加肉桂吳茱萸之類○如兼脹悶者加厚朴一錢或砂仁亦可○如氣滯者加烏藥二錢或痛在小腹者加小茴香一錢半

通瘀煎五　治婦人氣滯血積經脉不利痛極拒按及產後瘀血實痛并男婦血逆血厥等證

歸尾三五錢　山查　香附　紅花新者炒黃各二錢

烏藥一二錢　靑皮錢半　木香七分　澤瀉錢半

水二鍾煎七分加酒一二小鍾食前服○兼寒滯者加肉桂一錢或吳茱萸五分○火盛內熱血燥不行者加炒梔子一二錢○微熱血虛者加芍藥二錢○血虛澁滯者加牛膝○血瘀不行者加桃仁三十粒去皮尖用或加蘇木玄胡索之

類○如於極而大便結燥者加大黃一二三錢或加芒硝蓬术亦可

胎元飲 六 治婦人衝任失守胎元不安不固者隨證加減用之或間日或二三日常服一二劑

人參隨宜 當歸 杜仲 芍藥各二錢

熟地二三錢 白术錢半 炙甘草一錢 陳皮七分無滯者不必用

水二鍾煎七分食遠服○如下元不固而多遺濁者加山藥補骨脂五味之類○如氣分虛甚者倍白术加黃芪但芪术氣浮能滯胃口倘胸膈有飽悶不快者須慎用之○如虛而兼寒多嘔者加炮薑七八分或一二錢○如虛而兼熱者加黃芩一錢五分或加生地二錢去杜仲○如陰虛小腹作痛加枸杞二錢○如多怒氣逆者加香附無妨或砂仁亦妙○如有所觸而動血者加川續斷阿膠各一二錢○如嘔吐不

吐加半夏一二錢生姜三五片

固胎煎七　治肝脾多火多滯而屢墮胎者

黄芩二錢　白术一二錢　當歸　芍藥

阿膠各錢半　陳皮一錢　砂仁五分

水一鍾半煎服

涼胎飲八　治胎氣内熱不安等證

生地　芍藥各二錢　黄芩　當歸各一二錢

甘草生七分　枳殻　石斛各一錢　茯苓錢半

水一鍾半煎七分食遠溫服○如熱甚者加黄栢一二錢

滑胎煎九　胎氣臨月宜常服數劑以便易生

當歸三五錢　川芎七分　杜仲二錢　熟地三錢

枳殻七分　山藥二錢

水二鍾煎八九分食前溫服○如氣體虛弱者加人參白术

隨宜用之○如便實多滯者加牛膝一二錢

殿胞煎十 治產後兒枕疼痛等證如神

當歸五七錢或一兩 川芎 炙甘草各一錢 茯苓一錢

肉桂一二錢或五七分

水一鍾煎八分熱服○如脉細而寒或嘔者加乾薑炒黃色一二錢○如血熱多火者去肉桂加酒炒芍藥一二錢○如脉弱陰虛者加熟地三五錢○如氣滯者加香附一二錢或烏藥亦可○腰痛加杜仲一二錢

脫花煎十 凡臨盆將產者宜先服此藥催生最佳并治產難經日或死胎不下俱妙

當歸七八錢或一兩 肉桂一二錢或三錢 川芎 牛膝各二錢

車前子錢半 紅花一錢 催生者不用此味亦可

水二鍾煎八分熱服或服後飲酒數杯更妙○若胎死腹中

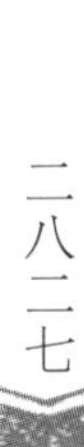

或堅滿不下者加朴硝三五錢即下○若氣虛困劇者加人參隨宜○若陰虛者必加熟地三五錢

九蜜煎十二　治産後陽氣虛寒或陰邪入臟心腹疼痛嘔吐不食四肢厥冷○此與大岩蜜湯略同而稍勝之

當歸　熟地各三錢　芍藥酒炒焦　茯苓各錢半

炙甘草　乾薑炒　肉桂　北細辛各一錢

吳茱萸製五分

水二鍾煎服

清化飲十三　治婦人産後因火發熱及血熱妄行陰虧諸火不清等證

芍藥　麥冬各二錢　丹皮　茯苓

黄芩　生地各二錢　石斛一錢

水一鍾半煎七分食遠溫服○如覺骨蒸多汗者加地骨皮

一錢半○熱甚而渴或頭痛者加石膏一二三錢○下熱便澁者加木通一二錢或黄栢梔子皆可隨證用之○如兼外邪發熱加柴胡一二錢○愚按丹溪云芍藥酸寒大伐發生之氣産後忌用之此亦言之過也夫芍藥之寒不過於生血藥中稍覺其清耳非若芩連輩之大苦大寒者也使芍藥猶忌如此則他之更寒者尤爲不可用矣余每見産家過慎者或因太煖或因年力方壯而飲食藥餌太補過度以致産後動火者病熱極多若盡以産後爲虚必須皆補豈盡善哉且芍藥性清微酸而收最宜於陰氣散失之證豈不爲産後之要藥乎不可不辨也

毓麟珠十四　治婦人氣血俱虚經脉不調或斷續或帶濁或腹痛或腰痠或飲食不甘瘦弱不孕服一二斤即可受胎凡種子諸方無以加此

人參　白朮土炒　伏苓　芍藥酒炒各一兩

川芎　炙甘草各一兩　當歸　熟地蒸搗各四兩

兎絲子製四兩　杜仲酒炒　鹿角霜　川椒各二兩

右爲末煉蜜丸彈子大每空心嚼服一二丸用酒或白湯送下或爲小丸吞服亦可○如男子制服宜加枸杞胡桃肉鹿角膠山藥山茱萸巴戟肉各二兩○如女人經遲腹痛宜加酒炒破故肉桂各一兩甚者再加吳茱萸五錢湯泡一宿炒用○如帶多腹痛加破故一兩北五味五錢或加龍骨一兩醋煅用○如子宮寒甚或泄或痛加制附子炮乾姜隨宜○如多鬱怒氣有不順而爲脹爲滯者宜加酒炒香附二兩或甚者再加沉香五錢○如血熱多火經早內熱者加川續斷地骨皮各二兩或另以湯劑暫清其火而後服此或以湯引酌宜送下亦可

贊育丹十四　治陽痿精衰虛寒無子等證妙方

熟地八兩蒸搗　白朮八兩用冬朮　當歸　枸杞子各六兩

杜仲酒炒　仙茅酒蒸一兩　巴戟肉甘草湯炒　山茱萸

淫羊藿羊脂拌炒　肉蓯蓉酒洗去甲　韭子炒黃各四兩　蛇床子微炒

附子制　肉桂各二兩

右煉蜜丸服○或加人參鹿茸亦妙

柴歸飲十五　治痘瘡初起發熱未退無論是痘是邪疑似之間均宜用此平和養營之劑以為先着有毒者可托有邪者可散實者不致助邪虛者不致損氣○凡陽明實熱邪盛者宜升麻葛根湯如無實邪則悉宜用此增減主之

當歸二三錢　芍藥或生或炒一錢半　柴胡一錢或錢半

荊芥穗一錢　炙甘草七分或一錢

水一鍾半煎服或加生薑三片○血熱者加生地○陰虛者

加熟地○氣虛脉弱者加人參○虛寒者加炮薑肉桂○火盛者加黄芩○熱渴者加乾葛○腹痛者加木香砂仁○嘔惡者加炮薑陳皮○若治麻疹或以荆芥易乾葛○陰寒盛而邪不能解者加麻黄桂枝

疎邪飲十六　治痘疹初起發熱凡血氣强盛無藉滋補者单宜解邪用此方爲主以代升麻葛根湯及蘇葛湯等方最爲妥當

柴胡倍用　芍藥倍用酒炒　蘇葉　荆芥穗

炙甘草减半

水一鍾半煎服○無火者加生薑一片○火盛内熱者加黄芩○渴者加乾葛

凉血養營煎十七　治痘瘡血虚血熱地紅熱渴或色燥不起及便結溺赤凡陽盛陰虚等證悉宜用此

生地黄　當歸　芍藥　生甘草
地骨皮　紫草　黄芩　紅花

水一鍾半煎服量兒大小加減用之○渴加天花粉○肌熱無汗加柴胡○熱毒甚者加牛旁子木通連翹之屬○血熱毒不透者加犀角

柴葛煎十八　治痘疹表裏俱熱散毒養陰及瘟疫等證

柴胡　乾葛　芍藥　黄芩
甘草　連翹

水一鍾半煎服

搜毒煎十九　解痘疹熱毒熾盛紫黑乾枯煩熱便結純陽等證

紫草　地骨皮　牛旁子杵　黄芩
木通　連翹　蟬退　芍藥等分

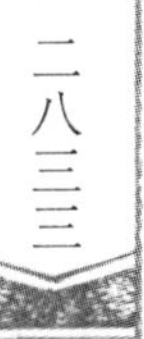

水一鍾半煎服○渴者加天花粉麥門冬○陽明熱甚頭面牙齦腫痛者加石膏知母○大腸乾結實臍腹實脹者加大黃芒硝○血熱妄行者加犀角童便○小水熱閉者加山梔車前子○兼表熱者加柴胡

六物煎二十　治痘疹血氣不充隨證加減用之神效不可盡述并治男婦氣血俱虛等證

炙甘草　當歸　熟地或用生地　川芎三四分不宜多

芍藥俱隨宜加減　人參或有或無隨虛實用之氣不虛者不必用

右㕮咀用水煎服○如發熱不解或痘未出之先宜加柴胡以疏表或加防風佐之○如見點後痘不起發或起而不貫或貫而漿薄均宜單用此湯或加糯米人乳好酒肉桂川芎以助營氣○如氣虛痒塌不起加川山甲炒用○如紅紫血熱不起宜加紫草或犀角○如脾氣稍滯者宜加陳皮山查○

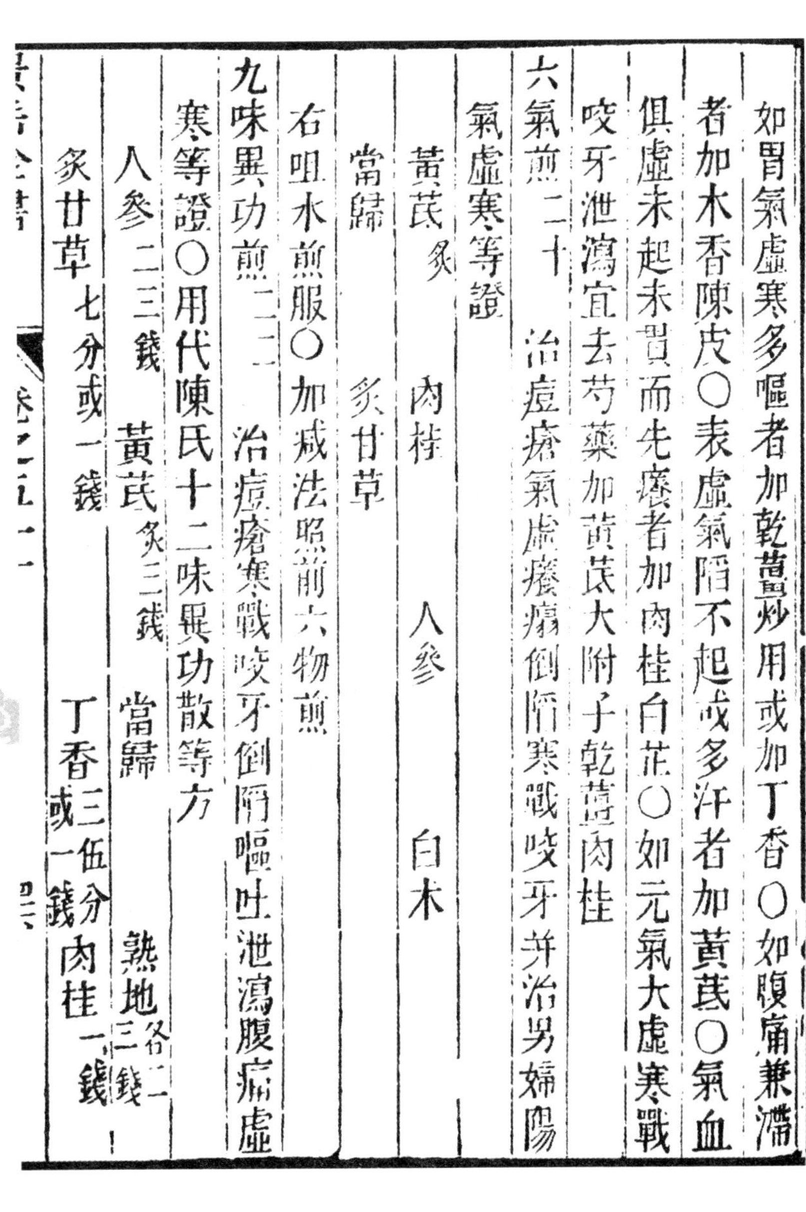

如胃氣虛寒多嘔者加乾薑炒用或加丁香○如腹痛兼滯者加木香陳皮○表虛氣陷不起或多汗者加黃芪○氣血俱虛未起未貫而先癢者加肉桂白芷○如元氣大虛寒戰咬牙泄瀉宜去芍藥加黃芪大附子乾薑肉桂

六氣煎二十 治痘瘡氣虛癢塌倒陷寒戰咬牙并治男婦陽氣虛寒等證

黃芪炙 肉桂 人參 白朮

當歸 炙甘草

右㕮咀水煎服○加減法照前六物煎

九味異功煎二二 治痘瘡寒戰咬牙倒陷嘔吐泄瀉腹痛虛寒等證○用代陳氏十二味異功散等方

人參二三錢 黃芪炙三錢 當歸 熟地各二三錢

炙甘草七分或一錢 丁香三五分或一錢 肉桂一錢

乾薑炮一二錢　製附子一二錢

右量兒大小加減用水一鍾半煎七分徐徐與服之○如泄瀉腹痛加肉豆蔻麪炒一錢或加白朮一二錢

透邪煎二三　凡麻疹初熱未出之時惟恐誤藥故云未出之先不宜用藥然解利得宜則毒必易散而勢自輕減欲求妥當當先用此方爲主

當歸二三錢　芍藥酒炒一二錢　防風七八分　荊芥一錢

炙甘草七分　升麻三分

水一鍾半煎服○如熱甚脉洪滑者加柴胡一錢○此外凡有雜證俱可隨宜加減

牛膝煎二四　截瘧大效凡邪散已透而血氣微虛者宜此主之

牛膝二錢　當歸　陳皮各三錢

右用好酒一鍾浸一宿次早加水一鍾煎至八分溫服

何人飲 二五　截瘧如神凡氣血俱虛久瘧不止或急欲取效者宜此主之

何首烏自三錢以至一兩隨輕重用之　當歸二三錢　人參三五錢或一兩隨宜

陳皮二三錢大虛者不必用　煨生薑三片多寒者用三五錢

水二鍾煎八分於發前二三時溫服之○若善飲者以酒一鍾浸一宿次早加水一鍾煎服亦妙再煎不必用酒

追瘧飲 又二九　截瘧甚佳凡血氣未衰屢散之後而瘧有不止者用此截之已經屢驗

何首烏一兩製　當歸　甘草　半夏

青皮　陳皮　柴胡各三錢

右用井水河水各一鍾煎一鍾柤亦如之同露一宿次早溫服一鍾飯後食遠再服一鍾

木賊煎二六　凡瘧疾形實氣強多濕多痰者宜此截之大效

半夏　青皮各五錢　木賊　厚朴各三錢

白蒼朮　檳榔各錢

用陳酒二鍾煎八分露一宿於未發之先二時溫服

牙皂散二七　治胃脘痛劇諸藥不效者服此如神

用牙皂燒存性以烟將盡爲度研末用燒酒調服一錢許即效

荔香散二八　治疝氣痛極凡在氣分者最宜用之并治小腹氣痛等證神效○又心腹久痛方如後

荔枝核炮微焦　大茴香等分炒

右爲末用好酒調服二三錢○如寒甚者加制過吳茱萸減半用之○凡心腹胃脘久痛屢觸屢發者雖婦人多有之用荔核一錢木香八分爲末每服一錢清湯調服數服除根

豕膏二九　内經曰癰發於嗌中名曰猛疽猛疽不治化爲膿膿不寫塞咽半日死其化爲膿者寫則合豕膏冷食三日已○此必以猪板油煉淨服之也

又萬氏方○治肺熱暴瘖○用猪脂一斤煉過入白蜜一斤再煉少頃濾淨冷定不時挑服一匙即愈○按此方最能潤肺潤腸凡老人痰嗽不利及大腸秘結者最宜用之

又千金方○治關格閉塞○用猪脂薑汁各二升微火煎至二升加酒五合和煎分服之

愚意先以當歸半斤濃煎取汁煉過猪脂一斤同煉去其水氣乃入白蜜一斤再煉少頃濾淨收貯不時挑服用治老人之秘結及噎膈閉結等證必無不妙如果陽氣不行者仍加生薑四兩同當歸煎入或宜酒者以酒送服亦可或氣有不利者加杏仁二兩去皮尖同前煎入皆妙或有滯者當以錫

代蜜更妙是即內經所謂以辛潤之也

罨傷寒結胸法三十　凡病傷寒結胸其有中氣虛弱不堪攻擊內消者須以此法外罨之則滯行邪散其效如神

葱白頭　生薑　生蘿蔔（此味加倍如無以子代之）

右用葱薑各數兩蘿蔔倍之共搗一處炒熱用手巾或白布包作大餅罨胸前脹痛處此藥須分二包冷則輪換罨之無不即時開通汗出而愈但不宜太熱恐炮烙難受也

又法以大蒜一二十頭搗爛攤厚紙或薄絹上貼於脹處少頃即散用治一切脹痛無不神妙

連翹金貝煎三一　治陽分癰毒或在臟腑肺膈胸乳之間者此方最佳甚者連用數服無有不愈

金銀花　貝母（一兩要佳）　蒲公英　夏枯草（各三錢）

紅藤（七八錢）　連翹（一兩或五七錢）

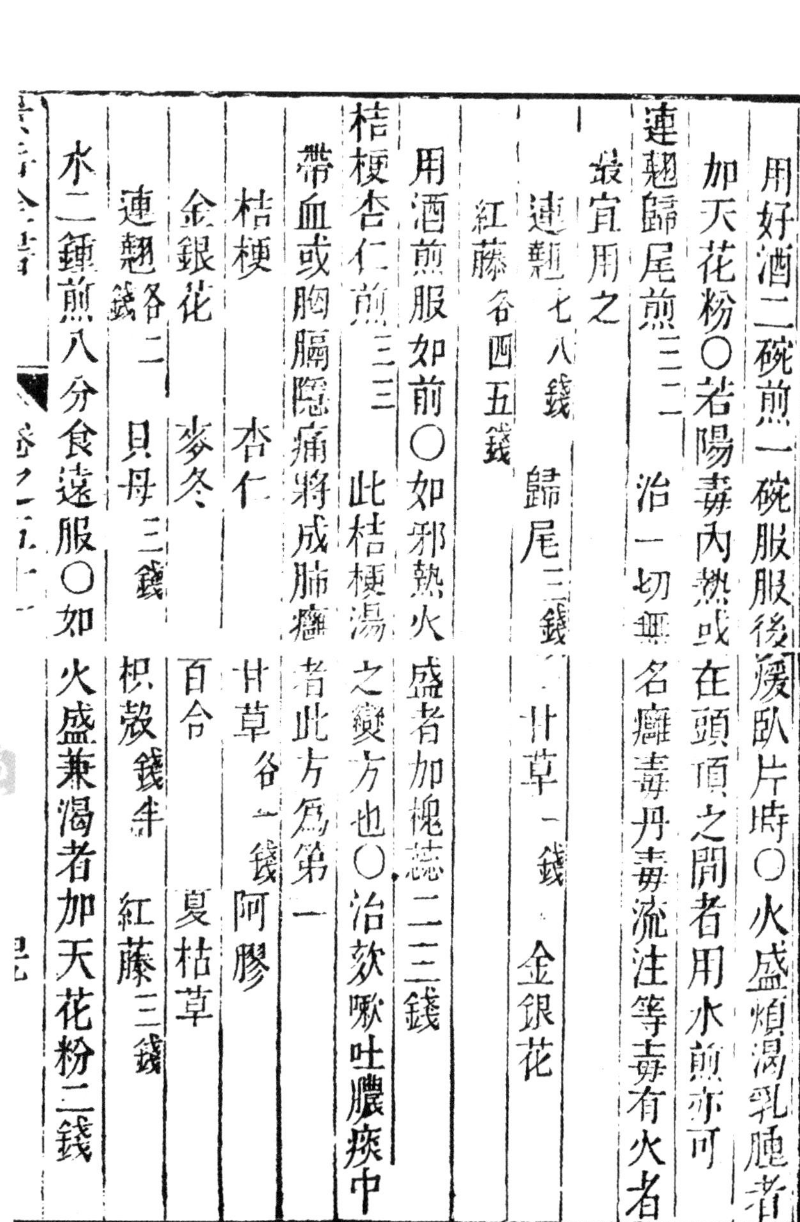

用好酒二碗煎一碗服服後艘臥片時○火盛煩渴乳癰者加天花粉○若陽毒內熱或在頭項之間者用水煎亦可

連翹歸尾煎三二　治一切無名癰毒丹毒流注等毒有火者最宜用之

連翹七八錢　歸尾三錢　甘草一錢　金銀花　紅藤各四五錢

用酒煎服如前○如邪熱火盛者加槐蕊二三錢

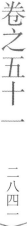

桔梗杏仁煎三三　此桔梗湯之變方也○治欬嗽吐膿痰中帶血或胸膈隱痛將成肺癰者此方爲第一

桔梗　杏仁　甘草各一錢　阿膠　金銀花　麥冬　百合　夏枯草　連翹各二錢　貝母三錢　枳殼錢半　紅藤三錢

水二鍾煎八分食遠服○如火盛兼渴者加天花粉二錢

當歸蒺藜煎三四　治癰疽瘡疹血氣不足邪毒不化內無實熱而腫痛淋漓者悉宜用之此與芍藥蒺藜煎相爲奇正也當酌其詳

當歸　熟地　芍藥酒炒　何首烏各二錢

炙甘草　防風　川芎　荊芥穗

白芷各一錢　白蒺藜炒搗碎三錢或五錢

右或水或酒用二鍾煎服然水不如酒或以水煎服後飲酒數杯以行藥力亦可○陽虛不能化毒者加桂枝甚者再加乾薑附子○氣虛不化者加黃芪人參○毒陷不能外達者加川山甲或皂刺

芍藥蒺藜煎三五　治通身濕熱瘡疹及下部紅腫熱痛諸瘡神效外以螺螄粉敷之

龍膽草　梔子　黄芩　木通

澤瀉各錢半 芍藥 生地各二錢 白蒺藜 連翹碎五錢甚者一兩

水二鍾煎八分食遠服○如大不通者宜去龍膽梔子加當歸茯苓薏仁之屬○如濕毒甚者加土茯苓五錢或一二兩

降癰散三六 治癰疽諸毒消腫止痛散毒未成者即消已成者歛毒速潰可愈若陽毒熾盛而疼痛勢凶者宜先用此方其解毒散毒之功神效最速 若堅頑深固者宜用後方

薄荷辛佳者用葉 野菊花連根葉各一握 土貝母半之 茅根一握

右乾者可爲末鮮者可擣爛同貝母研勻外將茅根煎濃湯去根用調前末乘熱敷患處仍留前剩湯頓煖不時潤於藥上但不可用冷湯冷則不散不行反能爲痛約敷半日即宜換之眞妙方也

後方　凡疽毒堅頑深固及結核痰滯宜用此方

腦荷倍用　生南星　土貝母　朴硝各等分

石灰風化者亦倍用　或倍倍用之

右同爲末用鹽滷調杵稠粘敷患處經宿乾即易之不必留頭若膿成者留頭亦可或炒熱攤紙上隔紙貼之亦可或用麻油調或用熱茅根湯調亦可若欲止痛速效加麝香或冰片少許更妙

百草煎三七　治百般癰毒諸瘡損傷疼痛腐肉腫脹或風寒濕氣留聚走注疼痛等證無不奇妙

百草　凡田野山間者無論諸品皆可取用然獨以山草爲勝辛香者佳冬月可用乾者須預爲收採之

右不論多寡取以多煎濃湯乘熱薰洗患處仍用布帛蘸熨良久務令藥氣蒸透然後敷貼他藥每日二三次不拘但以

頗數爲善蓋其性之寒者可以除熱熱者可以散寒香者可以行氣毒者可以解毒無所不用亦無所不利湯得藥性則湯氣無害藥得湯氣則藥力愈行凡用百草以煎膏者其義亦此此誠外科中最要最佳之法亦傳之方外人者也○若洗水鼓脚脹勿次須用草一二十斤煎濃湯二三鍋用大盆盛貯以蓆簟遮風熏洗良久每日一次或二次内服廓清飲分利等劑妙甚

螺螄散三八　治濕熱破爛毒水淋漓等瘡或下部腎囊足股腫痛下疳諸瘡無不神效○又治臟毒治下疳方在外科下疳門

海螺螄煅灸不必入中白或人中黄硼砂亦可等分

右爲細末先以百草多煎濃湯乘熱熏洗後以此藥摻之如乾者以麻油或熬熟猪油或蜜水調敷之○若腫而痛甚者

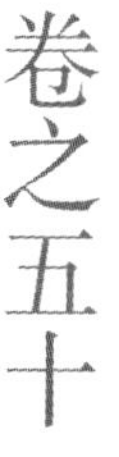

加氷片少許更妙○若濕瘡膿水甚者加蜜陀僧等分或煆過官粉亦可或煆制爐甘石更佳

腸癰秘方三九 凡腸癰生於小肚角微腫而小腹隱痛不止者是若毒氣不散漸大內攻而潰則成大患急宜以此藥治之

先用紅藤一兩許以好酒二碗煎一碗午前一服醉臥之○午後用紫花地丁一兩許亦如前煎服服後痛必漸止爲效然後服後末藥除根神妙

當歸五錢 蟬退 殭蚕各二錢 天龍 大黄各一錢 石蠏蛇草藥也五錢 此老蜘蛛二個促放新瓦上以酒鍾蓋定外用火煆乾存性

右共爲末每空心用酒調送一錢許日逐漸服白消

槐花蕊四十 治楊梅瘡下疳神方

凡綿花瘡毒及下疳初感或毒盛經久難愈者速用新槐蕊揀淨不必炒每食前用清酒吞下三錢許早午晚每日三服服至二三升則熱毒盡去可免終身餘毒之患亦無寒涼敗脾之慮此經驗神方也如不能飲即用滚水塩湯俱可送下但不及酒送之效捷也

飛丹散 四一 治寒濕風濕脚腿等瘡

飛丹　人中黄白更妙　輕粉　水粉各等分

爲末凡濕爛者可以乾掺外用油紙包盡○若乾陷者以猪骨髓或猪油調貼之○先以百草煎湯乘熱熏洗然後貼之日洗數次妙

綿花瘡點藥 四二

杏仁取霜　輕粉真者

二味等分爲末敷於瘡上二三日即痂脫而落

又武定侯方用雄黄錢半杏仁三十粒去皮輕粉一錢同爲末用雄猪胆汁調敷之二三日即愈百發百中天下第一方

鷄子黄連膏四三　治火眼暴赤疼痛熱在膚膜淺而易解者用此點之數次可愈若熱由內發火在陰分者不宜外用凉藥非惟不能去內熱而且以閉火邪也用鷄子一枚開一小竅單取其清盛以磁碗外用黄連一錢研爲粗末摻於鷄子清上用筯徹底速打數百使成浮沫約得半碗許即其度矣安放少頃用筯撥開浮沫傾出清汁用點眼眥勿得緊閉眼胞擠出其藥必熱淚湧出數次即愈○內加冰片少許尤妙

○若鷄子小而清少者加水一二三匙同打亦可

金露散四四　治赤目腫痛翳障諸證

天竹黄（揀辛香者用）　海螵蛸（不必浸洗）　月石各一兩

硃砂（飛）　爐甘石（片子者用煆淬童便七次飛淨各八錢）

右為極細末磁瓶收貯每用時旋取數分研入氷片少許諸目疾皆妙○若治内外皆障取一錢許加珍珠八厘膽礬三厘内珍珠須放豆腐中蒸熟用○若爛絃風眼每一錢加銅綠飛丹各八厘○如赤眼腫痛每一錢加乳香沒藥各半分

三辛煎四五 治陽明胃火牙根口舌腫痛不可當先用此湯漱之漱後傳以三香散或仍服清胃等藥以治其本

北細辛三錢 生石膏一兩

右二味用水二碗煎一碗乘熱頻漱之

氷玉散四六 治牙疳牙痛口瘡齒衄喉痺

生石膏一兩 月石七錢 氷三分 殭蠶一錢

右為極細末小磁瓶盛貯敷之吹之

氷白散四七 治口舌糜爛及走馬牙疳等證

人中白倍用之 氷片少許 銅綠用醋制者 杏仁三味等分

右爲細末敷患處〇此方按之古法有以人中白七分與枯礬三分同用者〇又有以蜜炙黄栢與人中白等分仍加氷片同用者是皆可師之法諸當隨宜用之

代匙散四八　治喉痺

月石　石膏各一錢　薄荷五分　膽礬五分

粉草三分　殭蚕炒五分　氷一分　皂角炙烟盡五分

右爲細末用竹管頻吹喉中〇加牛黄五分更佳

三香散四九　治牙根腫痛

丁香　川椒取紅等分　氷片少許

右爲末敷痛處〇如無川椒以蓽撥代之亦可

固齒將軍散五十　治牙痛牙傷胃火糜腫久之牢牙固齒

錦紋大黄炒微焦　杜仲炒半黑各十兩　青鹽四兩

右爲末每日清晨擦漱火盛者咽之亦可

薰疥方五一

硃砂　雄黄　銀硃各三分同研　大楓子

木别子各三個

右將大楓木别先搗碎乃入前三味拌勻外以乾艾鋪捲成筒約長二寸許足矣凡薰時須將徧身疥痂悉行抓破薰之始效後五六日復薰一筒無不悉愈

杖丹膏五二

豬板油半斤　黄占③二兩　輕粉三錢　水銀三錢

氷片三分

先將水銀輕粉同研細俟猪油熬熟去滓先下黄占熔化後入末藥攪勻收貯以水浸二三時令出火毒用竹紙攤貼覺熱即换輕者即愈重者不過旬日

銀硃烟五三　治頭髮生虱及諸瘡之有虫者

用銀硃四五分揩擦厚紙上點着置一乾碗中上用一濕碗露縫覆之其烟皆着於濕碗之上乃用指揩擦髮中覆以毡帽則蟣虱皆盡矣○此烟以棗肉和捻作餅或作丸或擦於猪鷄熟肝之間用貼諸瘡癬之有虫者及虫蝕肛門者以綿纍棗丸納肛門中一宿無不神效須留綿帶在外以便出之

雷火鍼五四　治風寒濕毒之氣留滯經絡而爲痛爲腫不能散者

五月五日取東引桃枝去皮兩頭削如鷄子尖樣長一二寸許鍼時以鍼向燈上點着隨用紙三五層或布亦可貼蓋患處將熱鍼按於紙上隨即念咒三遍病深者再燃再刺之立愈○咒曰天火地火三昧真火鍼天天開鍼地地裂鍼鬼鬼滅鍼人人得長生百病消除萬病消滅吾奉　太上老君急急如律令

又雷火鍼新方乃以藥爲鍼者其法更妙

白芷　獨活　川芎　細辛

牙皂　川山甲炮用　倍丁香　枳殼

松香　雄黃　乳香　沒藥

杜仲　桂枝各一錢　硫黃二錢　射香不拘

熟艾二三兩

右搗爲粗末和勻取艾鋪底摻藥於上用上好皮紙捲筒先須用線絆約兩頭防其伸長然後加紙再捍務令極實粗如雞子尖樣是其度也乃用雞子清盡刷外層捲而晏之陰乾用法如前〇一方有巴豆仁八分班蝥三錢去頭足翅用

疥癬光五五　治疥瘡搽上即愈癬瘡亦妙

松香一錢　水銀　硫黃　枯礬各二錢

樟腦各二錢此或一錢　麻油

右先將松香水銀加麻油少許研如糊後入三味研如膏擦之神效

鵞掌瘋四方五六附錄

猪胰一具去油勿經水　花椒三錢

右用好酒溫熱將二味同浸二五日取胰不時擦手微火烘之自愈

又方　用白砒三錢打如豆粒以麻油一兩熬砒至黑去砒用油擦手微火烘之不過二三次卽愈

又方　用葱五六根椎破再用花椒一把同入礠瓦罐中入醋一碗後以滚湯衝入薫洗數次卽愈

又方　用穀樹葉煎湯溫洗以火烘乾隨用柏白油擦之再以火烘乾少頃又洗又烘如此日行三次不過三五日卽愈

秘傳水銀膏五七　療治楊梅瘋毒潰爛危惡多年不愈者經驗神方

黃蘗　黃連各一錢　川大黃五分三味另研

雄黃　膽礬　青黛　兒茶　銅青各三分

珍珠一分半生用　冰片一分半另研　人言入壯者七厘半分中者六厘弱者

輕粉　枯礬各四分　大楓子去油取淨霜五分黑者勿用

右十四味爲極細末分作三分每分約一錢八分

番打麻　另爲末若瘡重而人壯能食者每分用五分入弱不起者每分用三分中者四分以末入前藥各分內研勻

水銀　入健者每分用一兩或八九錢中者或五六錢臥床不起而極弱者只可用三錢決不可再多矣

右先將麻汞并前藥各一分俱入盞內再入真芝麻油少許

用手指研開務使汞藥混爲一家漸次增油久研以不見汞星爲度大約如稀糊可矣○一擦法用此藥擦手足四腕動脉處每藥一分務分擦三日每日早晚各擦一次每次以六七百數爲度擦完用布包之擦藥時凡周身略有破傷處俱用無麝膏藥貼之膏藥須布攤每二日一換換時不可經風常須避帳幔中冬月須用厚被煖坑他時亦須常煖南方則多用被褥蓋墊可也擦至七日毒必從齒縫中發出口吐臭涎若口齒破爛出血但用甘草蜂房煎湯候冷漱解不可嚥下輕者只以花椒湯漱之亦可擦處必皮破不可畏疼而少擦也○忌鹽十餘日多更好并魚腥生冷動氣發風等物一個月尤忌房事外如牛肉燒酒鯽魚之類須忌一二三年惟蕎麥麪羊肉則終身忌之○治楊梅瘡初發者五六日可愈但每分用汞四五錢足矣○若治蚌毒斑瘡或咽喉潰爛或遍

身牛皮瘡癬俱照前中治法○若治久爛臁瘡爛處難擦則擦脚心俱照前中治法亦布包貼膏如前○一自擦起之日即當服後敗毒散至七日後發口則止

二十四味敗毒散隨前水銀膏

當歸　川芎　生地　熟地

芍藥　牛膝　防風　荆芥

白芷　防已　忍冬　桔梗

羌活　獨活　白鮮皮　薏仁

連翹　木通　陳皮　粉草

黄蘗　知母　梔子　黄連

右每貼加土茯苓乾者四兩鮮者須半斤用水六碗煎三碗分三次每日早午晚各服一碗○右方後四味須察其人陰陽寒熱酌而用之

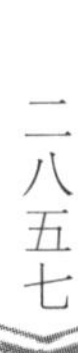

按右水銀膏方凡用此者其於筋骨經絡無處不到既能追毒亦善殺蟲若用治大麻瘋證必有奇效但未經試故表諸此以俟後人試用之或於大瘋條擇煎劑之相宜者同用尤妙倘獲濟人其幸多矣

臁瘡隔紙膏 五八

黃占五兩　飛丹　鉛粉各四兩　輕粉

乳香　沒藥各二錢　冰三分　麻油春夏二兩 秋冬三兩

右先將占油煎五六沸下乳沒再二三沸下輕粉隨下丹粉槐柳枝攪十餘沸取起冷定後下冰攪勻瓶盛浸水中一宿出火毒先以苦茶洗瘡淨將膏用薄油紙刺孔厚攤間日番背面貼之三日一換三貼即可愈

完瘡散 五九　治濕爛諸瘡肉平不斂及諸瘡毒內肉既平而口有不收者皆宜用此最妙

滑石飛，一兩　赤石脂飛，五錢　粉甘草三錢

右爲末乾摻，或用麻油調敷。或加枯礬一錢，癢者極宜。若癢甚者，必有虫，先用水銀三四錢同松香二錢研勻，後拌前藥和勻付之。

校注

①炒酒：据文义当作『酒炒』。
②經脉：此处指月经。
③黄占：指黄蜡，又称蜜蜡。

景岳全書古方八陣目錄圖集

五十二卷

會稽 張介賓 會卿著
會稽 魯 超 謙菴訂

古方總目以下總列共一十三卷

附古方條序

愚按古方之散列於諸家者既多且雜或互見於各門或彼此之重複欲通其用涉獵固難欲盡收之徒資莠亂今余採其要者類爲八陣曰補和攻散寒熱固因八陣之外復列有婦人小兒痘疹外科之四方且於諸方之中仍以類聚庶乎奇正羅列緩急並陳或舍短可以就長或因此可以校彼慧眼所及朗如目星引而伸之觸類而長之因古人之繩墨得資我之變通醫之能事斯亦先幾一着也凡我同志其加省焉

一曰補陣　存亡之幾幾在根本元氣既虧不補將何以復故方有補陣

二曰和陣　病有在虛實氣血之間補之不可攻之又不可者欲得其平須從緩治故方有和陣

三曰攻陣　邪固疾深勢加強寇速宜伐之不可緩也故方有攻陣

四曰散陣　邪在肌表當逐於外拒之不早病必日深故方有散陣

五曰寒陣　陽亢傷陰陰竭則死或去其火或壯其水故方有寒陣

六曰熱陣　陰極亡陽陽盡則斃或祛其寒或助其火故方有熱陣

七曰固陣　元氣既傷虛而且滑漏泄日甚不盡不已故方

有因陣

八曰因陣　病有相同治有相類因證用方亦有不必移易者故方有因陣

附列四方　古方於八陣之外其有未盡者如婦人有經脉胎産之異小兒有養育驚疳之異痘疹有出没變化之異外科有經藏表裏之異隨機應變治有不同故并列方目於左

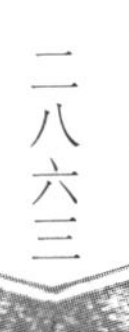

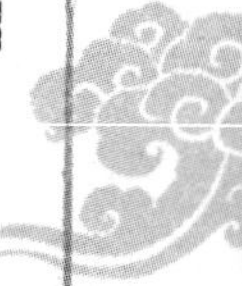

景岳全書古方八陣目錄　圖集

五十二卷

補陣

五十四卷

和陣

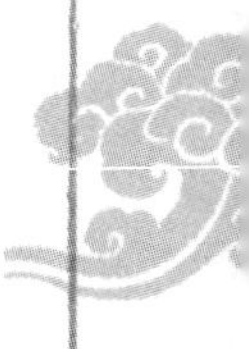

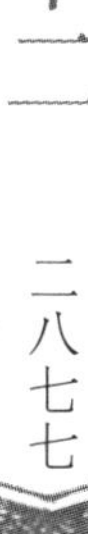

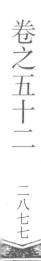

五十五卷

攻陣

五十六卷

散陣

麻黄湯一

麻黄加术湯二

麻黄附子細辛湯三

麻黄杏仁薏苡甘草湯四

麻黄附子甘草湯五

麻黄甘草湯六

大青龍湯七

小青龍湯八

桂枝湯九

桂枝加黄芪湯十

桂枝加大黄湯十一

括蔞桂枝湯十

桂枝人參湯十三

桂枝麻黄各半湯十四

桂枝附子湯十五

桂枝甘草湯十六

桂枝葛根湯十七

柴胡桂枝湯十八

小柴胡湯十九

薛氏加味小柴胡湯二十

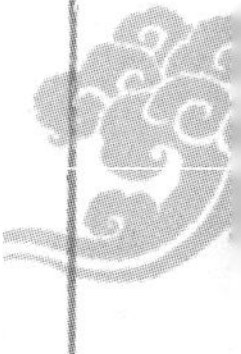

五十七卷

寒陣

五十八卷

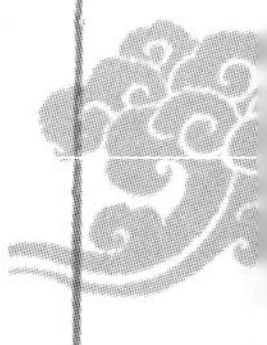

熱陣

固陣

因陣

以下眼目方

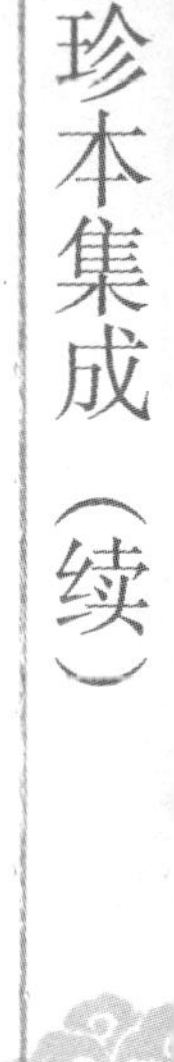

以下面鼻方

以下齒牙方

以下咽喉方

以下諸毒方

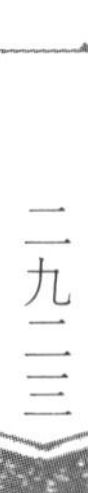

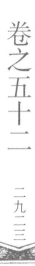

硫黄膏 三百三

六十一卷

婦人

以下通用方

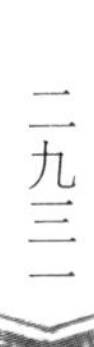

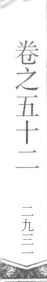

舒筋湯 一七二　交加散 一七三
加味小柴胡湯 一七四　良方蜜酥煎 一七五
柴胡石膏湯 一七六　鄒梁丸 一七七
瓜子仁湯 一七八　子和通經散 一七九
二神散 百八十　小薊飲子 一八一
澹寮會風湯 一八二　鎖精丸 一八三
青娥丸 一八四　獨參湯 一八五
奪命散 一八六

六十二卷

小兒

秘氏補脾湯 一　調中湯 二
調中丸 三　人參理中丸 四

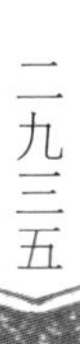

以下通用方

六十三卷

痘疹

六十四卷

外科

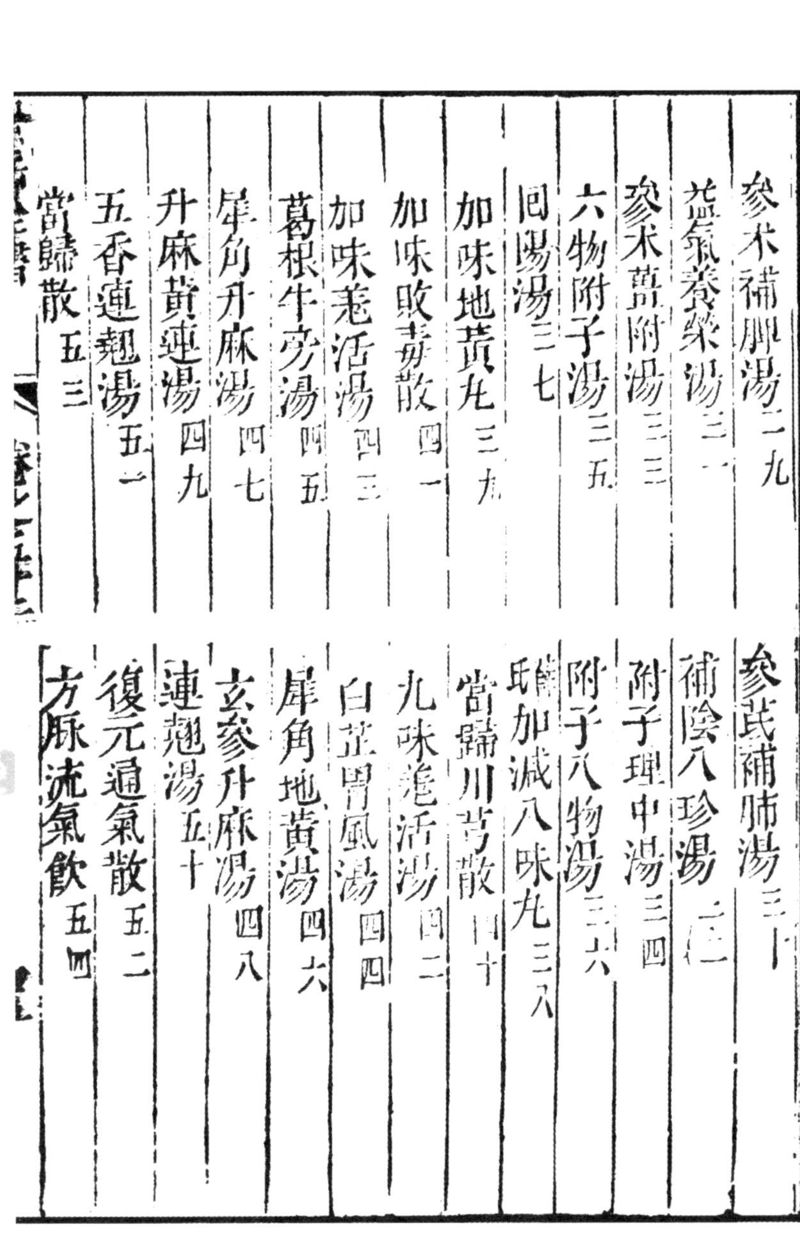

五味異功散 三三八
生脉散 三三九
當歸補血湯 三百四十
黄芪六一湯 三四一
錢氏七味白术散 三四四
陳氏五味子湯 三四五
參附湯 三四六
人參理中湯 三四七
六味丸 三四八
八味丸 三四九
陳氏加減八味丸 三百五十
還少丹 三五一
大防風湯 三百二
十宣散 三五三
薛氏四神丸 三五四
五積散 三五五
二陳湯 三五六
小柴胡湯 三五七
小青龍湯 三五八
人參敗毒散 三五九
不換金正氣散 三百六十
加味逍遥散 三六一
防風通聖散 三六二
消風散 三六三
犀角散 三六四
黄連解毒湯 三六五

五十二卷終

會稽　張介賓　會卿著
會稽　魯　超　謙菴訂

補陣

四君子湯一　治脾胃虚弱，飲食少思，或大便不實，體瘦面黄，或胸膈虚痞，吞酸痰嗽，或脾胃虚弱，善患瘧痢等證。

人參　白术　茯苓各二錢　炙甘草一錢

加薑棗水煎服。或加粳米百粒。

加味四君湯二　治痔漏下血，面色痿黄，怔忡耳鳴，脚軟氣弱，及一切脾胃氣虚，口淡，食不知味；又治氣虚不能攝血，以致下血不禁。

人參　白术炒　茯苓　炙甘草

黃芪炙　白扁豆

右水煎服或爲末每服二錢滚湯調服

生附四君湯三　方在小兒四三

治脾胃虛寒吐瀉

五味異功散四　治脾胃虛寒飲食少思嘔吐或久患欬嗽面浮氣逆腹滿等證

人參　白术炒　茯苓　炙甘草

陳皮各一錢　此即四君子湯加陳皮也

右加薑棗水煎服

六君子湯五　治脾胃虛弱飲食少思或久患瘧痢或食飲難化或嘔吐吞酸或欬嗽喘促若虛火等證須加炮薑其功尤速

即前四君子湯加陳皮半夏各一錢五分

加味六君湯 六　治一切脾胃虛弱泄瀉及傷寒病後米穀不化腸中虛滑發渴微痛久不瘥者及治小兒脾疳瀉痢

人參　白朮　黃芪　山藥

甘草　白茯苓 各一兩　砂仁　厚朴

肉豆蔻 麵裹煨各七錢

右每服一兩用水煎服或為細末用米湯調服二錢不拘時

香砂六君子湯 七　治過服涼藥以致食少作嘔或中氣虛滯惡心脹滿等證

人參　白朮　茯苓　半夏

陳皮 各一錢　砂仁 炒　藿香 各八分　炙甘草 六分

右㕮水煎服

局方 四物湯 八　治血虛營弱一切血病當以此為主

熟地黃　當歸 各三錢　川芎 一錢　芍藥 二錢

水二鍾煎服

薛氏　加味四物湯九

即前方加山梔柴胡丹皮

正傳　加味四物湯十　治血熱陰虛諸痿四肢軟弱不能舉動

當歸一錢　五味子九粒　熟地三錢　麥冬

黃柏　蒼朮各一錢　白芍藥　川芎各七分

人參　黃連各五分　杜仲七分半　牛膝足不耎者不用

知母各三分

水二鍾煎一鍾空心溫服酒糊丸服亦可

東垣　加減四物湯十一　方在寒陣九九

治腸風下血

保命　柴胡四物湯十二　治日久虛勞微有寒熱脉滑而數者

當歸　熟地　芍藥　川芎各錢半

柴胡八分 人參 黄芩 半夏

甘草各三錢

加生薑三片，水煎服。

萬氏柴胡四物湯十三 方在痘疹一四二

治疹後餘熱。

奇效四物湯十四 方在婦人百廿一

治肝經虛熱血崩。

增損四物湯十五 方在婦人百十

治脾虛不攝，去血不止。

元戎四物湯十六 方在攻陣二六

治血虛癥結。

旗加減四物湯十七 方在婦人百十二

治婦人血積。

四物二連湯十八　方在婦人百十三

治婦人陰虛內熱

婦方八珍湯十九　治氣血兩虛調和陰陽

即前四君子四物湯相合也○本方加黃栢知母即名補陰

八珍湯方見外科三二

十全大補湯二十　治氣血俱虛惡寒發熱自汗盜汗肢體困

倦眩暈驚悸晡熱作渴遺精白濁二便見血小便短少便泄

閉結喘欬下墜等證

即前八珍湯加黃芪肉桂各一錢

婦方人參養榮湯二一　治脾肺俱虛惡寒發熱肢體瘦倦食少

作瀉口乾心悸自汗等證

人參　黃芪　當歸　白朮

炙甘草　桂心　陳皮各一錢　熟地

五味　茯苓各七分　白芍一钱半　远志五分

加姜枣水煎服

全匮小建中汤二二　治虚劳里急腹痛，失精，四肢痠疼，手足烦热，咽乾口燥等证。

炙甘草　桂枝　生姜各三两　大枣十二枚

芍药六两　胶饴一升

右六味，以水七升，煮取三升，去查，内胶饴，更上微火消解。温服一升，日三服。呕家不可用建中汤，以甜故也。

按此即桂枝汤加胶饴也。今方俱改两为钱，而以阿胶代胶饴，殊失本方之妙矣。

金匮大建中汤二三　治胸中大寒痛，呕不能饮食，腹中寒气上冲，上下皆痛不可触近。

人参二两　蜀椒二合，炒去汗　乾姜四两　胶饴

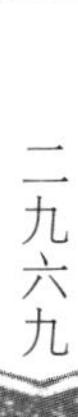

右三味以水四升煮取二升去滓內膠飴一升微火煎取一升半分二次溫服如一炊頃可食溫粥覆之

局方十四味大建中湯 二四 治陽虛氣血不足腰腳筋骨疼痛及榮衛失調積勞虛損形體羸瘠短氣嗜卧漸成勞瘵者

人參 白朮 茯苓 甘草

川芎 當歸 白芍 熟地

黃芪 肉桂 附子炮 麥冬

半夏 肉蓯蓉酒浸各等分

右㕮咀每服五錢水二鍾薑三片棗二枚煎八分空心溫服

八味大建中湯 二五 治中氣不足手足厥冷小腹攣急或腹滿不食陰縮多汗腹中寒痛唇乾精出寒熱煩冤四體痠痛及無根失守之火出於肌表而爲疹爲斑厥逆嘔吐等證

人參 甘草炙各一 黃芪炙 當歸

芍藥酒炒　桂心各二錢　半夏　附子製各二錢半

右㕮咀每服五錢水二鍾薑三片棗二枚煎七分食前服

人參建中湯二六　治虛勞自汗

即前小建中湯加人參二兩煎法同

黃芪建中湯二七　治諸虛羸瘠百病

即前小建中湯加黃芪一兩五錢煎法同

當歸建中湯二八　治婦人血虛自汗

即前小建中湯加當歸二兩煎法同

三味建中湯二九　治表虛自汗

芍藥二錢　甘草一錢　官桂五分

薑三片棗一枚水煎服

東垣補中益氣湯三一　治勞倦傷脾中氣不足清陽不升外感不解體倦食少寒熱瘧痢氣虛不能攝血等證

人參　黃芪炒　白术炒　甘草炙各錢半
當歸一錢　陳皮五分　升麻　柴胡各三分
右加薑棗水煎空心午前服
加味調中益氣湯三二　治濕熱所傷體重煩悶口失滋味或痰
嗽稠粘寒熱不調體倦少食等證
黃芪錢　人參　炙甘草　蒼术各五分
橘紅　木香　柴胡　升麻各二分
水煎空心服○一方有白芍三分五味十五粒
歸脾湯三三　治思慮傷脾不能攝血致血妄行或健忘怔忡
驚悸盜汗嗜卧少食或大便不調心脾疼痛瘧痢鬱結或因
病用藥失宜尅伐傷脾以致變證者最宜用之
人參　黃芪　白术　茯苓
棗仁各二錢　遠志　當歸各一錢　木香

炙甘草各五分

水二鍾加圓眼肉七枚煎七分食遠服

愚意此湯之用木香特因鬱結疼痛者設如無痛鬱等證必須除去木香以避香燥豈不於氣虛血動者爲尤善乎又遠志味辛氣升而散凡多汗而躁熱者亦宜酌用

加味歸脾湯 三四 治脾經血虛發熱等證

即前方加柴胡山梔各一錢

人參湯 三五 治吐血咯血後宜服并治吐血不止

人參一兩爲細末

五更時用雞蛋清調如稀糊頓用二錢茶匙抄服服訖却卧參盡則效〇愚意此方固佳其或有惡腥者但以真牛乳稀調頓熱或温飲之凡無火及微火者豈不更妙〇二方治吐衄咯血不止用人參爲末以雞子清投新汲水攪勻調服一

二錢

獨參湯 三六　治諸氣虛氣脫及反胃嘔吐喘促粥湯入胃即吐凡諸虛證垂危者

用人參二兩水一　取四合乘熱頓服日再進之兼以人參煮粥食之尤妙

奪命散 三七　治傷寒瘟疾陰陽不明或誤用藥致病愈困煩躁發渴及婦人胎前產後受熱瘟疾

上黨人參 七錢

水二鍾煎一鍾去渣連罐浸新汲水中取冷一服而盡若鼻上有汗滴尤妙

嚴氏參附湯 三八　治真陽不足上氣喘急呃逆自利臍腹疼痛手足厥冷嘔惡不食自汗盜汗氣短頭暈等證

人參　製附子　用須參倍於附或等分不拘五

參附湯

錢或二兩酌宜用煎水煎服○良方有丁香十五粒名加減

參歸湯 三九 此即團參散見小兒門十亦名人參湯見婦人門七七○治心虛盜汗

人參 當歸 等分

右先用豬心一枚破作數片煎湯澄取清汁煎藥服

參朮膏 四三 治中氣虛弱諸藥不應或因用藥失宜耗傷元氣虛證蜂起但用此藥補其中氣諸證自愈

人參 白朮 等分

用水煎膏化服之○一方用白朮一斤人參四兩切片以流水十五碗浸一宿桑柴文武火煎取濃汁再用重湯熬膏入真白蜜收之每以白湯點服

參朮湯 四一 治氣虛顫掉泄瀉嘔吐等證

人參　白术　黃芪各二錢　白茯苓

陳皮　炙甘草各一錢

甚者加製附子一錢

水二鍾煎八分食遠服

仲景朮附湯　四二　一名白术附子湯〇治中寒中氣不足四肢逆冷口噤牙關緊急痰盛脉弱風虛頭眩頭重苦極不知食味

白术二兩　炙甘草一兩　附子一兩半炮去皮

每用五六錢薑五片棗一枚水一鍾半煎七分食遠溫服或用此化蘇合丸連進三服效

濟生朮附湯　四三　治寒濕腰痛重冷小便自利

白术炒　附子製各一兩　杜仲炒半兩

右㕮咀每服四錢入薑煎服

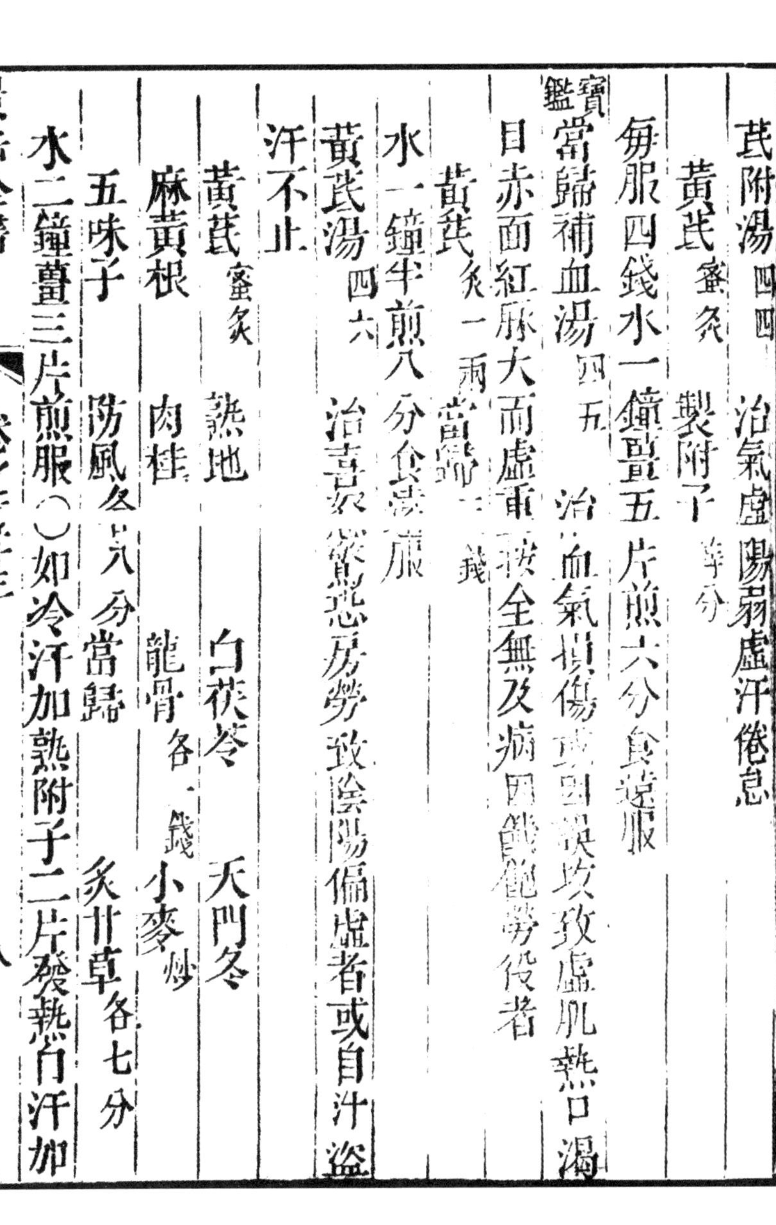

芪附湯四四　治氣虛陽弱虛汗倦怠

黄芪蜜炙　製附子等分

每服四錢水一鍾薑五片煎六分食遠服

寶鑑當歸補血湯四五　治血氣損傷或因誤攻致虛肌熱口渴目赤面紅脉大而虛重按全無及病因饑飽勞役者

黄芪炙一兩　當歸二錢

水一鍾半煎八分食遠服

黄芪湯四六　治喜怒驚恐房勞致陰陽偏虛者或自汗盜汗不止

黄芪蜜炙　熟地　白茯苓　天門冬

麻黄根　肉桂　龍骨各一錢　小麥炒

五味子　防風各八分　當歸　炙甘草各七分

水二鍾薑三片煎服（一）如冷汗加熟附子二片發熱自汗加

石斛一錢

良方黄芪湯四七　方在婦人九

安胎治腹痛

魏氏大補黄芪湯四八　治虚弱自汗

人參　白茯苓　肉蓯蓉　熟地各一錢

黄芪　白术　當歸　山茱萸

防風各八分　炙甘草　肉桂各四分　五味子十一粒

水一鍾半加薑三片棗一枚煎七分不拘時服

東垣神效黄芪湯四九　治渾身或頭面手足麻木不仁目緊縮小及羞明畏日視物不明

黄芪二錢　人參八分　炙甘草　蔓荊子

芍藥各一錢　陳皮五分

水煎臨卧熱服如麻木不仁雖有熱證不得用黄柏但加黄

芪

黃芪六一湯 五十　治陰陽俱虛盜汗

黃芪蜜炙六錢　炙甘草一錢

水一鍾半煎八分食遠服

玉屏風散　治表虛自汗

黃芪蜜炙　防風各一錢　白朮炒二錢

水一鍾薑三片煎服

良方潤神散 五二　治勞瘵憎寒壯熱口乾咽燥自汗疲倦煩躁

人參　麥門冬　黃芪　桔梗

淡竹葉　炙甘草等分

右每服一兩水煎服○如自汗加小麥同煎

當歸六黃湯 五三　方在寒陣六五

治陰虛血熱盜汗神效

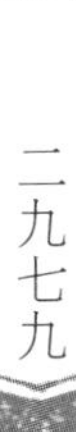

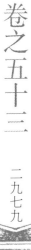

參苓散 五四 治睡中汗出

人參 酸棗仁 白茯苓各等分

右爲細末每服三錢食遠米飲調下大人小兒皆可服

和劑 參苓白朮散 五五 治脾胃虛弱飲食不進嘔吐泄瀉或久瀉或大病後調助脾胃

人參 山藥炒 白扁豆去皮薑汁炒 蓮肉去心各一斤

白朮二斤米泔浸炒 桔梗炒黃色 砂仁 薏仁炒

白茯苓去皮 炙甘草各一斤

右爲細末每服二錢米湯調下或加薑棗水煎服或煉蜜丸桐子大每服七八十丸空心米飲白湯任下

七味白朮散 五六 方在小兒七

治脾虛熱渴

醫錄 生脈散 五七 治熱傷元氣肢體倦怠氣短口渴汗出不止

或金為火制水失所生而致欬嗽喘促肢體痿弱脚軟眼黑等證

人參五錢　麥冬　五味子各三錢

水煎服○此方以生脈為名故俗醫之治脈脫者每多用此是豈知脈脫由陽氣豈麥冬五味之所宜乎見亦淺矣

五味子湯五八　治喘促脈伏而數或虛煩作渴

五味子一錢　人參　麥冬　杏仁　橘紅各一錢五分

水二鍾薑三片棗二枚煎八分無時服

陳氏五味子湯五九　治腎水枯涸口燥舌乾

五味子　麥門冬各一兩　黄芪炒三兩　人參二兩　粉草炙五錢

右每服五錢水煎日夜服數劑

人參胡桃湯 六十 治喘急不能臥

人參 錢半 胡桃肉 五枚泡去皮

水一鍾半薑三片棗一枚煎八分食後溫服

丹溪瓊玉膏 六一 治虛勞乾欬嗽或好酒者久嗽尤效

人參 十二兩 白茯苓 十五兩 白蜜 五斤煉去沫 琥珀

沉香 各五錢 大生地 十斤以銀石器杵取自然汁

右先以地黃汁同蜜熬沸攪勻用密絹濾過將人參等爲極細末和蜜汁入磁銀瓶內用綿紙十餘層加箬封紮瓶口入砂鍋或銅鍋以桑柴火長流水沒瓶煮三晝夜取出換油蠟紙紮口懸浸井中半日以出火氣提起仍煮半日以去水氣然後收藏每日清晨及午後取二三匙用溫酒一兩許調服或白湯亦可製須淨室忌雞犬婦人〇本方原無琥珀沉香二味乃臞①仙加入者云奇效異常今并錄其方

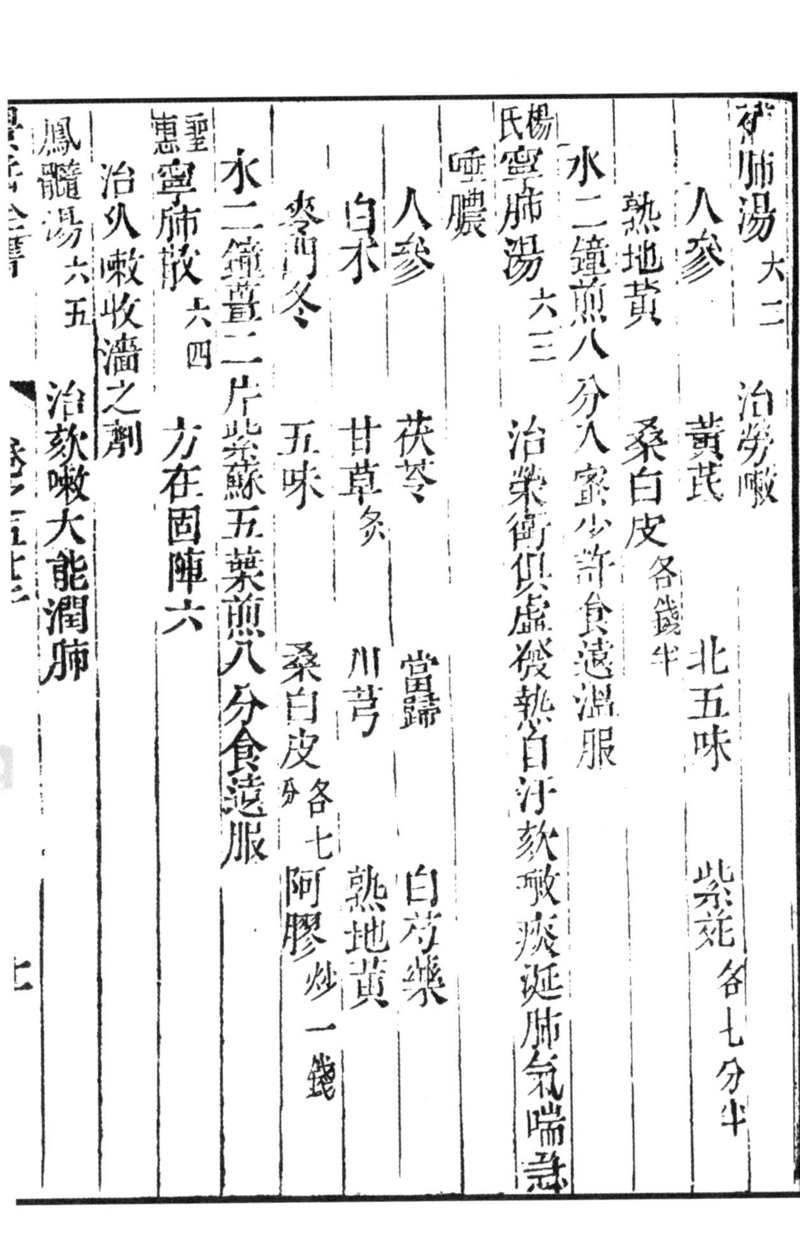

補肺湯 六二　治勞嗽

人參　黃芪　北五味　紫菀各七分半

熟地黃　桑白皮各錢半

水二鍾煎八分入蜜少許食遠溫服

楊氏寧肺湯 六三　治榮衛俱虛發熱自汗欬嗽痰涎肺氣喘急唾膿

人參　茯苓　當歸　白芍藥

白朮　甘草炙　川芎　熟地黃

麥門冬　五味　桑白皮各七分　阿膠炒一錢

水二鍾薑二片紫蘇五葉煎八分食遠服

聖惠寧肺散 六四　方在固陣六

治久嗽收澀之劑

鳳髓湯 六五　治欬嗽大能潤肺

牛髓一斤揀骨中者 白蜜半斤 乾山藥四兩炒 杏仁四兩去皮尖研如泥

胡桃仁去皮四兩另研

右將牛髓白蜜用砂鍋熬沸以絹濾去渣盛磁瓶內將杏仁等三味同入瓶內以紙密封瓶口重湯煮一日夜取出冷定每空心以白湯化服一二匙

良方蜜酥煎六六 治欬嗽胸痛上氣喘壅此爲邪搏於肺氣不宣通故欬而喘氣上逆面目浮腫此方非獨治嗽兼補虛損去風燥悅肌膚婦人服之尤佳

白沙蜜一升 牛酥一升 杏仁三升去皮尖研如泥

右將杏仁於磁盆中用水研取汁五升以淨銅鍋先傾汁三升熬減其半又傾汁二升再以微火熬減至一升許即入蜜酥二味煎熟其藥乃成貯於淨磁器中每日三次以溫酒或米飲白湯調服一匙服至七日唾色變白二七唾稀二七嗽

止

醍醐膏六七　治一切欬血肺疾

用好牛酥五斤鎔三遍凝取當中醍醐含服一合即瘥

良方　黄芪散六八　治嗽久勞嗽唾血

黄芪蜜炙　糯米炒　阿膠炒等分

右爲細末每服二錢米飲調下

拔萃　五味黄芪散六九　治欬嗽咯血成勞眼睛疼痛四肢困倦

腳膝無

五味子　人參　芍藥　甘草各五分

黄芪　桔梗各錢半　熟地　麥冬各一錢

水二鍾煎八分食後溫服

黄芪益損湯七十　治男婦諸虛百損五勞七傷骨蒸潮熱百

節疼痛盜汗驚悸咽燥唇焦憔瘦少力欬嗽多痰咯吐衄血

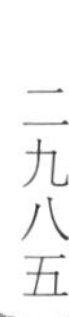

寒熱往來煩赤昏倦少食服熱藥則熱煩躁渴服寒藥則膈滿腹痛及大病後榮衛不調或婦人產後血氣未足俱宜服此

人參　黄芪　當歸　熟地黄

白术　川芎　芍藥　麥冬

甘草　茯苓　山藥　五味子

木香　石斛　肉桂　丹皮等分

右㕮咀每服一兩水一鍾半薑五片棗二枚小麥五十粒烏梅一箇煎七分食前服

元戎 地黄散七一　治衄血往來久不愈

生地黄　熟地黄　地骨皮　枸杞子

右等分焙乾爲細末每服二錢蜜湯調下不拘時

良方 豕脾湯七二　治虛熱吐血衄汗出

甘草炙　白芍藥炒　黃芪炒各二錢　熟地黃二錢

右每服五七錢，水煎服。○世治吐血通用竹茹、地黃、藕汁、童便，此亦不可拘泥。如陽乘於陰，血得熱則流散，經水沸溢，理宜涼解，以大黃、犀角之類；如陰乘於陽，所謂天寒地凍，水凝成冰，須當溫散，宜乾薑、肉桂，或理中湯之類。

東垣麥門冬飲子七三　治吐血久不愈者。

麥門冬　黃芪各一錢　人參　歸身　生地各五分　五味子十粒

右㕮咀，水煎服。

拔萃麥門冬飲子七四　治脾胃虛，氣促氣弱，精神短少，衄血吐血，氣虛不能攝血者。

麥冬　當歸　芍藥　表苑各一錢　人參　黃芪各八分　甘草五分　五味子九粒

水二鍾煎一鍾食後服

家抄麥門冬飲七五 方在寒陣四七

治虛火欬嗽陰虛勞

麥門冬湯七六 方在寒陣四四

治肺熱欬嗽見血

鄭氏麥門冬湯七七 方在痘疹一四二

治表邪內熱欬嗽

麥門冬散七八 治鼻衄

麥門冬 生地各一錢 白芍藥 蒲黃各二錢

水二盞薑三片煎八分食後溫服

旋神飲七九 治勞瘵憎寒壯熱口乾咽燥自汗煩躁欬嗽唾血痰劇困倦

人參 白术 黃芪 當歸

熟地黃　麥門冬　白芍藥　茯神

白茯苓　蓮肉　五味子　炙甘草

桔梗　半夏麯各五分

水一鍾半紅棗一枚烏梅一箇煎七分食遠服○如嗽加阿膠○胸滿加木香以濕紙包炮用或加沉香亦可○如不思飲食加扁豆炒用

醫流養心湯八十　治體質素弱或病後思慮過多心虛驚悸不寐

歸身　生地　熟地　茯神各二錢

人參錢半　麥冬錢半　棗仁　柏子仁各八分

炙甘草四分　五味子十五粒

加燈心蓮子水煎八分服

錢養心湯八一　方在小兒五九

治心虛驚癇

正心湯八二　治七情五志久逆心風妄言妄笑不知所苦

人參　當歸酒洗　生地黃　茯神各一錢

羚羊角末鎊爲　棗仁炒研　甘草炙製各八分

水一鍾半蓮子七枚煎七分入羚羊角末麝香半分和勻食後臨臥服

開心散八三　治好忘○後定志丸稍勝於此百十七

人參　遠志各二錢半　石菖蒲一兩　白茯苓二兩

右爲細末每服一錢食後米飲調下

局方茯苓補心湯八四　治心虛過多心神潰亂煩躁不寐

白茯苓　白茯神　麥門冬　生地黃

當歸　半夏麴　陳皮各一錢　甘草五分

右加竹葉燈心同煎服

酸棗仁湯 八五　治病後氣血俱虛，內亡津液，煩熱，諸虛不眠者。

棗仁 微炒　人參 各一錢　麥冬 三錢　竹茹 一錢

加龍眼肉五枚，煎服無時。

仲景酸棗仁湯 八六　治心腎水火不交，精血虛耗，痰飲內蓄，怔忡恍惚，夜臥不安。

棗仁 炒　遠志　黃芪　白茯苓　蓮肉 去心　當歸　人參　茯神 各一錢　陳皮　炙甘草 各五分

水一鍾半，加生薑三片，棗一枚，煎七分，日一服，臨臥一服。

仲景酸棗湯 八七　治虛勞虛煩不得眠。

酸棗仁 二升　甘草 一兩　知母　茯苓　川芎 各二兩

深師方仍有生薑二兩。

右五味以水八升煮酸棗仁得六升内諸藥再煮取三升分溫三服

錢氏酸棗仁湯八八　方在小兒六二

一治心肺虛熱煩躁

遠志湯八九　治心虛煩熱夜卧不寧及病後虛煩

遠志黑豆甘草同煮　黃芪　當歸　麥冬

棗仁炒　石斛各錢半　人參　茯神各七分

甘草五分

水二鍾煎八分食遠服○煩甚者加竹葉知母

遠志飲子九十　治心勞虛寒夢寐驚悸

遠志肉　茯神　人參　當歸酒浸

棗仁　黃芪　肉桂各一兩　炙甘草五錢

治㕮咀每服一兩水一鍾半薑五片煎服無時

愈湯九一　治血虛心煩睡臥不寧或五心煩熱

人參　川芎　當歸　熟地黃酒拌蒸

生地黃酒拌　黃芪炙各一錢

水煎服

益榮湯九二　治思慮過度心血耗傷怔忡恍惚不寐

人參一錢　芍藥　棗仁　柏子仁各五分

當歸　黃芪　茯神各一錢　紫石英五分

遠志　甘草　木香各三分

水一鍾半薑三片棗一枚煎八分服

元戎

逍遙散九三　治肝脾血虛及鬱怒傷肝少血目暗發熱脇痛等證

當歸　芍藥　白朮　茯神

甘草　柴胡各等分

右薑水煎服

薛氏加味逍遥散九四　治肝脾血虚發熱小水不利

即前逍遥散加丹皮梔子各七分

生薑汁煎九五　治噎食不下咽喉閉塞胸膈煩悶

生薑汁　白蜜　牛酥各五兩　人參

百合各二兩

右入銅銚中以慢火熬膏每用一二匙用人參百合湯調下

或噙下

局方胃風湯九六　治風冷乘虚入客腸胃水穀不化泄瀉注下

及腸胃濕毒加豆汁或下瘀血日夜無度②

人參　白术　茯苓　當歸

川芎　白芍藥　肉桂等分

右爲粗散每服二錢入粟米數粒同煎食前服此方名爲治

風而實非治風乃補血和血益胃氣之藥下血痢而挾虛者實可倚仗出太陽桂苓湯例藥也

選要十補湯九七 治冷痢虛甚下物如魚腦三服愈

黃芪炙四錢 熟地黃 人參 白术

白芍藥 當歸 茯苓 半夏

五味子 肉桂各一錢 甘草炙五分

水一鍾 薑三片 烏梅一箇 煎七分 食遠服

良方當歸黃芪湯九八 治妊娠下痢腹痛小便澀

當歸炒 黃芪各一兩 糯米一合

水二鍾煎一鍾溫服

局方大防風湯九九 治足三陰虧損寒濕外邪乘虛內侵患鶴膝附骨等疽不問已潰未潰宜先用此及治痢後腳膝疼痛不能動履名曰痢後風此藥祛風順氣活血壯筋骨行履如

故

人參　白朮　防風　羌活各二錢

黃芪一錢　熟地　杜仲各二錢　官桂

甘草炙各五分　白芍　牛膝　附子各一錢

川芎錢半

水煎服〇一方有當歸無官桂加薑七片

河間地黃飲子　治舌瘖不能言足廢不能行此謂少陰氣厥不至急當溫之名日痱證凡陰虛有二有陰中之水虛有陰中之火虛此治火虛之劑

熟地　巴戟去心　山茱萸　肉蓯蓉酒浸

附子　石斛　五味　石菖蒲

茯苓　遠志　官桂　麥門冬

右等分每服五錢入薄荷少許薑棗煎服

金櫻膏 百一　治虛勞遺精白濁最效

金櫻子 經霜後採紅熟者撞去刺切開去核搗碎煮之濾取淨汁用熬成膏

人參　桑螵蛸　山藥各二兩　杜仲薑汁炒

益智仁各一兩　薏仁　山茱萸　芡實

枸杞各四兩　青鹽三錢

右用水同熬二次去滓熬成膏將金櫻膏對半和勻空心白滾湯下三四匙

心虛白濁歌 百二

白濁皆因心　不應只作腎虛醫

四君子湯加遠志　一服之間見效奇

劫勞散 百三　方在婦人一二四

治虛勞欬嗽盜汗發熱

益氣補腎湯 百四　治氣虛眩暈

人參　黃芪各一錢二分　白朮二錢　白茯苓一錢

山藥　山茱萸各錢半　炙甘草五分

水二鍾棗二枚煎八分食前服

元戎當歸酒百五　治血虛頭痛欲裂

當歸一兩　好酒一升　煮取六合服之

人參丸百六　寧心益智安神固精

人參　茯苓　茯神　棗仁

遠志　益智　牡蠣各五錢　硃砂二錢半

爲末棗肉丸服

千金人參固本丸百七　治脾虛煩熱金水不足及肺氣燥熱作渴作嗽或小便短少赤色澀滯如淋大便燥結此陰虛有火之聖藥也

人參二兩　天冬炒　麥冬炒　生地黃

熟地黄各四兩

蜜丸桐子大每服五六十丸空心溫酒或淡鹽湯下中寒之人不可服○如欲作膏俟煎成外加白蜜四兩

團參丸百八 治吐血欬嗽服涼藥不得者○團參散方在小兒十

人參 黄芪 飛羅麪各一兩

右爲細末滴水和丸桐子大每服五七十丸茅根湯下

天王補心丹百九 寧心保神固精益血壯力強志令人不忘去煩熱除驚悸清三焦解乾渴育養心氣○此方之傳未考所自道藏偈云昔志公和尚日夜講經鄧天王憫其勞者也錫之此方因以名焉

生地黄四兩洗淨 人參 玄參炒 丹參炒

遠志炒 桔梗各五錢 白茯苓五錢 五味炒

當歸酒洗　麥冬炒　天冬炒　柏子仁炒

酸棗仁炒各一兩

右爲細末煉蜜爲丸每兩分作十丸金箔爲衣每服一丸燈心棗湯化下食遠臨卧服或作小丸亦可

類方　如前方内多黄連二兩酒炒

醫統方　此較前多百部菖蒲杜仲三味

生地黄二兩用砂仁五錢茯苓一兩同煮去砂仁不用　人參

玄參　丹參　遠志　柏子仁炒

棗仁炒　白茯神　杜仲炒　百部各一兩

歸身一兩六錢　天冬　麥冬各一兩二錢　桔梗八錢

五味　石菖蒲各五錢

得效方用熟地不用生地餘如醫統又外加茯苓炙甘草其一十八味分兩俱各等分

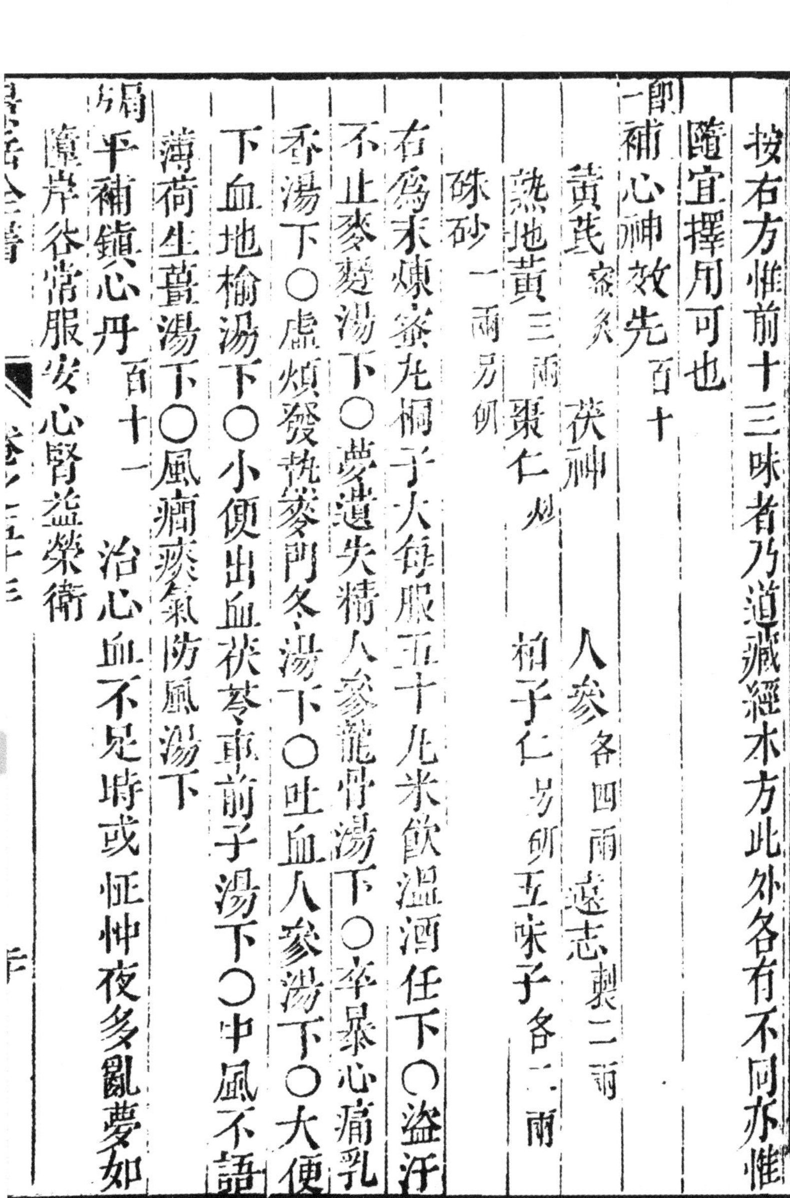
按右方惟前十三味者乃道藏经本方此外各有不同亦惟随宜择用可也

补心神效丸　百十

黄芪蜜炙　茯神　人参各四两　远志制，二两　熟地黄三两　枣仁炒　柏子仁另研　五味子各二两　朱砂一两，另研

右为末，炼蜜丸桐子大，每服五十丸，米饮温酒任下。○盗汗不止，麦麸汤下。○梦遗失精，人参龙骨汤下。○卒暴心痛，乳香汤下。○虚烦发热，麦门冬汤下。○吐血，人参汤下。○大便下血，地榆汤下。○小便出血，茯苓车前子汤下。○中风不语，薄荷生姜汤下。○风痫痰气，防风汤下。

平补镇心丹　百十一　治心血不足，时或怔忡，夜多乱梦，如堕崖谷，常服安心肾，益荣卫。

人參　龍齒各二兩五錢　白茯苓　茯神

麥冬　五味各一兩二錢半　車前子　遠志製

天冬　山藥薑汁炒　熟地酒蒸各二兩半　硃砂一兩半爲衣

棗仁炒三錢

煉蜜丸桐子大每服八九十丸早晚米飲或溫酒下〇一方有肉桂一兩二錢五分〇一方有當歸柏子仁石菖蒲

集驗柏子養心丸　百十二　治心勞太過神不守舍合眼則夢遺泄不常

柏子仁鮮白不油者以紙包槌去油　白茯神　酸棗仁

生地黃　當歸身各二兩　五味子　辰砂細研

犀角鎊　甘草各半兩

右爲末煉蜜丸如芡實大金箔爲衣午後臨臥含津嚼一丸

古菴心腎丸　百十三　治水火不濟心下怔忡夜多盜汗便赤夢

遺

牛膝酒浸　蓯蓉酒浸　熟地黃各二　兎絲子酒煮三兩

人參　黃芪蜜炙　當歸酒浸　山藥炒

鹿茸酥炙　附子炮去皮　茯神　五味子

龍骨煅　遠志甘草湯浸剝薑汁炒各一兩

右爲細末酒煮麪糊丸桐子大每服百丸空心棗湯或清湯送下

濟生遠志丸百十四　治心神恍惚不寧夢泄遺精

人參　茯神　白茯苓　龍齒

遠志炒薑湯浸　石菖蒲各二兩

蜜丸桐子大硃砂爲衣每服七八十丸空心鹽湯下

寧志丸百十五　治怔忡驚悸癲癇○得效寧志丸方在和陣三百六十與此稍同

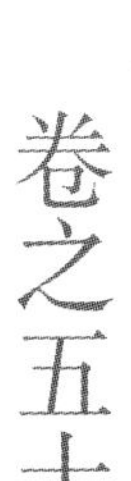

人參　棗仁酒浸　茯苓　栢子仁
當歸　遠志酒浸　茯神　石菖蒲
琥珀各五錢　乳香　硃砂各三錢
右爲末煉蜜丸桐子大每服三五十丸食後棗湯下

寧志膏百十六　治因驚失志
人參　棗仁泡去皮　硃砂各半兩　滴乳香一錢另研
右爲末煉蜜丸彈子大每服一丸薄荷湯下

定志丸百十七　治心氣不足驚悸恐怯或語鬼神喜笑及目不能近視反能遠視乃陽氣不足也宜此方主之○此方與前開心散小異八三
人參　茯苓各二兩　菖蒲　遠志製各一兩
煉蜜丸桐子大硃砂爲衣每服五七十丸米飲下

拔萃八物定志丸百十八　補心神安魂魄去熱除痰

人參一兩半 石菖蒲 茯神 遠志製，各一兩
麥門冬 白朮各五錢 硃砂一錢 牛黃二錢，另研

右爲細末，煉蜜丸桐子大，硃砂爲衣。每服五十丸，米飲下。○一方有茯苓一兩。

十四友丸百十九 治驚悸怔忡

人參 黃芪 當歸 生地黃
遠志 茯神 茯苓 棗仁泡去皮，隔紙炒
阿膠炒 龍腦 紫石英 薄荷
硃砂各一兩

右爲末，煉蜜丸桐子大。每服五七十丸，食後臨臥棗湯下。

秘驗琥珀多寐丸百二十 治健忘恍惚，神虛不寐。

眞琥珀 眞羚羊角細銼 人參 白茯神
遠志製 甘草等分

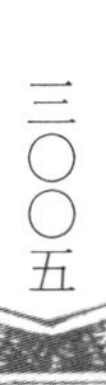

右爲細末豬心血和煉蜜丸芡實大金箔爲衣每服一丸燈心湯嚼下

金匱六味地黃丸一二二　即金匱腎氣丸亦名地黃丸治腎水虧損小便淋瀝頭目眩暈腰腿痠軟陰虛發熱自汗盜汗憔悴瘦弱精神疲困失血失音水泛爲痰病爲腫脹壯水制火之劑也

熟地黃八兩蒸擣　山茱萸　山藥炒各四兩　丹皮

澤瀉　白茯苓各三兩

右爲細末和地黃膏加煉蜜爲丸桐子大每服七八十丸空心食前滾白湯或淡鹽湯任下○此方用水煎湯即名六味地黃湯下八味丸亦同

薛氏八味丸一二三　治命門火衰不能生土以致脾胃虛寒飲食少思大便不實或下元冷憊臍腹疼痛等證○王太僕曰

益火之源以消陰翳即此謂也○即前六味地黄丸加肉桂製附子各一兩

陳氏加減八味丸 一二三 治腎水不足虚火上炎發熱作渴口舌生瘡或牙根潰蝕咽喉疼痛渗汗煩悴等證此臨川陳自明方李氏云凡發背之熱未有不自腎虚而得之者必須五更服加減八味丸○即前六味丸加肉桂一兩五味子四兩炒用肉蓯蓉切片蒸五次焙用○一方五味止用一兩

[illegible]滋陰腎氣丸 一二五 治陰虚潮熱盗汗煩熱作渴筋骨疼痛月經不調等證○即前六味丸加當歸生地各四兩五味子二兩

薛氏加減金匱腎氣丸 一二六 治脾腎陽虚不能行水小便不利腰重脚腫或肚腹腫脹四肢浮腫或喘急痰盛已成臟證其效如神此證多因脾胃虚弱或治失其宜元氣復傷而變

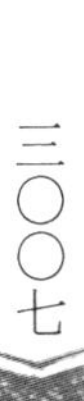

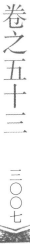

此證若非速救腎中之火則陽氣不充於下何以生土土虛又何以制水此必用之劑也苟不知此必不能救若病在燃眉當變丸為湯治之

熟地四兩酒　山藥　山茱萸　川牛膝

丹皮　澤瀉　車前子　肉桂各一兩

白茯苓三兩　附子製五錢

右為末煉蜜同地黃膏搗丸桐子大每服七八十丸空心米飲下

丹溪滋陰大補丸　一二七　治諸虛不足腰腿疼痛行步無力壯元陽益腎水

熟地二兩　山藥炒　牛膝各兩半　山茱萸

杜仲　巴戟肉　白茯苓　五味子

小茴香炒　肉蓯蓉酒洗去甲新瓦焙乾　遠志甘草湯煮晒乾各一兩

石菖蒲　枸杞各五錢

右爲末紅棗肉和或煉蜜爲丸桐子大每服七八十丸空心淡鹽湯或溫酒任下

六③造丸 一二八　方在寒陣一五六

治陰虛血熱諸證

秘方全鹿丸 一二九　此藥能補諸虛百損五勞七傷功效不能盡述人製一料服之可以延年一紀其法須四人共製一鹿分而服之逾年又共製之四人共製四年則每人得一全鹿若一人獨製一料恐久留變壞藥力不全矣

中鹿一隻　縛殺之退去毛將肚雜洗淨同鹿肉加酒煮熟將肉横切焙乾爲末取皮同雜仍入原湯熬膏和藥末肉末加煉蜜和擣爲丸其骨須酥炙爲末同入之

人參　白朮炒　茯苓　炙甘草

當歸　川芎　生地黃　熟地黃
黃芪蜜炙　天門冬　麥門冬　枸杞
杜仲鹽水炒　牛膝酒拌蒸　山藥炒　芡實炒
兎絲製　五味子　瑣陽酒拌蒸　肉蓯蓉
破故酒炒　巴戟肉　胡盧巴酒拌蒸　川續斷
覆盆子酒拌蒸　楮實子酒拌蒸　秋石　陳皮上各一斤
川椒去目　小茴香炒　沉香　青鹽各半斤

右先須精製諸藥爲末和勻一處候鹿膠成就和搗爲丸梧子大焙乾用生黃絹作小袋五十條每袋約盛一斤懸置透風處用盡一袋又取一袋陰濕天須用火烘一二次爲妙每服八九十丸空心臨卧薑湯鹽湯白湯任下冬月溫酒亦可

壽仙傳班龍丸百三十　壯精神除百病養氣血補百損老人虛人常服延年益壽昔蜀中有道士酣歌酒肆曰尾閭不禁

滄海竭九轉金丹都慢說惟有班龍頂上珠能補玉堂關下血真人仲源索方傳世

鹿角膠　鹿角霜　柏子仁　兎絲子製

熟地黄各八兩　白茯苓　補骨脂各四兩

空心淡鹽湯或酒任下

右將膠先溶化量入無灰酒打糊丸桐子大每服六七十九

秘錄

正龍二至百補丸　此藥固本保元生精養血培復天真大補虛損益五内除骨蒸壯元陽多子嗣充血脈强健筋骸美顔色增延壽算聰明耳目潤澤髭鬚真王道奇品之方功難盡述也

鹿角五十兩鎊剉　取新角連腦骨者佳鋸長二寸許用米泔浸一宿刷洗淨同後藥入罈煮膠

黄精八兩　枸杞　懐熟地　兎絲子淘洗淨

金櫻子去毛子各四兩　天門冬去心　麥門冬去心　川牛膝

龍眼肉　楮實子各二兩

已上十味同用入金華好罈層層放實以新汲淡水入罈平肩用蜜稜布四層包口以新磚壓之置大鍋中井字架木甑蓋好重湯煮三日夜毋得間斷火候傍用小鍋燒滚水不時添注罈內并鍋水勿使乾涸日足取起濾去渣將汁用羅底絹絞出入淨砂鍋內文火熬成膏約一斤半外煉蜜二斤滴水成珠攪入調和後藥杵合爲丸

鹿角霜十兩　人參五兩　黄芪蜜炙　芡實炒

白茯苓　山藥炒　山茱萸　生地黄酒洗蒸過

知母鹽水炒各四兩　北五味子一兩

夏月加川黄柏四兩炒褐色

以上十味爲細末用前膏和匀木杵搗丸梧子大空心淡鹽

湯送下百餘丸隨用煮熟蓮肉或乾棗數枚壓之俾納丹田也

正傳鹿角膠丸 一三二 治血氣虧損兩足痿弱不能行動久卧牀褥者神效

鹿角膠一斤 鹿角霜 熟地各半兩 當歸四兩

人參 牛膝 菟絲子製 白伏苓各三兩

白朮 杜仲各二兩 虎脛骨酥炙 龜板酥炙各一兩

右爲末先將鹿角膠用無灰酒二鐘溶化加煉蜜擣丸桐子大每服百丸空心鹽薑湯下

鹿茸丸 一三三 治脚氣腿腕生瘡及陰虛下元痿弱欬嗽等證

鹿茸酥炙另搗成泥 五味子 當歸 熟地黄各等分

酒糊和丸桐子大每服四五十丸溫酒或鹽湯任下

集驗鹿茸丸 一三四 治諸虛勞倦，補心腎，益氣血。

鹿茸酥炙 熟地黃 當歸 枸杞
棗仁炒 附子製 牛膝 遠志薑汁浸炒
山藥 沉香 肉蓯蓉酒浸，各一兩 麝香五分

煉蜜丸，桐子大。每服五十丸，鹽湯下。

三因鹿茸丸 一三五 治失志傷腎，腎虛消渴，小便無度。

鹿茸酥炙 麥門冬 熟地黃 黃芪炙
五味 肉蓯蓉 雞內金酒炒 山茱萸
破故紙炒，各七錢 茯苓 人參 牛膝酒浸
玄參 地骨皮各半兩

右為末，煉蜜丸，桐子大。每服七八十丸，米飲下。

本事麋茸丸 一三六 治腎虛腰痛，不能轉側。

麋茸鹿茸亦可 菟絲子製，各一兩 舶茴香五錢

右爲末，以羊腎一對，用酒煮爛，去膜，研如泥，和丸桐子大，陰乾。如太乾，以酒糊佐之。每服三五十丸，溫酒或鹽湯下。

楊氏還少丹 一三七 治脾腎虛寒，飲食少思，發熱盜汗，遺精白濁，眞氣虧損，肌體瘦弱等證。

熟地黃二兩 山藥 山茱萸 杜仲薑湯炒

枸杞二兩 牛膝酒浸 遠志炒薑汁浸 肉蓯蓉酒浸

北五味 川續斷 楮實子 舶茴香

兎絲子製 巴戟肉餘各一兩

右爲細末，煉蜜丸桐子大。每服五十丸，空心鹽酒下。

無比山藥丸 一三八 治諸虛損傷，肌肉消瘦，耳聾目暗，常服壯筋骨，益腎水，令人不老。

山藥二兩 兎絲子三兩酒浸煮 五味揀淨六兩 肉蓯蓉四兩切片酒浸焙

杜仲三兩炒 牛膝一兩酒浸蒸 熟地 澤瀉

山茱萸　茯苓　巴戟肉　赤石脂各一兩

右爲細末煉蜜和丸桐子大每服三五十丸食前溫酒或米飲下

還元丹一三九　一名延年益壽不老丹○此藥大補元氣服一月自覺異常功效不可盡述○按此方爲陰虛血熱者宜之諸陽虛者不可用

何首烏半斤　用米泔水浸軟竹刀刮去皮分四製忌鐵器以砂鍋瓦器盛酒拌芝麻蒸一次晒乾又用羊肉一斤切片拌蒸一次晒乾再用酒拌蒸一次黑豆拌蒸一次各晒乾

熟地　生地酒浸焙各三兩　天冬　麥冬各未一兩

人參五錢　地骨皮童便浸晒　白茯苓酒浸晒乾取末各一兩

右取乳汁六兩白蜜十兩同煉一器中合前末爲膏磁器盛

貯勿令泄氣不拘時服一二匙沸湯激點之

經驗養榮丸 百四十 治男婦氣血兩虛精神短少脾胃不足形體羸瘦

人參　白术土炒　當歸　熟地黄

黄芪　芍藥　山藥各一兩　遠志製

生地黄　山茱萸各半兩　白茯苓二兩　陳皮八錢

右爲細末用鴨一隻取血入煉蜜和丸桐子大每服八九十丸食前淡鹽湯送下或酒亦可

三才丸 一四一

天門冬　熟地黄　人參等分

右爲末煉蜜丸服

七珍至寶丹 一四二 補血生精瀉火益水强筋骨黑鬚髮補益之功甚大

何首烏 赤白各半斤酒浸軟竹刀刮去皮同牛膝蒸

川牛膝 半斤淨用黑豆三升同何首烏層層拌鋪甑內蒸極熟取出去豆與何首烏共搗如泥

白茯苓 一斤用人乳五升煮乾爲度

赤茯苓 一斤用牛乳五升煮乾爲度

當歸 四兩酒浸焙乾 枸杞 四兩 破故 炒香 兎絲子 製各半兩

煉蜜爲丸雞頭子大每服一丸日進三服空心溫酒午後薑湯臨卧鹽湯送下

固補髓丹 一四三 治老人虛弱腎傷腰痛不可屈伸

杜仲 十兩 補骨脂 用芝麻五兩同炒以芝麻黑色無聲爲度去麻不用十兩

鹿茸 四兩燎去毛酒浸炙

右爲末用胡桃肉三十箇浸去皮搗爲膏入麪少許煮糊爲丸桐子大每服百丸溫酒鹽湯任下

枸杞子丸 一四四 治腎虛精滑補精氣

甘州枸杞　黄精九蒸九晒

右二味等分相和搗作餅子焙乾爲末煉蜜丸桐子大每服百餘丸空心溫酒送下

局方 青娥丸 一四五 治腎虛腰痛益精助陽烏鬚壯脚力婦人隨證用引吞送神效

破故紙四兩炒香　杜仲淨八兩薑湯炒　胡桃肉十兩

右爲末用蒜四兩搗膏和丸桐子大每服三五十丸空心溫酒送下〇一法不用蒜以酒糊爲丸或煉蜜爲丸服者更佳〇按此方可加巴戟肉大茴香各四兩爲丸妙或再加肉蓯蓉亦可

良方 加味青娥丸 一四六 補諸虛不足滋陰益陰陽美容顏健腰膝止腰痛尤效

破故炒　小茴鹽水炒　胡蘆巴炒各四兩　杜仲三兩薑汁炒

胡桃肉二十五個　蓮蕊一兩　青鹽煅五錢　穿山甲酥炙三錢五分

右爲末將胡桃肉搗爛加酒煮麪糊爲丸桐子大每服三十丸空心溫酒下

十補丸一四七　方在熱陣一七四

治腎藏虛冷等證

保命煨腎丸一四八　治腎肝虛損骨痿不能起牀筋弱不能收持及脾損穀不化善益精緩中消穀

杜仲薑湯炒　牛膝　萆薢　白蒺藜

防風　兎絲子製　胡蘆巴　肉蓯蓉酒浸

破故紙酒炒各等分　官桂減半

右將豬腰子製如食法搗爛加煉蜜和杵千餘爲丸桐子大每服五七十丸空心川溫酒送下治腰痛不起甚效

居方煨腎散 一四九　治腎虛腰痛

杜仲 薑汁炒　花椒 炒出汗　食鹽 少許

右為末，以猪腰子一枚，薄批作五七片，以椒鹽淹去腥水，摻杜仲末三錢在內，以薄荷包，外加濕紙二三層，煨熟食之，酒下。

安腎丸 百五十　方在熱陣一六七

治腎經積冷，下元衰弱。

小安腎丸 一五一　方在熱陣一六八

治腎氣虛乏，多溺，腰膝沉重。

石刻安腎丸 一五二　方在熱陣一六九

治真氣虛憊，夢遺便數，腳膝軟弱。

紅鉛丸 一五三　一名一烝丹〇一　乃入精妙合丸

紫河車　即頭產壯盛男胎者，具以銀鍼挑去紫血，米

泔水洗淨用酒醋煮爛焙熟

人乳　以磁罐盛晒乾者四兩（一）或以茯苓末一兩收晒至五兩者亦可

秋石　以童男女小便煉成者四兩

紅鉛　亦名先天梅子五錢　此室女初次經血扣算女子年歲凡五千四十八日即女子天癸將至之日須預備錫船候取以茯苓末收滲晒乾或以絲綿滲取用烏梅煎湯洗下去水晒乾亦可

右為細末煉蜜為丸每丸重七錢　此藥俗傳云以人補人得先天之氣神妙不可盡述每丸價一兩

打老兒丸　一五四

熟地　山藥炒，各五兩　牛膝酒洗　巴戟枸杞湯洗炒

楮實子去浮　枸杞　石菖蒲　遠志肉甘草湯製

白茯苓去筋　杜仲鹽水炒　北五味蜜水拌蒸一二時搗餅焙乾

山茱萸去核各四兩　小茴香　續斷各三兩　肉蓯蓉切片酥炒五兩

右爲末，煉蜜丸桐子大，每服五六十丸，空心午前臨睡時，或酒或鹽湯下百餘丸。

肉蓯蓉丸 一五五　治腎虛耳聾

肉蓯蓉酒浸宿　菟絲子酒浸煮研　山茱萸　白茯苓

熟地黃　人參　官桂　防風

芍藥　黃芪各五錢　附子炮　羌活

澤瀉各二錢半　羊腎一對，薄切去筋膜炙乾

煉蜜丸桐子大，每服三五十丸，空心溫酒下。

四味肉蓯蓉丸 一五六　方在固陣六二

治小便不禁

黃芪丸 一五七　治虛風羸瘦，心神虛煩，筋脉拘攣疼痛，少睡

黄芪炙　人參　熟地黄　白茯苓

薏苡仁　山茱萸各二兩　棗仁　羌活去蘆

當歸　羚羊角屑　枸杞子　桂心各七錢半

防風　遠志各半兩

右爲細末煉蜜和丸梧子大每服七八十丸溫酒下不拘時

二丹丸一五八　治風邪健忘和血養神定志內安心神外華

腠理

丹參　天門冬　熟地黄

白茯苓　甘草各一兩　人參　丹皮

遠志各半兩

右爲細末煉蜜和丸桐子大以硃砂半兩爲衣每服五七十

丸加至百丸空心煎愈風湯送下

潤燥益血丹一五九　治大便燥久虛亡血

當歸酒浸焙 熟地黃等分

右爲末煉蜜丸彈子大細嚼酒下一丸

集要四神丸百六十 治腎臟虛弱小便頻數不禁

五味子 兔絲餅各四兩 熟地黃六兩 肉蓯蓉一斤去甲

右爲末酒煮山藥糊丸桐子大每服五十丸空心鹽湯下

局方虎骨四斤丸六一

宣州木瓜去瓤 天麻去蘆 肉蓯蓉洗淨 牛膝焙乾各一斤

附子炮去皮臍二兩 虎骨酥炙一兩

右先將前四味用無灰酒五升浸春秋五日夏三日冬十日取出焙乾入附子虎骨共爲末用前浸藥酒打麪糊丸梧子大每服五十丸食前鹽湯送下

加味四斤丸一六二 治肝腎二經氣血不足足膝酸痛步履不隨如受風寒濕毒以致腳氣者最宜服之

虎脛骨酥炙一兩　乳香另研　沒藥另研各五錢　川烏炒去皮一兩

肉蓯蓉　牛膝各一兩半　天麻一兩　木瓜一斤去穰蒸

右各爲末先將木瓜蓯蓉搗膏加酒糊和杵丸桐子大每服七八十丸空心溫酒或鹽湯任下

四二加味四斤丸　一六三　治腎虛肺熱熱淫於內致筋骨痿弱不能收

肉蓯蓉酒洗　牛膝酒洗　天麻　木瓜

鹿茸酥炙　熟地黄　五味酒浸　兔絲子酒煮等分

右爲末煉蜜丸桐子大每服五十丸食前溫酒或米飲送下

○劉宗厚曰按此方云熱淫於內而用溫補何也然陰血衰弱血不養筋筋緩不能自收持今陽燥熱淫於內故用此以養陽滋陰陰實則水升火降矣

金剛丸　一六四　治腎損骨痿不能起牀宜此益精

萆薢　杜仲薑汁炒　肉蓯蓉酒洗　兎絲子製

右用酒煮豬腰子搗丸桐子大每服五七十丸空心溫酒送下

人參膏一六五

用人參十兩細切以活水二十盞浸透入銀石器内桑柴火緩緩煎取十盞濾汁再以水十盞煎渣取汁五盞并入前汁合煎成膏磁瓶收貯隨證作湯使調服○丹溪云多慾之人腎氣衰憊欬嗽不止用生薑橘皮煎湯化膏服之○浦江鄭兄五月患痢又犯房室忽發昏運不知人事手撒目暗自汗如雨喉中痰鳴聲如拽鋸小便遺失脉大無倫此陰虧陽絶之證也予令急煎大料人參膏仍與灸氣海十八壯右手能動再三壯唇口微動遂與膏服一盞半夜後服三盞眼能動盡三斤方能言而索粥盡五斤而痢止至十斤而全安若作

風治則誤矣○一人背疽服內托十宣藥已多膿出作嘔發熱六脈沉數有力此潰瘍所忌也遂用大料人參膏入竹瀝飲之參盡十六斤竹伐百餘竿而安後經旬餘值大風拔木瘡復起有膿中有紅線一道過肩胛抵右脅予曰急作參膏以芎歸橘皮作湯入竹瀝薑汁飲之盡三斤而瘡潰調理乃安若癰疽潰後氣血俱虛嘔逆不食變證不一者以參芪歸朮等分煎膏服之最妙

校注

①臞仙：即朱权，朱元璋第十六子。

②加：据文义，疑当作『如』。

③六：据前目录及『寒阵一五六』，当作『大』。

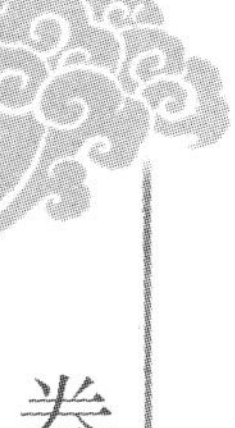

會稽　張介賓　會卿著
會稽　魯　超　謙菴訂

和陣

局方二陳湯一　治痰飲嘔惡風寒欬嗽或頭眩心悸或中脘不快或因生冷或飲酒過多脾胃不和等證

陳皮　半夏制各三錢　茯苓二錢　炙甘草一錢

水二鍾薑三五片棗一枚煎八分食遠服

加減二陳湯二　治嘔吐吞酸胃脘痛呃逆

即前方加丁香九粒氣滯甚者可加一二錢

丹溪加味二陳湯三　治食鬱痰滯胸膈不快

蒼朮米泔浸　白朮炒　橘紅　半夏泡

茯苓　　川芎　　香附各八分　枳殼

黃連薑炒　甘草各五分

水盞半煎八分食前稍熱服

二术二陳湯四　治一切嘔吐清水如注

蒼术土炒　白术炒　陳皮　半夏制

茯苓各一錢　炙甘草五分

水一鍾半薑三片棗一枚煎八分稍熱服○虛寒者加人參煨乾薑○痰飲加南星倍半夏○宿食加神麴砂仁

宣明黄芩二陳湯五　治熱痰

黄芩　陳皮　半夏　茯苓等分

甘草減半

水一鍾半薑三片煎七分食遠服

辨疑柴葛二陳湯六　治一切痱暑濕勞食等證

柴胡　乾葛　陳皮　半夏
川芎　黄芩各等分若陰瘧除此味
茯苓　甘草　白术　蒼术制

水二鍾薑三片煎服○內乾葛川芎蒼术乃發散之劑若久瘧及發散過者除之○陽分汗多加人參黄芪去乾葛○陰分虚者加酒炒芍藥當歸生地○久瘧微邪潮熱加四君子湯去袪邪之藥○若欲截瘧加常山檳榔青皮貝母各一錢

桂附二陳湯七　方在熱陣百十五

治寒瘧厥冷

金匱小半夏湯八　治嘔吐穀不得下及心下有飲者

半夏一升　生薑半斤

右二味以水七升煮取一升半分温再服○局方用半夏五錢生薑二錢半水一鍾半煎服

金匱　小半夏加茯苓湯九　治卒嘔吐心下痞膈間有水眩悸者

即前方加茯苓三兩煎法同

金匱　大半夏湯十　治胃反不受食食入即吐〇外臺云治嘔而心下痞鞕者

半夏二升洗完用　人參三兩　白蜜一斤

右三味以水一斗二升和蜜揚之二百四十遍煮藥取二升半溫服一升餘分再服

御藥　大半夏湯十一　一名橘皮湯　治痰飲及脾胃不和

半夏　陳皮　白茯苓各二錢

水二鍾薑五片煎八分溫服

茯苓半夏湯十二　治嘔吐噦心下堅痞膈間有水痰眩驚悸及小兒等病

白茯苓二兩　半夏五錢

右每服三五七錢，薑水煎服。

直明 橘皮半夏湯 十三 治痰涎壅嗽久不已者，常服潤燥解肌熱止嗽。

陳皮五錢　半夏制，二錢半

水一鍾半，加生薑三五片，煎七分，溫服。

張機 秫米半夏湯 十四 久病不寐者神效，世醫①解用之。

秫米一升　半夏五合

右用千里長流水八升，揚之萬遍，取清者五升，煮秫米半夏，炊以葦薪，令竭至一升半，去渣，飲汁一小杯，日三服。其新病者，覆杯即臥，汗之即已；久病者，三日而已也。

東垣 半夏白朮天麻湯 十五 治眩暈及足太陰痰厥頭疼。

半夏錢半　白朮　神曲炒，各一錢　麥芽

陳皮各錢半　人參　黃芪　茯苓

蒼朮　天麻　澤瀉各五分　黄栢三分

乾薑三分

右㕮咀每服半兩水二鍾煎八分食遠熱服

金匱黄芩半夏生薑湯 十六 治乾嘔而利者

黄芩　生薑各三兩　炙甘草　芍藥各二兩

半夏半升　大棗十二個

右六味以水一斗煮取三升去滓溫服一升日再夜一服

東垣平胃散 十七 治脾胃不和不思飲食心腹脇肋脹滿刺痛嘔噦惡心吞酸噫氣體重節痛自利霍亂噎膈反胃等證

厚朴薑製炒　陳皮去白各五兩　蒼朮泔浸炒八兩　炙甘草三兩

本方加人參茯苓各二兩即名參苓平胃散

右爲末每服二錢水一鍾薑三片棗二枚煎七分去渣溫服○或去薑棗入鹽一小撚以沸湯點服亦可○如小便不

利加茯苓澤瀉○如飲食不化加神麯麥芽枳實○如胃中氣痛加木香枳實或枳殼○如脾胃困倦加人參黄芪○如有痰加半夏○如便難腹脹加大黄芒硝○如脉大内熱加黄連黄芩

調氣平胃散十八 治胃氣不和脹滿腹痛

厚朴制 陳皮 木香 烏藥
白豆蔻 砂仁 白檀香各一錢 甘草五分
蒼术錢半 藿香一錢二分

水一鍾半生薑三片煎八分食遠温服

錢氏益黄散十九 治脾土虚寒寒水反來侮上②而嘔吐不食或肚腹作痛或大便不實手足逆冷等證

陳皮一兩 青皮 訶子肉炮去皮 炙甘草各半兩
丁香二錢

右每服四錢水煎服

藿香正氣散二十　治外感風寒內停飲食頭疼寒熱或霍亂泄瀉痞滿嘔逆及四時不正之氣瘧痢傷寒等證

藿香　紫蘇　桔梗　白芷

大腹皮各錢　陳皮　半夏　茯苓

甘草　白朮　厚朴各八分

水二鍾薑三片棗一枚煎八分熱服取汗

不換金正氣散二一　治脾氣虛弱寒邪相搏痰停胸膈致發寒熱或作瘧疾或受山嵐瘴氣等證

厚朴薑製　藿香　半夏　蒼朮米泔浸

陳皮各一錢　甘草炙五分

薑棗水煎服

陳氏不換金正氣散二二　治感冒風寒或傷生冷或瘴瘧或痰

痛

蒼朮米泔浸炒　厚朴薑汁炒各四分　橘紅三兩　炙甘草

半夏制　藿香各二兩　人參　木香濕紙裹煨

白茯苓各一兩

右每服一兩，薑棗水煎服。

徐氏正氣散 二三　正胃氣，進飲食，退寒瘧、食瘧、瘴氣、脾胃滯者用之爲宜

藿香　草果各二兩　半夏制　陳皮

厚朴　砂仁　炙甘草各一兩

右爲末，每服三錢，加生薑七片、棗三枚，同煎，候瘧未發前和渣服。

濟生大正氣散 二四　治脾胃不和，爲風寒濕氣所傷，心腹脹悶，有妨飲食

白朮　陳皮各二錢　半夏薑製　藿香葉

厚朴薑炒　桂枝　枳殼　檳榔

乾薑炮各錢　甘草炙五分

水一鍾半薑三片棗一枚煎七分不時温服

東垣升陽益胃湯二一五　治秋燥令行濕熱少退脾胃虛弱怠惰嗜臥體重節痛四肢不收口苦舌乾飲食不消大便不調小便頻數兼見肺病洒淅惡寒慘慘不樂面色惡而不和乃陽氣不伸故也當升陽益胃○艮方無黃芪甘草半夏芍藥四味

人參　炙甘草　半夏脉濇者加用各一錢　黃芪二錢

白朮三分　白芍　防風　羌活

獨活各五分　柴胡　茯苓小便利不淋者勿省勿用澤瀉用各三分

陳皮四分　黃連二分

右㕮咀每服三錢漸加至五錢生薑五片棗一枚水三鍾煎一鍾早飯午飯之間溫服忌語話一二時及酒濕助火之物

○服藥後如小便畢而病反增是不宜利小便也當去茯苓澤瀉若得當食增食初一二日間不可太飽恐藥力尚淺胃氣再傷不得轉運也或用美食以助藥力而滋胃氣慎不可淡食以損藥力而助邪氣之沉降也亦可小役形體使胃氣升發切勿大勞致令復傷但以胃氣安靜爲尤善

海藏 白术湯 二六 治風濕惡寒脉緩

白术 防風 甘草

右㕮咀加生薑煎服

濟生 白术湯 二七 治五臟受濕欬嗽痰多氣喘身重脉濡細

白术 橘紅 半夏 茯苓各二錢

炙甘草一錢

水一鍾半薑五片煎七分食遠服

良方三味白术湯 二八　方在婦人十二

治妊娠內熱心痛

良方四味白术湯 二九　方在婦人十三

治妊娠胃虛惡阻

白术散 三十　治自汗盜汗極效

白术 半斤

右將白术切成小塊用浮麥一升水一斗同煮煎乾如白术尙硬再加水煮透爛取起切片焙乾爲末每服二三錢仍用浮麥煎湯食遠調服○如治小兒以炒黃芪煎湯量兒大小與服○忌蘿蔔辛辣炙煿之物乳母尤忌

宣明白术散 三一　方在固陣三

治虛風多汗痿弱

良方白术散 三二 方在婦人十一

治妊娠傷寒内熱等證

調胃白术散 三三 治脾胃不和腹脹泄瀉身面浮腫

白术　茯苓各二錢　陳皮　白芍藥炒

澤瀉　檳榔各一錢　木香五分

水二鍾薑三片煎八分食遠服○如腫不退倍加白术并枳實麩炒一錢

白术芍藥湯 三四 治脾經受濕水泄體重微滿困弱無力不欲飲食或暴泄無數水穀不化宜此和之

白术炒　芍藥炒各一兩　甘草炒半兩

右每用一兩水煎服

草窗白术芍藥散 三五 治痛瀉要方

白术炒三兩　芍藥炒二兩　陳皮炒兩半　防風一兩

右或煎或丸或散皆可用久瀉者加炒升麻六錢

金匱苓桂术甘草湯 三六 病痰飲者當以溫藥和之凡心下有痰飲胸脇支滿目眩此方主之

茯苓四兩 桂枝 白术各三兩 甘草二兩

右以水六升煮取三升溫分三服小便則利

神术散 三七 治傷寒頭痛身熱等證

蒼术二錢 川芎 藁本 甘草各一錢

水二鍾薑三片煎一鍾不拘時服

局方神术散 三八 方在散陣六五

治四時瘟疫頭疼發熱

海藏神术散 三九 治風濕惡寒脉緊

蒼术 防風 甘草

右㕮咀加葱白煎服○治剛痓無汗者加羌活或獨活麻黃

約號沉香降氣散 四十 治陰陽壅滯氣不升降胸膈痞塞或留飲吞酸脇下妨悶

沉香 二錢八分　砂仁 七錢半　香附子 去毛鹽水炒六兩二錢五分

炙甘草 五錢五分

右爲極細末每服二錢入鹽少許沸湯調不拘時服或淡薑湯亦可

和劑蘓子降氣湯 四一 治心腹脹滿喘促氣急消痰進食

蘓子 炒　半夏麯　前胡　當歸

陳皮　厚朴 制各八分　桂枝　甘草 各三分

水二鍾薑三片煎七分不拘時服

[illegible]小降氣湯 四二 治濁氣在上痰涎壅盛

家紫蘓　台烏藥　白芍　陳皮 各二錢

炙甘草 五分

水一鍾半生薑三片棗一枚煎七分食遠服

統旨 木香順氣散 四三 治氣滯腹痛脇痛

木香　香附　檳榔　青皮

陳皮　枳殼　砂仁　厚朴制

蒼朮各一錢　炙甘草五分

水二鍾薑三片煎八分食遠服

局方 木香調氣散 四四

木香　白檀香　白豆蔻　丁香各二錢

炙甘草　藿香各八錢　砂仁四錢

右為末每服二錢入鹽少許沸湯點服

流氣飲子 四五 治三焦氣壅五臟不和胸膈痞滿肩背攻痛嘔吐氣喘痰盛浮腫等證○即外科方脉流氣飲

木香磨汁　檳榔　青皮　陳皮

枳殻　烏藥　大腹皮　枳實
茯苓　紫蘇　桔梗　防風
黄芪　當歸　川芎　芍藥
甘草　半夏制，各等分

水一鍾半，薑三片，棗一枚，煎服。

和剂二十四味流氣飲 四六 調營衛，利三焦，行痞滯，消腫脹。

紫蘇　陳皮　青皮　厚朴制
炙甘草　香附炒，各四兩　木通二兩　大腹皮
丁香皮　檳榔　肉桂　木香
草果　莪术炒　藿香各一兩半　麥冬
人參　白术　赤茯苓　木瓜
白芷　半夏　枳殻炒　石菖蒲各一兩

右每服三錢，薑四片，棗二枚，水煎服。

七氣湯 四七　治七情之氣鬱結於中心腹絞痛不可忍及不能飲食

半夏制五兩　人參　肉桂　甘草炙各一兩

右每服三五錢水一鍾半薑三片煎八分服

三因七氣湯 四八　治如前　按此方即局方四七湯也 在後九七

半夏五兩制　茯苓四兩　厚朴三兩　紫蘇二兩

右每服三五錢薑七片棗二枚水煎服

加味七氣湯 四九

即前七氣湯加厚朴茯苓各等分

局方七氣湯 五十　治七情鬱結臟氣互相形[3]剋陰陽不和揮霍撩亂吐瀉交作

半夏制　厚朴　芍藥　茯苓各一錢

人參　肉桂　橘紅　紫蘇各一錢

水二鍾加薑棗煎服

指迷七氣湯五一　治七情相干陰陽不得升降氣道壅滯攻衝作疼積聚癥瘕脹滿等證

半夏　甘草各七分半　香附錢半　青皮

陳皮　桔梗　官桂　藿香

益智　莪朮煨各一錢

右每服三五錢薑三片棗一枚水煎服○統旨七氣湯有三稜玄胡索薑黃草豆蔻無半夏桔梗○濟生大七氣湯有三稜無半夏

四磨飲五二　治諸逆氣

沉香　烏藥　枳實　檳榔

右四味用白湯共磨服或下養正丹尤佳○一方用白酒磨○濟生方用人參無枳實○本方加木香即名五磨飲

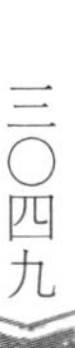

濟生疏鑿飲五三　治水氣通身浮腫喘呼氣急煩渴大小便不利

澤瀉　茯苓皮　木通　商陸

大腹皮　檳榔　羌活去蘆　秦艽去蘆

椒目　赤小豆炒

右㕮咀每服六七錢水一鍾半薑五片煎服

良方厚朴湯五四　治心腹脹滿此病氣壅實者之治法也

厚朴四兩五錢薑汁炒

加生薑五七片水煎溫服○或間用沉香降氣散

木香寬中散五五　治七情傷於脾胃以致胸膈痞滿停痰氣逆或成五膈之病

青皮　陳皮　丁香各四兩　厚朴制一斤

甘草炙五兩　白豆蔻二兩　香附炒　砂仁

木香各三兩

右爲末，每服二錢，薑鹽湯調服。○若脾胃虛損之證，不可過服，或與六君子兼用之。

良方木香分氣飲五六 治氣滯鬱結，四肢腹急，中滿，胸膈脇肋膨脹，虛氣上衝，小便臭濁。

木香 豬苓 澤瀉 赤茯苓
半夏 枳殼 檳榔 燈草
蘓子等分

右㕮咀，每服一兩，水一鍾半，煎八分，入麝香末少許，食遠服。

良方人參木香散五七 治水氣病。

人參 木香 茯苓 滑石
琥珀 海金沙 枳殼 檳榔
豬苓 甘草等分

右㕮咀每服一兩生薑三片水一鍾半煎七分日進三服不拘時

消導寬中湯五分　治氣滯食滯水腫脹滿

白术一錢半　枳實麩炒　厚朴薑製　陳皮

半夏　茯苓　山查　神麴炒

麥芽炒　蘿蔔子炒各一錢

水一鍾半薑三片煎八分食遠服○小便不利加豬苓澤瀉

化滯調中湯五九　治食滯脹滿

白术錢半　人參　白茯苓　陳皮

厚朴薑汁炒　山查　半夏各一錢　神麴炒

麥芽炒各八分　砂仁七分

水一鍾半薑三片煎七分食前服○脹甚者加[illegible]炒用一錢麵食傷者尤宜用

索矩三和湯六十 治脾濕腫滿

陳皮 厚朴薑炒 白朮 檳榔各一錢

紫蘇七分 海金沙 木通各五分

水一鍾半薑三片棗一枚煎七分食遠服

寶鑑導滯通經湯六一 治脾濕氣不宣通面目手足浮腫

木香 白朮 桑白皮 陳皮各五錢

茯苓一兩

右㕮咀每服七八錢水一鍾半煎八分食前溫服

良方導水茯苓湯六二 治水腫頭面手足徧身腫如爛瓜之狀按而塌陷胸腹喘滿不能轉側安睡飲食不下小便秘澀溺出如割或如黑豆汁而絕少服喘嗽氣逆諸藥不效者用此即漸利而愈

赤茯苓 麥門冬去心 澤瀉 白朮各三兩

桑白皮　紫蘇　檳榔　木瓜各一兩

大腹皮　陳皮　砂仁　木香各七錢半

右㕮咀每服一二兩水二鍾燈草三十根煎八分食前服○如病重者可用藥五兩再倍加麥冬及燈草半兩以水一斗於砂鍋內熬至一大椀再下小銚內煎至一鍾五更空心服柤再煎進此三服自然小水通利一日添如一日

健脾散六三　和中健胃消食快氣

人參　白术炒　丁香　藿香

砂仁炒　肉果煨　神麯炒　炙甘草等分

右爲細末每服二錢不拘時橘皮湯下

參术健脾湯六四　治脾虛兼滯脹滿

人參　白茯苓　陳皮　半夏

砂仁　厚朴薑制各一錢　白术二錢　甘草三分

水一鍾半薑三片煎七分食遠服○加神麯麥芽山查消脹尤佳

三 當歸散 六五　水腫之疾多由火不養土土不制水故水氣
四 盈溢脉道閉塞滲透經絡發爲浮腫心腹脹滿之證

當歸　桂心　木香　赤茯苓

木通　檳榔　赤芍藥　牡丹皮

陳皮　白术各一錢半　木瓜一片[4]

水二鍾加紫蘇五葉煎八分不拘時服

當歸活血散 六六　治瘀血脹滿

赤芍藥　歸尾酒洗　生地黃各錢半　桃仁去皮尖炒

紅花酒洗　香附童便浸各一錢　川芎　牡丹皮

玄胡索　蓬术炮各八分　三稜炮　青皮各七分

水一鍾半煎七分食前服

局方五皮散 六七　治風濕客於脾經以致面目虛浮四肢腫滿心腹膨脹上氣急促兼治皮水胎水

五加皮　地骨皮　大腹皮　茯苓皮

生薑皮 等分

右㕮咀每服三錢水一大鍾煎七分熱服無時

澹寮五皮散 六八　治病後身面四肢浮腫小便不利脉虛而大此由諸氣不能運行散漫於皮膚肌腠之間故令腫滿此藥最宜

大腹皮　陳皮　生薑皮　桑白皮 炒

赤茯苓皮 各等分

右㕮咀每服五六錢水一大鍾煎八分不拘時溫服日三次忌生冷油膩堅硬之物

沉香琥珀丸 六九　治水腫一切小便不通難治之證

沉香　郁李仁去皮　葶藶炒各兩半　琥珀

杏仁去皮尖　紫蘇　赤茯苓　澤瀉各半兩

橘紅　防己各七錢半

右為細末，煉蜜丸梧子大，以麝香為衣，每服二十五丸，漸加至五七十丸，空心人參湯送下，量虛實增減。

法製陳皮 七十　消食化氣，寬利胸膈，美進飲食。

茴香炒　甘草炙各二兩　青鹽炒一兩　乾薑

烏梅肉各半兩　白檀香二錢半

右六味共為末，外以廣陳皮半斤，湯浸去白淨，取四兩，切作細條子，用水一大碗，煎藥末三兩，同陳皮條子一處，慢火煮，候陳皮極軟，控乾，少時用餘剩乾藥末拌勻，焙乾，每服不均多少，細嚼，溫薑湯下，無時。

家秘袪痛散 七一　治諸般心氣痛，或氣滯不行，攻刺心腹痛連

胸脇小腸吊疝及婦人血氣刺痛此方屢用無不神效

青皮 五靈脂去石 川楝子 川山甲

大茴香各二錢 良薑香油炒 玄胡索 沒藥

檳榔各錢半 沉香一錢 木香錢二分 砂仁少許

右咀用木別子仁一錢二分同前藥炒令焦燥去木別不用

共爲細末每服一錢加鹽一星用酒或滚水送下

調痛散 七二 治脾痛氣膈

木香 丁香 檀香 大香附

台烏藥 莪术 肉桂 片薑黄

白生薑 白豆蔻 砂仁 炙甘草等分

右咀每服二錢半加紫蘇四葉煎湯服

一捻止痛散 七三 方在熱陣百八

治心痛

良方 烏藥散 七四 治血氣壅滯，心腹作痛。

烏藥　莪术醋浸炒　桂心　桃仁　當歸　青皮　木香等分

右爲末，每服二錢，熱酒調下。

奇效 手拈散 七五 治心脾氣痛。

延胡索　五靈脂　草果　没藥等分

右爲細末，每服二三錢，不拘時，熱酒調下。

良方 遊山方 七六 治心脾痛，此藥極奇。葉石林遊山，見一小寺頗整潔，問僧所以仰給者，則曰：素無田產，亦不苦求，只貨數藥以贍，其脾疼藥最爲流布。有詩云：

草果玄胡索，靈脂并没藥，

酒調一二錢，一似手拈却。

右等分爲末，每服三錢，不拘時，溫酒調下。

舒筋湯七七　一名如神湯　治悶腕血滯腰腹疼痛及產後血滯作痛者更妙

當歸　玄胡索　桂心等分

右為細末每服二錢不拘時溫酒調服〇一方加杜仲牛膝桃仁續斷亦可

丹溪玄桂丸七八　治死血留胃脘當心作痛

玄胡索一兩半　官桂　紅花　紅麴

滑石各五錢　桃仁三十粒

右為細末湯浸蒸餅為丸綠豆大每服四十九薑湯下

潔古枳术丸七九　治痞積消食強胃

枳實去瓤麩炒一兩　白术麩炒二兩

右為末荷葉裹燒飯為丸桐子大每服五十丸白术湯下但久服之令人胃氣強實不復傷也〇東垣橘皮枳术丸在前

方加陳皮一兩半夏一兩即名橘半枳朮丸

香砂枳朮丸 八十　破滯氣消宿食開胃進食

木香　砂仁各五錢　枳實麩炒一兩　白朮米泔浸炒二兩

右制服如朮丸法

麯蘗枳朮丸 八一　治強食多食心胸滿悶不快

神麯炒　麥蘗炒　枳實麩炒各一兩　白朮二兩

右制服如枳朮丸法

東垣木香人參生薑枳朮丸 八二　開胃進飲食

木香三錢　人參五錢　乾生薑二錢半　陳皮四錢

枳實一兩炒　白朮一兩半

右爲細末荷葉燒飯爲丸桐子大每服三五十丸食前溫水下

東垣加味枳朮丸 八三　治脾胃虛弱食積氣滯胸腹脹滿當服

進食寬中和暢脾胃

白朮泔浸土炒二兩　枳實麩炒一兩　神麯炒　麥芽炒

陳皮　山查　香附炒各一兩　砂仁炒半兩

如前法丸服

丹溪枳實丸八四　專治食積痞塊

枳實　白朮　山查　麥芽

神麯　半夏各一兩　蒼朮　陳皮各五錢

木香錢半　黃連三錢

荷葉蒸飯爲丸桐子大每服百丸食後薑湯下

續醫大健脾丸八五　又名百穀丸〇徐東臯曰此方健脾養胃

滋穀氣除濕熱寬胸膈去痞滿久服強中益氣百病不生

人參　白茯苓飯上蒸　廣陳皮各二兩　枳實飯上蒸

青皮米醋洗　半夏麯炒　山查肉飯上蒸各一兩　白朮土炒三兩

穀芽炒一两 白豆蔻炒 广木香各五钱

川黄连一两六钱，同吴茱萸五钱浸，炒赤色，去茱萸

右为末，用长流水煮荷叶老米粥捣丸绿豆大。每服百丸，食前白汤下。○愚按：此方虽佳，但脾多畏寒，若非有火，当去黄连，或仍加炮姜一二两为妙。

杨氏启脾丸八六 治脾胃不和，气不升降，中满痞塞，心腹膨胀，肠鸣泄泻，不思饮食。

人参 白术 陈皮 青皮去穰 神曲炒 麦芽炒 砂仁 厚朴 乾姜各一两 甘草一两半，炙

炼蜜为丸，弹子大。每服一丸，食前细嚼，米饮下。

和中丸八七 治久病厌厌不能食，而脏腑或秘或溏，此皆胃虚所致，常服之，和中理气，消痰积，去湿滞，厚肠胃，进饮食。

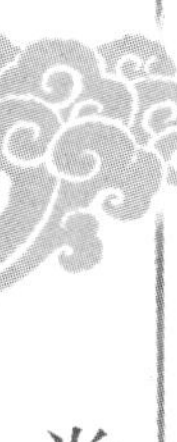

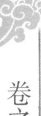

白朮麩炒二兩四錢　厚朴薑製二兩　陳皮一兩六錢　半夏湯泡一兩
檳榔五錢　枳實五錢　炙甘草四錢　木香二錢
右用生薑自然汁浸蒸餅為丸桐子大每服三四十丸食遠
濕水送下

頤和中丸　八八　開胃進食

人參　白朮各三錢　乾薑炮　甘草炙
陳皮各一錢　木瓜一枚
右為末蒸餅丸桐子大食前白湯下三五十丸

養胃進食丸　八九　治脾胃虛弱心腹脹滿面色痿黃肌肉消
瘦怠惰嗜臥或不思食常服滋養脾胃進飲食消痰涎辟風
寒濕冷邪氣

人參　白茯苓　白朮泔浸炒　厚朴薑炒各二兩
神麯炒二兩半　大麥糵炒　橘紅各一兩　甘草炙一兩

蒼朮堅小而甘者米泔浸去皮五兩炒

右九味爲末水麪糊丸桐子大每服三五十丸食前米湯或薑湯送下

消食丸 九十 治一切食積停滯

山查　神麴炒　麥芽炒　蘿蔔子

青皮　陳皮　香附各二兩　阿魏一兩醋浸另研

湯泡蒸餅爲丸桐子大每服五十丸食遠薑湯下

濟生導痰湯 九一 治一切痰涎壅盛或胸膈留飲痞塞不通

陳皮　半夏　茯苓　甘草

南星　枳殼炒

右等分每服六錢水二鍾薑五片或十片煎七分食後服

海藏五飲湯 九二 一留飲在心下二僻飲在脇下三痰飲在胃中四溢飲在膈上五留飲在腸間凡此五飲以酒後飲冷過

多所致

旋覆花　人參　橘紅炒　枳實

厚朴薑汁炒　半夏　茯苓　澤瀉

白术　猪苓各八分　前胡　桂心

芍藥　炙甘草各五分

水二鍾薑十片煎八分不拘時服飲酒傷者加葛根砂仁

外臺茯苓飲九三　治胸有停痰宿水自吐出水後心胸間虛氣滿不能食消痰氣令能食

茯苓　人參　白术各三兩　枳實二兩

陳皮二兩半　生薑四兩

右六味水六升煮取一升八合分溫三服如人行八九里進之

茯苓飲子九四　治痰迷心竅怔忡不止

陳皮　半夏　茯苓　茯神
麥冬各錢半　沉香　甘草各五分
右水一鍾半，薑五片，煎七分服。

千緡湯九五　治痰喘不得臥，人扶而坐，一服即安。
半夏泡，七個　炙甘草　皂角炙，各一寸　生薑一指大
水一鍾半，煎七分，不拘時服。

玉液湯九六　治七情所傷，氣鬱生涎，隨氣上逆，頭目眩暈，心嘈忪悸，眉稜骨痛。
半夏大者六錢，湯泡七次，切片
右作一服，水鍾半，薑十片，煎七分，入沉香末少許，不拘時溫服。

局方四七湯九七　治七情之氣結成痰涎，狀如破絮，或如梅核在咽喉之間，咯不出，嚥不下，此七情所爲也。或中脘痞滿，氣

不舒快痰飲嘔惡皆治之

半夏湯泡錢半　茯苓一錢二分　藿葉一錢八分　厚朴薑製九分

水一鍾半生薑七片紅棗二枚煎八分不時服

得效加味四七湯九八　治心氣鬱滯豁痰散驚

半夏製二錢半　厚朴製　茯苓各一錢半　藿葉

茯神各一錢　遠志　石菖蒲　甘草各五分

水二鍾加薑棗煎服

玉機澤瀉湯九九　治心下有支飲苦眩冒

澤瀉五錢　白术二錢

水二鍾煎七分食遠溫服

朱砂消痰飲百　治痰迷心竅驚悸怔忡

膽星五錢　朱砂二錢半另研　麝香二分另研

右為末臨卧薑湯調下一錢

新方 消飲丸 百一 治停飲胸滿嘔逆腹中水聲不思飲食

白朮二兩炒 茯苓五錢 枳實炒 乾薑炮各七錢

右爲細末蜜丸桐子大溫水下三十丸

新方 星香丸 百二 治諸般氣嗽生痰

南星礬水泡一兩 半夏制同上共泡之 香附皂角水浸一周時各二兩 陳皮去白四兩

右不見火爲末薑汁糊丸每服五十丸臨臥薑湯送下

祛痰丸 百三 治風痰頭旋惡逆胸膈不利

南星生 半夏生 赤茯苓 橘紅

乾薑炮等分

右爲細末麪糊丸梧子大每服五七十丸不拘時米飲送下

天花丸 百四 亦名玉壺丸 治消渴引飲無度

人參 天花粉各等分

右爲細末煉蜜丸桐子大每服三五十丸麥門冬湯下

局方玉壺丸　百五　治風痰頭痛亦治諸痰

南星生　半夏生各一兩　天麻五錢　白麪三兩

右爲末水和爲丸桐子大每服三五十丸用水一大盞煎沸入藥煮令藥浮即熟漉出放溫別用生薑湯下〇一方用南星半夏各二兩俱制天麻白礬各五錢共爲末以薑汁糊丸如胡椒大每服二三十丸白湯下

玉液丸　百六　治風熱痰涎壅盛利咽膈清頭目止欬嗽除煩熱

半夏湯泡焙爲細末　枯礬研細各十兩　寒水石煅赤爲末水飛三十兩

右研勻麪糊丸桐子大每服三十丸食後淡薑湯下

潔古玉粉丸　百七　治氣痰欬嗽

南星　半夏各一兩俱用湯浸　橘紅二兩

右爲末湯浸蒸餅爲丸桐子大每服五七十丸人參生薑湯

任下食後

瑞竹杏仁丸 百八　治久嗽及老人欬嗽喘急不已睡卧不得服此立效

杏仁去皮尖炒　胡桃肉去皮

右等分研爲膏加煉蜜丸如彈子大每服一丸食後細嚼薑湯下

許學士神术丸 百九　治痰飲此足陽明太陽治濕發散之劑也

茅山蒼术一斤米泔浸一宿去皮切片焙乾爲末　生油麻五錢水二盞研細取漿

大棗十五個煮取肉研旋入麻漿拌和藥

右三味和丸桐子大日乾每服五七十丸空心溫酒下

三因麴术丸 百十　治中脘宿食留飲酸蜇心痛嘈雜口吐清水

神麴炒三兩　陳皮一兩　蒼术米泔浸三宿切炒一兩半

右爲末生薑汁別煮神麴糊爲丸薑湯送下

百

三仙丸 百十一　治一切濕痰痰飲胸膈煩滿痰涎不利頭目不清

南星　半夏　香附各等分

右南星半夏以滚湯泡過爲末用生薑自然汁和不可太軟用楮葉或荷葉包住外以蒲包再包罨之令發黃色曬乾收用須五六月內造如盦麴之法每製丸藥用藥一二兩香附一兩同爲細末麪糊爲丸綠豆大每服四五十丸食後薑湯下

青州白丸子 百十二　治男婦風痰壅盛手足癱瘓嘔吐涎沫牙關緊急痰喘麻木及小兒驚風幷吐

半夏七兩　南星三兩　白附子二兩　川烏半兩俱生用

右俱研羅爲細末用生絹袋盛以磁盆盛井花水擺濾粉出未出者以手揉擺再搗再擺以盡爲度然後日曬夜露每日

一換新水攪而後澄春五夏三秋七冬十日去水晒乾白如玉片以糯米粉作稀糊丸如綠豆大每服二十丸生薑湯下無時如癱瘓用酒下小兒驚風薄荷湯下五七丸

局方琥珀壽星丸 百十三

天南星一斤 硃砂二兩研 琥珀一兩研

右先掘地坑深二尺用炭火五斤於坑内燒熱紅取出炭掃淨以好酒一升澆之將南星乘熱下坑内用盆急蓋以泥壅護經一宿取出焙乾爲末同二味和勻用生薑汁打麪糊丸如桐子大每服五十丸煎人參湯空心送下日三服〇一方用琥珀四兩硃砂一兩仍用猪心血三個和藥末内加糊爲丸如前服

指迷茯苓丸 百十四 治人有臂痛手足不能舉或時左右轉移此伏痰在内中脘停滯脾氣不能流行上與氣搏脾屬四肢

而氣不下故上行攻臂其脉沉細者是也但治其痰則臂痛自止及婦人產後發喘四肢浮腫者用此則愈此治痰第一方也

半夏制二兩　茯苓一兩　枳殼炒半兩　風化硝一錢半

右爲末薑汁煮糊丸桐子大每服三五十丸薑湯下累有人爲痰所苦夜間兩臂⑤常覺抽掣兩手戰掉至於茶鍾亦不能舉隨服隨效

又節易方　治痰飲流注疼痛止用大半夏二兩風化硝一兩爲末以薑汁煮糊丸桐子大薑湯下十五丸痰在上臨卧服在下食前服

丹溪白螺丸　百十五　治痰飲積胃脘痛

白螺螄殼墻上年久者燒　滑石炒　蒼术

山梔　香附　南星各一兩　枳殼

青皮　木香　半夏　砂仁各五錢

右爲末生薑汁浸蒸餅爲丸綠豆大每服三四十丸薑湯下

○春加川芎夏加黄連冬加吴茱萸各五錢

丹溪潤下丸　百十六　治降熱痰甚妙

半夏二兩依橘紅制　南星制依橘紅　炙甘草　黄芩

黄連各一兩　橘紅半斤以水化鹽五錢拌勻煮乾焙

右爲末蒸餅丸綠豆大每服五七十丸白湯下

集成潤下丸　百十七　治胸膈停痰降痰甚妙

・橘紅一斤鹽五錢同水浸煮乾　甘草炙一兩

右爲末湯浸蒸餅爲丸綠豆大每服五十丸白湯下

丹溪黄瓜蔞丸　百十八　治食積作痰壅滯喘急

瓜蔞仁　半夏　山查　神麯炒等分

右爲末瓜蔞汁丸薑湯下五十丸

丹溪　杏仁蘿蔔子丸 百十九　治氣壅痰盛欬嗽

杏仁　蘿蔔子炒各一兩

右為末粥糊丸桐子大每服五十丸白湯下

金鑒　陳皮湯 百二十　治嘔吐呃逆

陳皮四兩　生薑半斤

水七升煮取三升溫服一升下咽即愈

本事　竹茹湯 一二一　治胃熱嘔吐

半夏薑汁制　乾葛各三錢　甘草二錢

右為末每服二錢水一鍾薑三片竹茹一彈許棗一枚同煎七分去柤溫服

橘皮竹茹湯 一二二　治吐利後胃虛膈熱呃逆者

人參　竹茹　橘紅各二錢　甘草炙一錢

水一鍾半生薑五片棗一枚煎八分溫服

二汁饮一二三 治反胃

甘蔗汁二分 薑汁一分

二味和匀每温服一碗日三服则吐止

东垣葛花解酲汤一二四 治饮酒太过痰逆呕吐心神烦乱胸膈痞塞手足颤摇饮食减少小便不利

人参 白术 茯苓 砂仁

白豆蔻 葛花各一钱 青皮 陈皮

猪苓 泽泻各七分 神麴 木香各五分

水二锺生薑五片煎七分食远稍热服取微汗酒病去矣或为末薑醋汤调服二三钱亦可

宝鉴猪苓散一二五 治呕吐病在膈上思水者

猪苓 茯苓 白术等分

右三味杵为散饮服方寸匕日三服

天全 人參散 一二六 治脾胃虛寒霍亂吐瀉心煩腹痛飲食不入

人參　當歸　厚朴　橘紅各二錢

乾薑炮　炙甘草各五分

加棗一枚水煎服

和劑 六和湯 一二七 治夏秋暑濕傷脾或飲冷乘風多食瓜果以致客寒犯胃食留不化遂成痞膈霍亂嘔吐及廣南夏月瘴疾寒熱等證

半夏　人參　炙甘草　砂仁

杏仁各一錢　赤茯苓　扁豆炒　藿香

木瓜各二錢

右㕮咀每服五錢水二鍾生薑三片棗一枚煎溫服

一方有白术香薷厚朴各一錢名六和半夏湯

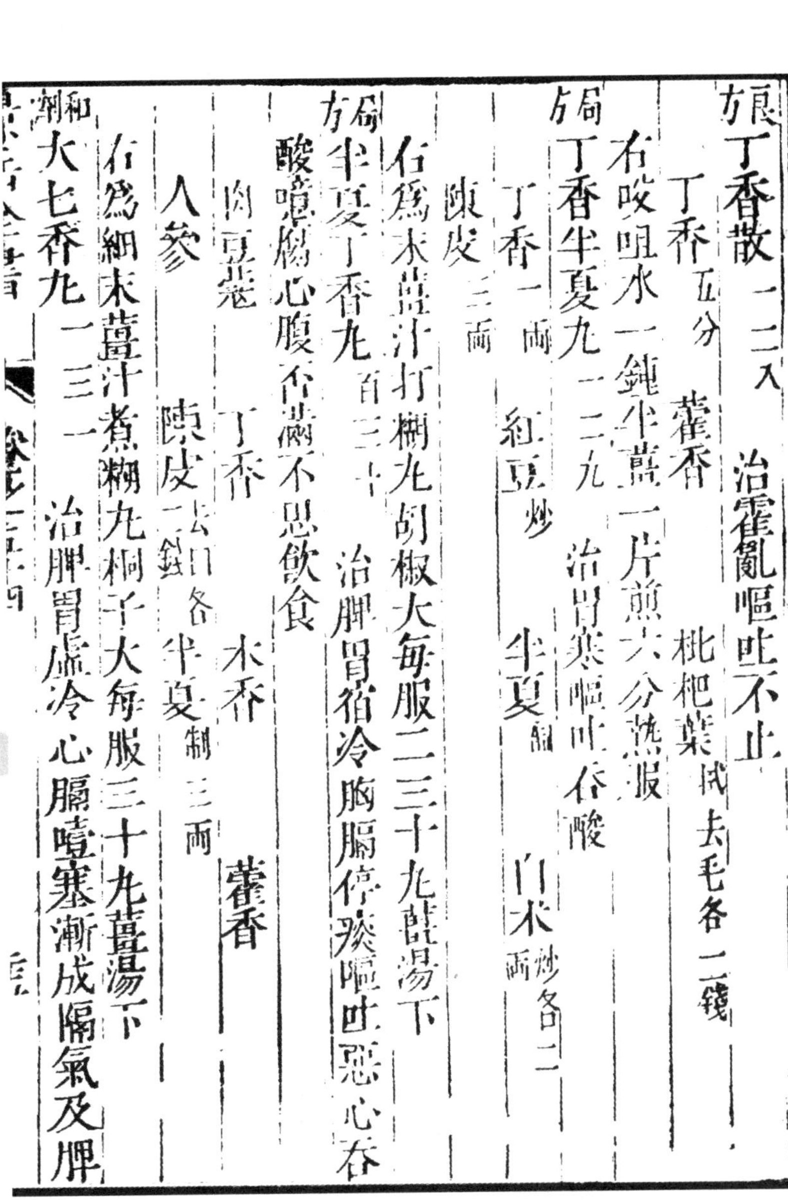

良方 丁香散 一二八 治霍亂嘔吐不止

丁香五分　藿香　枇杷葉拭去毛各一錢

右㕮咀，水一鍾半，薑一片，煎六分，熱服。

局方 丁香半夏丸 一二九 治胃寒嘔吐吞酸

丁香一兩　紅豆炒　半夏制　白朮炒各二兩

陳皮三兩

右為末，薑汁打糊丸，胡椒大，每服二三十丸，薑湯下。

局方 半夏丁香丸 百三十 治脾胃宿冷，胸膈停痰，嘔吐惡心，吞酸噫醋，心腹痞滿，不思飲食。

肉豆蔻　丁香　木香　藿香

人參　陳皮去白各一錢　半夏制三兩

右為細末，薑汁煮糊丸，桐子大，每服三十丸，薑湯下。

和劑 大七香丸 一三一 治脾胃虛冷，心膈噎塞，漸成膈氣及脾

泄瀉痢反胃嘔吐

香附二兩 麥芽炒一兩 砂仁 藿香

官桂 甘草 陳皮各二兩半 丁香皮三兩半

甘松 烏藥各六錢半

右爲末蒸餅丸彈子大每服一丸嚼碎鹽酒鹽湯任下忌生冷

肥膩

良方許則仁半夏丸 一三二 治胃冷嘔逆不食

半夏一斤洗去滑 小麥麵一斤

右水和丸彈子大水煮熟初服四五丸二服加至十四五丸

旋煮間服之

蘇氏定喘湯 一三三 治諸喘久不愈○按此方必風邪在肺者

乃可用他則忌之

白果二十七枚去殼切碎炒 欵冬花 桑白皮蜜炒 麻黃

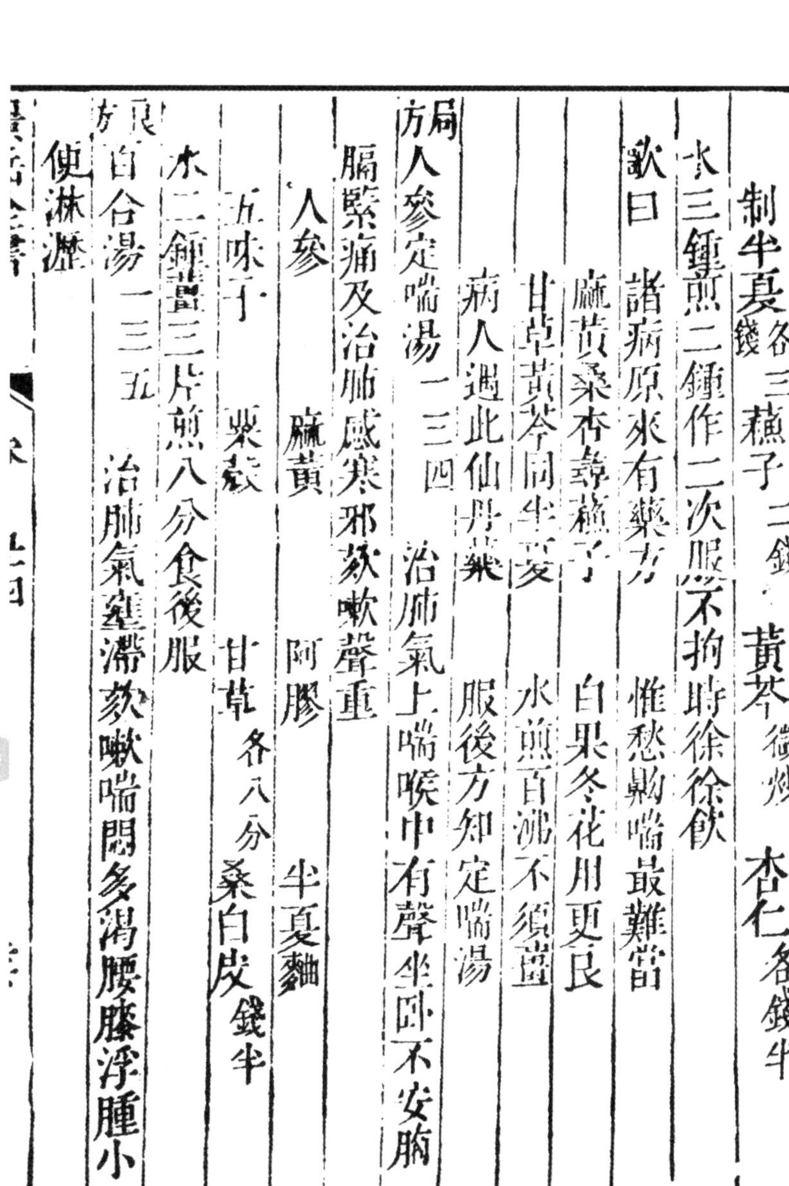

制半夏各三錢 蘇子二錢 黄芩微炒 杏仁各錢半

水三鍾煎二鍾作二次服不拘時徐徐飲

歌曰 諸病原來有藥方 惟愁齁喘最難當
麻黄桑杏尋蘇子 白果冬花用更良
甘草黄芩同半夏 水煎百沸不須薑
病人遇此仙丹藥 服後方知定喘湯

局方人參定喘湯 一三四 治肺氣上喘喉中有聲坐卧不安胸膈緊痛及治肺感寒邪欬嗽聲重

人參 麻黄 阿膠 半夏麯
五味子 粟殼 甘草各八分 桑白皮錢半

水二鍾薑三片煎八分食後服

良方百合湯 一三五 治肺氣壅滯欬嗽喘悶多渴腰膝浮腫小便淋澀

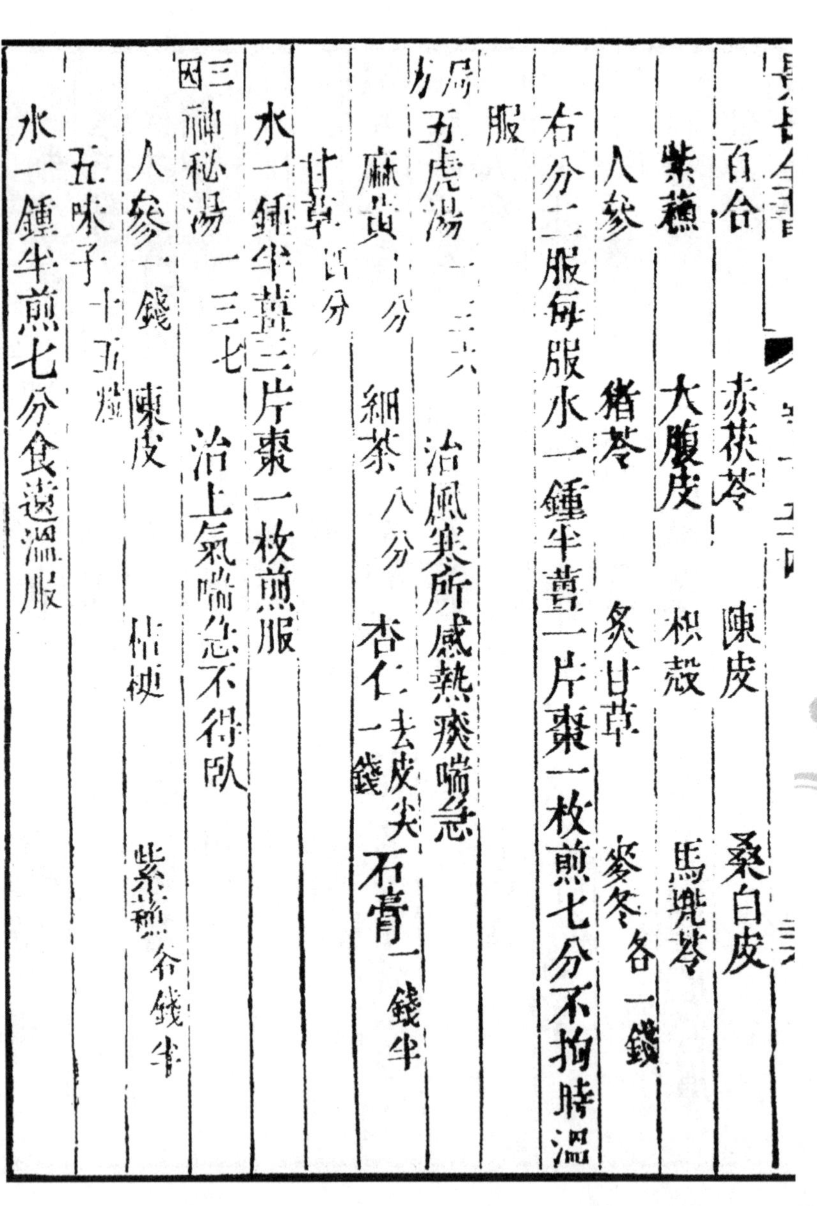

百合　赤茯苓　陳皮　桑白皮

紫蘇　大腹皮　枳殼　馬兜苓

人參　豬苓　炙甘草　麥冬各一錢

右分二服每服水一鍾半薑一片棗一枚煎七分不拘時温服

局方五虎湯 一二六 治風寒所感熱痰喘急

麻黃七分　細茶八分　杏仁一錢去皮尖　石膏一錢半

甘草四分

水一鍾半薑三片棗一枚煎服

三因神秘湯 一三七 治上氣喘急不得臥

人參一錢　陳皮　桔梗　紫蘇各錢半

五味子十五粒

水一鍾半煎七分食遠温服

直指神秘汤 一三八　治水气作喘

人参　陈皮　桔梗　紫苏

半夏　桑白皮　槟榔各一钱　炙甘草五分

五味子十五粒

水二钟，姜三片，煎八分，食远温服。

萝卜子汤 一三九　治积年上气喘促，唾脓血不止而气实者宜之

萝卜子一合，研碎，水煎，食后服，其效如神。

三因葶苈大枣泻肺汤 百四十　治上气喘急，身与面目俱浮，鼻塞声重，不闻香臭，胸膈胀满，将成肺痈。

甜葶苈炒，研细，三钱　大枣十枚，去核

水二钟，先煎大枣至一钟，去枣，入葶苈，煎至八分，食后服。○须先服小青龙汤三服，方用此。

蘇子煎一四一　治上氣欬嗽

蘇子　杏仁　生薑汁　生地黃汁

白蜜各一斤

右將蘇子搗爛以二汁和之絹絞取汁又搗又和如此六七次則味盡乃去相以蜜和之置銅器中於湯上煎之如飴每服一匙日三次夜一二次病愈即止

醫林

杏仁煎一四二　治喘嗽

杏仁去皮尖　胡桃肉去皮

右等分研膏煉蜜丸彈子大每服一丸臨卧細嚼薑湯送下

〇一方以胡桃肉三枚薑三片臨卧嚼服飲湯三四口再嚼再飲就卧止嗽無痰

良方

杏仁膏一四三　治欬嗽喘急喉中枯燥如物塞兼唾血不止

杏仁二兩去皮尖炒研如膏　真酥三兩　阿膠二兩研炒爲末

生薑汁一合　白蜜五合　蘇子二兩微炒研膏

右和勻銀鍋內慢火熬成膏每服一匙不拘時米飲調下

良方前胡散　一四四　治心胸煩熱不利欬嗽涕唾稠粘

前胡　桑白皮　麥門冬　貝母各錢半

甘草炙五分　杏仁去皮尖一錢

一鍾半薑三片煎七分溫服

後生百花膏　一四五　治欬嗽不已或痰中有血

百合蒸焙乾　款冬花等分

右爲細末煉蜜丸龍眼大臨臥細嚼一丸薑湯下

本事枳殼散　一四六　治心下痞悶作痛厲氣如敗卵

枳殼　白朮各五錢　香附一兩　檳榔二錢

右爲細末每服二錢米飲調下日三服不拘時

保和湯一四七　治中染瘴氣發熱嘔吐腹滿不食

厚朴薑制　半夏制　大腹皮黑豆洗　橘紅各八分

柴胡　枳殼　甘草各五分　生薑三錢煨

水煎溫服

十味保和湯一四八　治胃虛氣滯作嘔

人參　白朮　茯苓　半夏制

陳皮各一錢　藿香　香附　砂仁各六分

炙甘草　木香各三錢

水一鍾生薑三片棗二枚煎七分食前溫服

丹溪六鬱湯一四九　能解諸鬱

香附二錢　橘紅　蒼朮　撫芎

半夏炮各一錢　赤茯苓　梔子炒各七分　炙甘草

砂仁各五分

水二鍾薑三片煎八分溫服○氣鬱加烏藥木香檳榔紫蘇乾薑倍砂仁香附○濕鬱加白术○熱鬱加黄芩倍梔子○痰鬱加南星枳殼小皂莢○血鬱加桃仁紅花丹皮○食鬱加山查神麯麥芽

局方三和散 百五十 治七情氣結脾胃不和心腹痞滿大便秘澁

羌活　蘇葉　木瓜　大腹皮

沉香各一錢　木香　檳榔　陳皮

白术　川芎　炙甘草各七分半

右㕮咀分二服每服水一鍾煎六分不拘時服

丹溪生韭飲 一五一 治食鬱久則胃脘有瘀血作痛大能開提氣血

生韭 搗取自然汁一盞加溫酒一二杯同服

右先以桃仁連皮細嚼數十枚後以韭汁送下

三溫膽湯 一五二　治氣鬱生涎夢寐不寧怔忡驚悸心虛膽

因　怯變生諸證

半夏湯泡　枳實　竹茹各一兩　陳皮一兩五錢

茯苓七錢　炙甘草四錢

每服四五錢生薑七片棗一枚水一鍾半煎七分食遠溫服

〇一方有遠志一兩

十味溫膽湯 一五三　治證同前兼治四肢浮腫飲食無味心

虛煩悶坐卧不安夢遺精滑等證

半夏湯泡　枳實麩炒　陳皮各二錢　白茯苓錢半

人參　熟地　棗仁炒　遠志制

五味各一錢　炙甘草五分

水二鍾生薑五片棗一枚煎八分不拘時服

越鞠丸 一五四 治六鬱胸膈痞滿或吞酸嘔吐飲食不和痞

香附　山查　神麯炒　麥芽炒

撫芎　蒼术　梔子炒各等分

右爲末水調神麯糊丸桐子大每服五七十丸滚湯下〇丹溪越鞠丸無山查麥芽

流氣丸 一五五 治五積六聚癥瘕痞塊留飲之疾是皆鬱氣客於腸胃之間皮膚之下久而停留變而爲痞此藥能通滯氣和陰陽消舊飲雖年高氣弱亦可緩緩服之

木香　小茴香　橘紅　菖蒲

青皮　廣皮炒　檳榔　蘿蔔子

神麯炒　麥芽炒　枳殼麩炒　補骨脂炒

砂仁　蓽澄茄各一両

右爲末麪糊丸桐子大每服五十丸細嚼白豆蔻仁一枚食後白湯送下

嚴氏五膈散 一五六 治五膈五噎

人參 白术 甘草 白豆蔻

半夏 桔梗 乾薑 蓽澄茄

木香 杵頭糠 沉香各三分 枇杷葉五片炙去毛

水二鍾薑七片煎七分溫服

局方五膈寬中散 一五七 治七情四氣傷於脾胃以致陰陽不和遂成膈噎一切氣逆並治

青皮 陳皮各五錢 香附童便浸炒 厚朴薑汁炒

甘草各六錢 白豆蔻 砂仁 丁香

木香各一錢

右爲細末每服二錢薑鹽湯點服

選要十膈散 一五八 治十般膈氣○風冷氣熱痰食水憂思膈

人參　白朮　茯苓　炙甘草

陳皮　枳殼麩炒　神麯炒　麥芽

乾薑炮　官桂　訶子煨　三稜炮

莪朮炮各一兩　厚朴薑炒　檳榔　木香磨各半兩

右爲細末每服二錢入鹽少許白湯調服如脾胃不和腹滿脹悶用水一鍾薑五片棗一枚鹽少許煎七分服

局方五噎散 一五九 治胸膈痞悶諸氣結聚脇肋脹滿痰逆惡心不進飲食

白朮　南星制　半夏麯　枳殼麩炒

青皮　草果　麥芽　大腹皮

乾薑　丁香各一錢　甘草五分

水一鍾半薑五片煎七分不拘時服

嘉禾散 百六十 一名穀神散○治脾胃不和胸膈痞悶氣逆生痰不進飲食五膈五噎

白茯苓　砂仁　薏苡仁炒　枇杷葉去毛薑炙

桑白皮炒　沉香磨汁　五味子　白豆蔻

炙甘草　丁香　人參　白术各五分

木香磨汁　青皮　陳皮　杜仲薑汁炒

穀芽炒　藿香　大腹皮洗　石斛酒炒

半夏麴炒　神麴炒　隨風子　檳榔各三分

右水二鍾薑三片棗二枚煎八分食遠服○五噎入柿乾一個膈氣吐逆入薤白三寸棗五枚同煎

局方人參豆蔻湯 一六 治膈噎寬中順氣

人參　炙甘草　白豆蔻　石菖蒲各五分

白术　陳皮　半夏麴　蘿蔔子炒研

當歸 厚朴各八分 藿香 丁香各三分

水一鍾半薑三片粟米一撮煎七分服

良方紫蘇子飲 一六二 治喘噎上氣欬逆因怒未定便夾氣飲食或食飲畢便怒以致食與氣相逆遂成喘噎之候

真蘇子 訶子煨 蘿蔔子微炒 杏仁去皮尖麩炒

人參各一錢 木香五分 青皮 炙甘草各二錢

右㕮咀水一鍾半薑三片煎七分服

枇杷葉煎 一六三 治五噎立效

枇杷葉拭去毛尖 橘紅各二錢 生薑半兩

水二鍾半煎七分作二次溫服

統旨補氣運脾湯 一六四 治中氣不運噎塞

人參二錢 白朮三錢 黃芪一錢炙 橘紅

茯苓各錢半 砂仁八分 甘草炙五分

水一鍾半薑一片棗一枚煎八分食遠服

利膈散 一六五　治胸痺膈塞不通

人參　白朮　陳皮　赤茯苓

前胡各一錢　乾薑　桂心　訶子

甘草各五分

水一鍾半薑五片煎七分頻頻服之效

發明人參利膈丸 一六六　治胸中不利痰逆喘滿利脾胃壅滯

治噎嗝聖藥○按此方必噎嗝而大便秘結者乃可用

人參　當歸　藿香各一兩　木香

檳榔各七錢　枳實炒　甘草各八錢　厚朴薑炒

大黃酒浸各一兩

右爲末滴水丸桐子大溫水送下三十丸

草豆蔻丸 一六七　治酒積胃口痛咽膈不通

草豆蔻煨　白朮各二兩　麥芽煨　神麯炒
黄芩　半夏炮各五錢　枳實炒二兩　橘紅
青皮各三錢　乾薑一錢　炒鹽五分
湯浸蒸餅爲丸綠豆大每服百丸煎白湯下○按此方當去黄芩庶乎不滯

東垣清暑益氣湯　一六八　治暑熱蒸人四肢倦怠胸滿氣促肢節疼痛身熱而煩小便黄數大便溏瀉自汗口渴不思飲食

人參　黄芪　升麻　蒼朮各一錢
白朮炒　神麯炒各五分　陳皮　炙甘草
黄柏　麥冬　當歸各五分　乾葛
五味　澤瀉　青皮各二分
水煎溫服

局方香薷飲　一六九　治一切暑熱腹痛或霍亂吐利煩心等證

○按此方惟治陽暑陰暑不宜用

香薷一斤 厚朴制 白扁豆炒各半斤

每服五錢水一鍾半煎八分不拘時溫服

五物香薷飲 百七十 治一切暑毒腹痛霍亂吐瀉或頭痛昏憒等證

香薷 茯苓 白扁豆 厚朴

炙甘草各一錢

右爲咀水一鍾半煎服○本方加黃連即名黃連香薷飲

百一

十味香薷飲 一七一 治伏暑身體倦怠神昏頭重吐瀉等證

香薷二錢 人參 黄芪 白朮

茯苓 厚朴薑炒 陳皮 白扁豆炒各一錢

木瓜 炙甘草各五分

水二鍾煎七分食遠溫服

黃連香薷飲 一七二 治陽暑中熱

黃連四兩 香薷一斤 厚朴半斤

每服四錢如前煎服

局方 縮脾飲 一七三 解伏暑除煩渴消暑毒止吐瀉霍亂

白扁豆炒 乾葛各一兩作乾薑 炙甘草 烏梅肉

砂仁 草果各四兩

右㕮咀每服四錢水煎冷服

局方 七味滲濕湯 一七四 治寒濕所傷身體重著如坐水中小便或赤澁大便溏泄因坐卧濕地或爲陰雨之所襲也

炙甘草 蒼术 白术各一錢 茯苓

乾薑各二錢 丁香 橘紅各二分半

水一鍾半薑三片棗一枚煎七分食前服

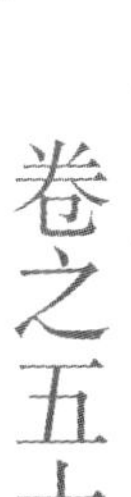

清熱滲濕湯　一七五　方在寒陣百十一

治濕熱浮腫小水不利

金匱防巳黃芪湯　一七六　治風濕脉浮身重汗出惡風者

防巳　黃芪去蘆各一兩　甘草炙半兩　白朮七錢半

右㕮咀每用五錢生薑四片棗一枚水盞半煎八分溫服良久再服○喘者加麻黃半兩○胃中不和加芍藥○氣上衝者加桂枝○下有陳寒者加細辛○服後當如虫行皮中從腰下如冰厚坐被上又以一被繞腰下溫令微汗

百一除濕湯　一七七　治中濕身體重着腰腿痠疼大便溏小便或澁或利

半夏麯　蒼朮　厚朴　茯苓各錢半

陳皮七分　藿香　炙甘草各五分

水二鍾薑七片棗二枚煎七分食遠服

羌活勝濕湯一七八　治外傷濕氣一身盡痛者，此方通治濕證。

羌活　獨活各二錢　藁本　防風各錢半

蔓荆子　川芎　炙甘草各五分

水二鍾，煎八分，食後温服。○如身重腰痛沉沉然，經有寒也，加酒防已五分，附子五分。

東垣升陽除濕湯一七九　治脾胃虚弱，不思飲食，腸鳴腹痛，泄瀉無度，小便黄，四肢困弱。

升麻　柴胡　羌活　防風

半夏　益智仁　神麴　澤瀉各五分

麥糵麵　陳皮　猪苓　甘草各三分

蒼术二錢

右㕮咀，作一服，水三大盞，生薑三片，棗二枚，煎至一盞，去粗

空心服

拔萃　升陽除濕防風湯 百八十　治下痢下血大便秘滯裏急後重數至圊而不能便或下白膿慎勿利之舉其陽則陰自降矣

防風二錢　白朮　白茯苓　白芍藥各一錢

蒼朮酒浸去皮炒四錢

右先將蒼朮用水一鍾半煎至一鍾入諸藥同煎至八分食前服

三因　白朮酒 一八一　治中濕骨節疼痛

白朮一兩

用酒三盞煎一盞不拘時頻服不能飲酒者以水代之

仲景　五苓散 一八二　治暑熱煩燥霍亂泄瀉小便不利而渴淋澁作痛下部濕熱

白朮　猪苓　茯苓各七錢半　肉桂五錢

澤瀉一兩二錢半

古法爲細末每服二錢白湯調下日三服○今法以水煎服

加減五苓散 一八三 治濕熱黃疸小水不利

即前五苓散去肉桂加茵陳各等分

加味五苓散 一八四 治濕勝身痛小便不利體痛發渴此太陽經解表滲利之劑治風濕寒濕藥也

即前五苓散加羌活

金匱茵陳五苓散 一八五 治黃疸

茵陳蒿末十分　五苓散五分

右和匀先食飲方寸匕日三服

柴胡茵陳五苓散 一八六 治傷寒溫濕熱病發黃小便赤閉澀煩渴發熱此以汗下太早濕熱未除以致遍身發黃皆用此

治之甚效

五苓散一兩　加茵陳半兩　車前子一錢　木通

柴胡各一錢半

右分二服用水一鍾半燈草五十莖煎服連進數服小便清利而愈○因酒後者加乾葛二錢

四苓散　一八七

即前五苓散去肉桂

仲景猪苓湯　一八八　治傷寒下後脉浮發熱渴欲飲水小便不利及少陰病下利欬而嘔渴心煩不得眠者

猪苓去皮　茯苓　阿膠　滑石

澤瀉各一兩

右五味以水四升先煮四味取二升去滓內阿膠烊盡服七合日三服

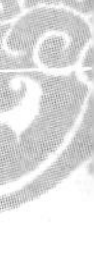

茯苓汤一八九　治湿热泄泻或饮食泄泻

茯苓　白术炒，各五钱

右用水煎食前服。○一方有芍药等分，名白术散。

胃苓汤百九十　治脾湿太过泄泻不止

陈皮　厚朴　甘草　苍术

白术　茯苓　泽泻　猪苓

肉桂各等分

每服五六钱，姜五片，枣二枚，水煎服。

橘半胃苓汤一九一　治呕吐泄泻胀满，不下食，不知味

橘红　半夏制，各一钱　苍术米甘浸，炒　白术炒

厚朴　炙甘草　人参　茯苓

泽泻　茅根各二钱　姜汁数匙

水二钟，煎一钟，入姜汁再煎一二沸，陆续饮之。

柴苓湯　一九二　治身熱煩渴泄瀉

白术　茯苓　澤瀉　柴胡

猪苓　黄芩

右水煎服

加減柴苓湯　一九三　治諸疝此和肝腎順氣消疝治濕之劑

柴胡　甘草　半夏　茯苓

白术　澤瀉　猪苓　山梔炒

山查　荔核煨各等分

右㕮咀水二鍾薑三片煎八分食前服

局方眞人養臟湯　一九四　治大人小兒冷熱不調下痢赤白或如膿血魚腦裏急後重臍腹㽲痛或脫肛墜下酒毒便血並治之

人參　當歸　訶子　肉豆蔻麵煨

炙甘草　木香各一錢　芍藥　白朮各三錢
肉桂五分　粟殼蜜炙二錢
水二鍾，煎八分，食遠服。○臟寒者加附子一錢

良方草果散 一九五 治中寒泄瀉，腹痛無度
厚朴二兩，薑汁炒　肉豆蔻麪煨　草豆蔻煨，各十個
右每服三錢，薑水煎服

經驗大橘皮湯 一九六 治濕熱內甚，心腹脹滿，水瀉，小便不利
橘皮　檳榔各一錢　滑石　茯苓
豬苓　澤瀉　白朮各二錢　官桂
甘草各五分
水一鍾半，生薑三片，煎八分，食遠服

消食導氣飲 一九七 治凡遇氣怒便作泄瀉，此必因怒挾食所致，其有脾土本虛不勝肝氣者，此方主之

人參 白术 茯苓 炙甘草
川芎 半夏 青皮 陳皮
枳實 香附 神麯 砂仁
木香 上酌虚實增減用
水一鍾半薑三片煎七分食遠溫服
外臺黄芩湯一九八 治乾嘔下利
黄芩 人參 乾薑各三兩 桂枝一兩
半夏半升 大棗十二枚
右六味以水七升煮取三升溫分三服
秘傳斗門方一九九 治毒痢臟腑撮痛膿血赤白或下血片日夜不息及噤口惡痢裏急後重全不進食久渴不止他藥不能治者立見神效
白芍藥炒三錢 黑豆炒去皮一兩半

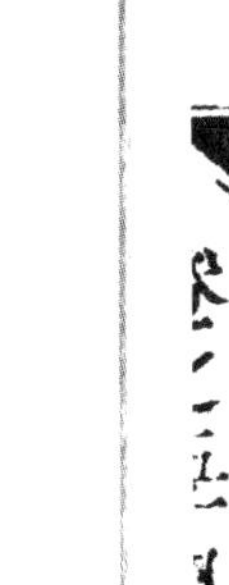

乾薑炒四錢　粟殼蜜炙八錢　地榆　甘草炙各六錢

右㕮咀，可分三四貼，用水一鐘半，煎七分，食遠熱服。

治痢簡易八方 二百

外臺秘要方　治痢下白膿不止，用白麪一味，炒熟搗篩，煮米粥內方寸匕食之。此療滯痢日至百行，藥所不及者也。

千金方　治痢，用薤白一握，細切，煮粥食之。

聖惠方　治赤白痢疾，以葱一握，切，和米煮粥，空腹食之。

千金翼方　用雞子以醋煮極熟，空腹食之，治久痢赤白。

又方　用乾薑於火內燒焦黑，不可成炭，放磁瓶中閉冷，為末，每服一錢，米飲調下。

炙雞散　治脾胃氣虛，腸滑下痢。用黃雌雞一隻，製如食法，以炭火炙之，槌扁，用鹽醋刷遍，又炙令極熟而燥，空腹食之。

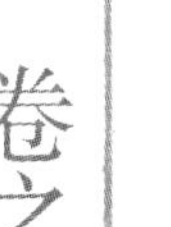

一方　治熱毒下血痢久不已用當歸黃連各三錢烏梅五個水煎八分空心服

類方麴术丸　二百一　治暑濕暴瀉壯脾溫胃及治飲食所傷胸膈痞悶

神麴炒　蒼术米泔浸一宿切炒等分

右為細末麪糊丸桐子大每服七八十丸米飲下不拘時

局方戊己丸　二百二　治脾經受濕瀉痢不止米穀不化臍腹刺痛

黃連炒　吳茱萸泡炒　白芍藥各五兩

一方黃連四兩吳茱萸二兩芍藥三兩

右為細末麪糊丸桐子大每服七十丸空心食前米飲下

聖惠雙荷散　二百三　治卒暴吐血

藕節七節　荷葉頂七個

右入蜜一匙攪細水二鍾煎八分溫服或爲末蜜湯調下二錢亦妙

直指側柏散二百四　治內損失血飲酒太過勞傷於內氣血妄行血如湧泉口鼻皆出須臾不救服此即安又治男婦九竅出血

人參　荆芥穗燒灰各一錢　側柏葉蒸乾一兩半

右爲末每服三錢入飛羅麪三錢拌勻汲水調粘啜服

地黄煎二百五　治吐血憂恚內傷胸膈疼痛及虛勞唾血百病久服佳

用生地黄一斤搗取汁於銀鍋或砂鍋微火煎一二沸入白蜜一斤再煎至三升每服半升日三服

一方用生地黄汁一升生薑汁一合和勻溫服日三四次

一方治虛勞吐血用生地黄五斤搗以好酒五升煮去查服

局方枇杷葉散二百六　治暑毒攻心嘔吐鮮血

香薷二錢　厚朴　甘草　麥門冬

木瓜　茅根各一錢　陳皮　枇杷葉

丁香各五分

右爲末每服二錢苗水煎服

阿膠散二百七　治肺燥欬嗽不已及唾血

阿膠炒　白芨各二錢　天門冬　北五味子

人參　生地黄　茯苓各一錢

右以白芨爲細末餘藥用水一鍾半入蜜二匙秫米百粒生薑五片同煎熟入白芨末調食後溫服

良方阿膠散二百八　方在婦人六

安胎補血氣

錢氏阿膠散二百九　方在小兒三四

治小兒欬嗽喘急

綠雲散二百十　治吐血

柏葉　人參　阿膠炒珠　百合

右等分爲末每服二錢不拘時糯米飲調下

簡易黑神散二一一　治一切吐血及傷酒食醉飽低頭掬損吐血致多并血熱妄行口鼻俱出但聲未失無有不效

百草霜　不拘多少村居者佳

右研細每服二錢糯米煎湯下喜凉水者以新汲水調服○衄血者用少許吹鼻○皮破出血或灸瘡出血摻之即止

局方黑神散二一二　方在婦人五十

治産後惡露不盡胎衣不下攻心腹痛

天門冬丸二一三　治吐血咯血大能潤肺止嗽

天門冬一兩　貝母　杏仁炒各七錢　白茯苓

阿膠　甘草各一錢

右爲細末煉蜜丸芡實大每噙化一丸津嚥下

髮灰散 二一四　治起居所傷小便尿血或忍尿脬轉臍下急痛小便不通又治肺疽心衂內崩吐血舌上出血

亂髮燒灰即血餘也

右每服二錢以米醋湯調服

棕灰散 二一五　治大腸下血不止或婦人崩漏下血

敗棕　不拘多少燒灰存性爲細末

每服二錢空心好酒或清米飲調服

寶鑑平胃地榆湯 二一六　治邪陷陰分則陰結便血

陳皮　厚朴　蒼术　甘草

地榆　人參　白术　當歸

芍藥　升麻　乾葛　茯苓

神麯 乾薑炒 香附各等分

右咀每服五錢加薑棗煎空心服

海藏愈風湯二一七 一名舉卿古拜散○治一切失血筋脉緊急産後或汗後搐搦

荆芥穗為細末

右先炒大豆黄卷以酒沃之去黄卷取净汁調前末三四錢服之輕者一服重者二三服即止氣虚者忌服童便調亦可

局方小烏沉湯二一八 治氣逆便血不止

烏藥一兩 炙甘草 香附醋炒四兩

右爲末每服二錢食前鹽湯下

除濕和血湯二一九 治陽明經濕熱虚陷便血腹痛

當歸身酒拌 牡丹皮 生地黄 熟地黄

黄芪 炙甘草各一錢 白芍藥錢半 生甘草

升麻　陳皮　秦艽　蒼朮

肉桂各五分

水二鍾煎八分空心候宿食消盡熱服

驅瘧飲 三百二十 治諸瘧久瘧不愈者

草果　青皮　陳皮　人參

茯苓　半夏製　厚朴　蒼朮炒

檳榔　白朮　甘草各一錢　良薑五分

水二鍾棗二枚烏梅一個煎八分食遠服

祛瘧飲 三二一 三發後火盛氣强者可因其衰而滅之立效

貝母去心　紫蘇各一錢　橘紅　山查肉

枳實各錢半　檳榔八分　柴胡七分　甘草炙三分

知母去毛淨鹽酒炒過五錢

右用水二鍾煎一鍾又將查再煎至八分並一處露過宿臨

發日早温服一半未發前一時許再温服後半

截瘧飲 二一二 史崇質傳云得之四明胡君屢試屢驗

黄芪炙一錢六分 人參 白术 白茯苓

橘紅 砂仁 草果 五味子各一錢

甘草七分 烏梅三枚

水二鍾薑三片棗二枚煎一鍾温服

濟生萬安散 二一三 治一切瘧病之初邪盛氣壯者進此藥以

逐邪取效若氣虚胃弱及妊婦皆不宜用

蒼术 厚朴薑炒 陳皮 檳榔

常山酒浸 甘草炙各一錢半

右㕮咀水一鍾半煎八分露一宿臨發早温服忌熱物

濟生鱉甲飲子 二一四 治瘧疾久不愈脇下痞滿腹中結塊名

曰瘧母

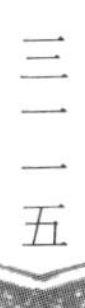

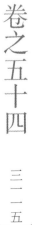

鱉甲醋炙　川芎　黄芪　草果仁
檳榔　白朮　橘紅　白芍藥
甘草　厚朴製等分

右㕮咀，每服五七錢，水一鍾，薑七片，棗一枚，烏梅少許，煎七分，温服無時。

濟生清脾飲二二五　治癉瘧脉來弦數，但熱不寒，或熱多寒少，口苦咽乾，小便赤澀。

厚朴製　青皮　白朮　草果仁
柴胡　茯苓　黄芩　半夏
甘草各等分

每服四五錢，水一鍾半，薑三片，棗一枚，未發前服。忌生冷油膩。○寒多者可加肉桂，熱多者可加黄連。

局方草果飲二二六　治諸瘧通用

草果　川芎　白芷　蘇葉

青皮　陳皮　良薑　炙甘草

右等分㕮咀每服五錢水一鍾半煎七分溫服留渣兩服并前當發日進三服不以時加當歸亦治寒瘧

簡易七寶飲二二七　治一切瘧疾不拘寒熱鬼瘧食瘧

常山　草果　檳榔　厚朴薑製

青皮　陳皮　甘草各一錢

右用酒水各一鍾共煎一鍾將渣亦如前再煎一鍾各另放俱露一宿至次日當發清晨面東先溫服頭服少須再飲二服大有神效

簡易四獸飲二二八　治諸瘧和胃消痰

人參　白朮　茯苓　甘草炙減半

陳皮　半夏　草果　烏梅各等分

大棗三枚　生薑五片

右咀，以鹽少許醃食頃，濕紙厚裹，慢火煨香熟，每服四五錢，水一鍾，煎七分，溫服。

局方常山飲 二一八　治瘧疾發散不愈，漸成勞瘵

知母　常山　草果　烏梅肉各一斤

良薑二十兩　炙甘草一斤

右咀，每服五錢，薑五片，棗一枚，水煎服。

丹溪截瘧丹 二四三

雄黃一兩　人參五錢

右為末，於端午日用粽子尖丸梧子大，每服一丸，發日早面東，井花水吞之。忌諸熱味。

集成截瘧常山飲 二三一

常山　草果　川山甲炙　甘草炙

檳榔　知母　烏梅

右等分，用水酒各一鍾，煎至一鍾，露一宿，發前二時溫服。如吐則順之。

寶鑑交加飲子 二三二　治痰食瘴氣虛寒等瘧

肉豆蔻　草豆蔻各二個，一煨一生　厚朴二錢半，半炒半生　大甘草二寸半，半生半炙

生薑一兩，半生半煨

右水一鍾半，煎八分，發日空心服，未愈再服。

柴平湯 二三三　治脈濡濕瘧，一身盡痛，手足沉重，寒多熱少。

柴胡　人參　半夏　黃芩

甘草　陳皮　厚朴　蒼朮

水一鍾，加薑棗煎服。

局方人參養胃湯 二三四　治外感風寒，內傷飲食，寒熱頭疼，身體拘急，山嵐瘴氣，痎瘧瘴疾等症。

半夏　　厚朴薑製　　橘紅各八分　藿香

草果　　茯苓　　人參各五分　蒼术一錢

炙甘草三分

薑七片烏梅一個水煎服

和解散一三五　治瘴病初作胸腹滿悶頭眩發熱

厚朴薑汁炒　陳皮各二兩　甘草四兩炒　藁本

桔梗各三兩　蒼术半斤米泔浸一宿二兩

右爲粗末每服五七錢水鍾半薑三片棗二枚煎七分熱服

日三服夜一服○此藥不拘傷風傷寒初作未分證候任服

之大能助胃祛邪和解百病

檳榔煎二三六　治山嵐瘴氣寒熱嘔吐腹滿不思飲食

檳榔　　蒼术　　厚朴薑製　陳皮

草果各一錢　甘草一寸　煨生薑一塊

水一鍾半棗三枚煎八分食遠熱服

屠酥酒 二三七　辟山嵐瘴氣瘟疫等氣

麻黄　川椒去合口者　細辛　防風

蒼朮製　乾薑　肉桂去粗皮　桔梗等分

右為粗末絹囊貯浸酒中密封瓶口三日後可服每日空心服一二杯冒露遠行辟諸邪氣但不宜多飲使醉

降椒酒 二三八　辟一切瘴氣尋常宜飲之

降真香二兩細剉　川椒一兩去合口者

右用絹囊貯浸無灰酒中約二斗許每日飲數杯百邪皆不能犯兼治風濕脚氣疝氣冷氣及背面惡寒風疾有效

局方 省風湯 二三九　治中風挾熱挾痰口噤口眼歪斜攣急疼痛風盛痰實

防風　南星生用各二錢　半夏浸洗生用　黄芩

甘草各一錢

水二鍾，生薑五片，煎八分，不拘時服。○此藥同導痰湯合服尤妙。

局方八風散二百四十　治風氣上攻，頭目昏眩，肢體拘急煩疼，或皮膚風瘡痒痛，及寒壅不調，鼻塞聲重。

藿香去土，半斤　前胡去蘆　白芷各一斤　黃芪炙　甘草炙　人參各二斤　羌活　防風各三斤

右為細末，每服二錢，水一鍾，入薄荷少許，煎七分，食後溫服。或用臘茶清調服一錢亦可。○小兒虛風，用臘茶清調下半錢，更量兒大小加減服。

防風當歸湯二四一　治發汗過多，發熱頭搖，口噤，脊背反張，太陽兼陽明證也。宜去風養血。

防風　當歸　川芎　熟地黃等分

每服一兩水二鍾煎一鍾溫服

順風勻氣散 二四二 治中風中氣半身不遂口眼喎斜先宜服此

白朮 人參 天麻各五分 沉香

白芷 青皮 甘草各四分 紫蘇

木瓜各三分 烏藥一錢半

水一鍾半薑三片煎七分食遠服

易簡 星香湯 二四三 治中風痰盛服熱藥不得者凡痰厥氣厥身熱面赤者宜服之

南星八錢 木香一錢

右作二貼水二鍾生薑十片煎七分不拘時服

濟生 八味順氣散 二四四 治氣厥身冷似中風凡患中風者先服此藥順氣次進治風藥

人參　白术　茯苓　青皮

陳皮　白芷　台烏各一兩　甘草半兩

右㕮咀每服三錢水一盞煎七分溫服

機要大秦艽湯二四五　治中風外無六經之形證內無便溺之阻隔血弱不能養筋故手足不能運動舌強不能言語宜養血而筋自愈

當歸　芍藥　白术　生地

熟地　川芎　甘草　茯苓

防風　白芷　獨活　羌活

黄芩各七分　秦艽　石膏各一錢　細辛五分

春夏加知母一錢

水二鍾煎一鍾溫服○如遇天陰加生薑七片如心下痞加枳實五分○按此湯自河間東垣而下俱用為中風之要藥

矣既無六經之外證而胡爲用羌辛防芷等藥既內無便溺之阻隔而何用石膏秦艽黄芩之類其爲風寒痛痺而血虛有火者乃宜此方耳

採養血當歸地黄湯 一四六 治中風少血偏枯筋脉拘攣疼痛

當歸 川芎 熟地黄 芍藥

藁本 防風 白芷各一錢 細辛五分

水一鍾半煎八分食遠溫服

薏苡仁湯 二四十 治中風流注手足疼痛麻痺不仁難以伸屈

薏苡仁 當歸 芍藥 麻黄

官桂 蒼朮米泔浸切炒 甘草

水一鍾半生薑七片煎八分食前服〇自汗去麻黄有熱減

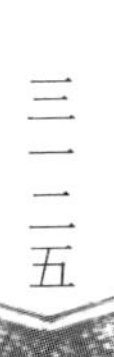

官桂

滌痰湯 二四八　治中風痰迷心竅舌强不能言

南星製　半夏泡七次各二錢半　枳實麩炒　茯苓各一錢

橘紅一錢半　石菖蒲　人參各一錢　竹茹七分

甘草五分

水一鍾半生薑五片煎八分食後服

清心散 二四九　治風痰不開

青黛　硼砂　薄荷各二錢　牛黄

冰片各三分

右爲細末先以蜜水洗舌後以薑汁擦舌將藥末蜜水調稀

搽舌本上

易簡虎骨散 二百五十　治半身不遂肌肉乾瘦爲偏枯忌用麻

黄發汗恐枯津液惟此方潤筋去風

當歸　烏蛇肉各二兩　赤芍藥　白术

續斷　藁本　虎骨各一兩

右爲細末每服二錢食後溫酒調下○若骨中煩疼加生地黃一兩○若臟寒自利加天雄半兩

虎骨散 一五一　治風毒走注疼痛不定少得睡卧

虎脛骨醋炙　龜板醋炙各二兩　血竭另研　沒藥另研

自然銅醋焠　赤芍藥　當歸　蒼耳子炒

骨碎補去毛　防風半各七錢　牛膝酒浸　天麻

檳榔　五加皮　羌活各一兩　白附子炮

桂心　白芷各半兩

右爲細末每服二錢溫酒調下不拘時

旋交加散 二五三　方在婦人百　治經脈結聚不調腹中撮痛

濟生稀薟丸 二五六　治中風口眼喎斜時吐涎沫語言謇澀手

足緩弱

稀薟草　生於沃壤間帶豬氣者是

五月五日或六月六日採葉洗淨不拘多少九蒸九晒每蒸用酒蜜灑之蒸一飯頃九蒸畢日乾爲末煉蜜丸桐子大每服百丸空心溫酒米飲任下

一方每稀薟草一斤加四物料各半兩川烏羌活防風各二錢丸服

獨痺湯二五七　治周痺及手足冷痺腳腿沉重或身體煩疼背項拘急

當歸　赤芍藥煨　黃芪　薑黄

羌活各錢半　甘草五分

水二鍾薑三片棗二枚不拘時服

三痺湯二五八　治血氣凝滯手足拘攣風痺等疾皆效

人參　黄芪　當歸　川芎
熟地黄　白芍藥　杜仲薑汁炒　續斷
桂心　牛膝　細辛　白茯苓
防風　秦艽　獨活　甘草等分

水二鍾，薑三片，棗一枚，煎七分，不拘時服。

交加散二二二　治痰凝或戰振或産後不省人事口吐痰涎

當歸　荊芥穗等分

右爲細末，每服二錢，水一鍾，酒少許，煎七分，灌服，神效。

絜古四白丹二五四　清肺氣，養魂魄，以中風多昏冒⑧氣不清利也，兼能下强骨髓。

白朮　白茯苓　人參　川芎
甘草　砂仁　香附　防風各半兩
白芷一兩　白檀香　藿香各錢半　知母

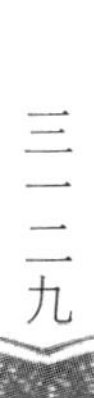

細辛各二錢　羌活　薄荷　獨活各二錢半

麝香一錢另研　牛黃　片腦各五分另研　甜竹葉

右爲末煉蜜爲丸每兩作十丸臨睡嚼一丸煎愈風湯送下

上清肺氣下强骨髓

續斷丹二五九　治中風寒濕筋攣骨痛

續斷　萆薢酒浸　牛膝酒浸　乾木瓜

杜仲炒各二兩

右爲末煉蜜和丸每兩作四丸每服一丸細嚼溫酒下不拘時

水二鍾薑三片棗一枚煎七分不拘時服

加味五痺湯二五九　治五臟痺證

人參　白芍藥炒　茯苓　川芎或倍之

當歸各一錢　五味子十五粒　細辛七分　甘草五分

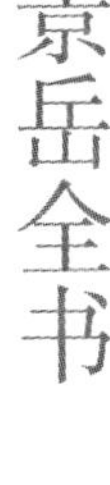

白术一钱，脾痹倍用

水二锺，薑一片，煎八分，食远服。○肝痹加棗仁、柴胡。○心痹加远志、茯神、麥冬、犀角。○脾痹加厚朴、枳實、砂仁、神麴。○肺痹加紫苑、半夏、杏仁、麻黄。○腎痹加獨活、官桂、杜仲、牛膝、黄芪、萆薢。

桂心散 二六五 治風邪走注疼痛

桂心　漏蘆　芎藭　威靈仙

白芷　當歸　木香　白殭蠶炒

地龍去土炒，乾，各半兩

右爲細末，每服二錢，溫酒調下，不拘時。

濕鬱湯 二六六 治雨露所襲，或嵐氣所侵，或坐卧濕地，或汗出衣衫濕鬱，其狀身重而痛，倦怠嗜卧，遇陰寒則發，脉沉而細緩者是也。

蒼朮三錢　白朮　香附　橘紅

厚朴薑汁炒　半夏製　白茯苓　撫芎

羌活　獨活各一錢　甘草五分

生薑五片水煎服

趁痛散二六七

乳香　沒藥　桃仁　紅花

當歸　羌活　地龍酒炒　牛膝酒洗

甘草　香附童便洗　五靈脂酒炒

右為末每服二錢酒調服〇或加酒炒芩蘗

秦艽地黃湯二六八　治風熱血燥筋骨作痛

秦艽　生地黃　當歸　川芎

白芍藥　甘草　防風　荆芥

升麻　白芷　蔓荆子　大力子蒸　羌活各一錢

除濕蠲痛湯 二六四 治風濕痛痹

羌活 茯苓 澤瀉 白术各一錢半

陳皮一錢 甘草四分 蒼术米泔浸炒二錢

水二鍾煎八分入薑汁竹瀝各二三匙服○痛在上者加桂枝威靈仙桔梗○痛在下者如防巳木通黃蘗牛膝

人參散 二百六十 治肝腎氣逆胸脇引痛眠卧多驚筋脉攣急此藥鎮肝去邪

人參二兩 杜仲炒 黃芪炙 棗仁微炒

茯神各一兩 五味子 細辛去苗 熟地黃

秦艽 羌活去蘆 芎藭 丹砂細研各半兩

右爲細末入丹砂再研匀每服一錢不拘時溫酒調下日三服

六味茯苓湯 二六一 治肢體手足麻痹多痰唾眩冒者

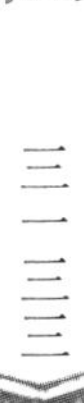

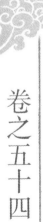

半夏製　赤茯苓　橘紅各二錢　枳殼麩炒

桔梗去蘆　甘草炙各一錢

水二鍾薑五片煎八分不拘時服

枳實散二六二　治心痺胸中氣堅急心微痛氣短促欬唾亦痛不能飲食

枳實麩炒　桂心　細辛　桔梗各七錢半

青皮一兩

右㕮咀每服三錢水一鍾生薑一錢半煎六分不拘時服

紫蘇子湯二六三　治肺痺心胸滿塞上氣不下

紫蘇子炒八兩　半夏湯泡五兩　橘紅　桂心各三兩

人參　白朮　甘草炙各二兩

右㕮咀每服四五錢水一鍾生薑五片棗二枚煎七分不拘時溫服

中医古籍珍本集成（续）　综合卷

活絡飲二六九　治風濕痺痛諸藥不效

當歸　白朮　川芎　羌活

獨活各一錢　甘草五分

水一鍾半，薑五分，煎七分，溫服。

寶鑑獨活寄生湯二百七十　治腎虚卧冷寒濕當風腰脚疼痛

獨活一錢　杜仲炒　細辛　桑寄生

人參　當歸　川芎　芍藥

茯苓　牛膝　甘草　桂心

熟地黄　防風　秦艽

水一鍾半，薑三片，煎七分，空心服。

透經解攣湯二七一　治臟熱筋攣骨痛

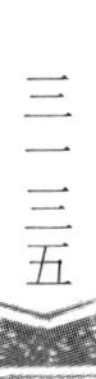

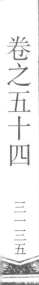

穿山甲炮三錢 荆芥 紅花 蘇木

羌活 當歸 蟬蛻去土 防風

天麻 甘草各七分 白芷一錢 連翹

川芎各五分

右酒水各半煎服

薰蒸方二七二　治腎氣衰弱或肝脾腎三經受風寒濕氣停於腿膝經絡致成脚痹疼痛宜用此藥和榮衛通經絡是亦治痹之法

花椒一撮 葱三大莖切 鹽一把 小麥麩約四五升

酒一盞 醋不拘多少以拌前件至潤爲度

右於銅器內炒令極熱攤臥褥下將患脚處蒸其上蓋以衣被得臥一時要汗出爲度勿見風○或加薑桂亦妙

薰洗痛風法二七三　治手足冷痛如虎咬者

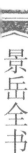

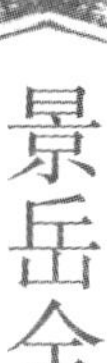

右用樟木屑一斗以急流水一擔煮沸將樟木屑入大桶內用前湯泡之桶邊放一兀凳桶內安一矮凳令病人坐桶邊放脚在桶内外以草薦一領圍之勿令湯氣入眼恐致壞眼其功甚捷

愈風丹 二七四　治足三陰虧損風邪所傷肢體麻木手足不隨等證

羌活十四兩　當歸　熟地　生地各一斤

杜仲七兩　天麻　萆薢另研細　牛膝酒浸焙乾

玄參各六兩　獨活五兩　肉桂三兩

煉蜜丸桐子大每服五七十丸或百丸空心食前溫酒或白湯下

易老天麻丸 二七五　治諸風肢節麻木手足不隨等證

天麻酒浸三日焙乾　牛膝製同前　萆薢各六兩另研末　當歸二十兩

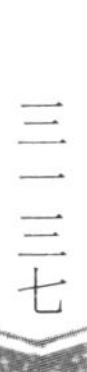

附子製一兩 羌活十兩 生地一斤

丸服如前法〇一方有玄參六兩 杜仲七兩 獨活五兩〇按此方與前愈風丹大同但生地性凉恐滯經絡宜改用熟地爲妥且以六十四兩之諸藥而佐以一兩之附子果能效否此最少亦宜四兩或六兩方可也

愈風燥濕化痰丸 二七六 治歷節風濕痰壅滯晝夜疼痛無休者

白朮炒 蒼朮米泔浸 杜仲薑汁炒各二兩 牛膝酒浸

川芎 薏仁 巴戟 破故炒各一兩

當歸 牙皂尼炒 防風 羌活

生地 獨活 防已 天麻

南星 半夏 陳皮 木香

沉香 川烏 殭蠶 全蠍各五錢

右爲末酒糊丸桐子大每服百丸空心食前酒送下日二次

食乾物壓之

活絡丹 二七七　治中風手足不用日久不愈經絡中有濕痰死血者

草烏泡去皮　川烏泡去皮　膽星各六兩　地龍去土焙乾

乳香去油　沒藥各二兩二錢

蜜丸桐子大每服二三十丸溫酒茶清任下

東垣開結導飲丸 二七八　治飲食不消心下痞悶腿脚腫痛

白朮炒　陳皮炒　澤瀉　茯苓

神麴炒　麥芽炒　半夏製各一兩　枳實炒

青皮　乾薑各五錢　如有積塊者加巴霜一錢半

爲末湯浸蒸餅爲丸梧子大每服四五丸或十丸溫水下此內傷飲食脾胃之氣不能運行上升則注爲脚氣故用此以

導引行水化脚氣也

換骨丹二七九　通治諸風癱瘓兼治鶴膝風○此與後史國公浸酒方大同

虎骨酥炙　防風　牛膝　當歸
羌活　獨活　敗龜板　秦艽
萆薢　晚蠶沙　松節各二兩　枸杞一兩半
茄根二兩洗淨

酒糊丸服或酒浸或爲末服亦可

換腿丸二百八十　治足三陰經爲風寒熱濕所侵發爲攣痺縱緩疼痛上攻胸脇下至脚膝足心發熱行步艱難

薏仁　南星　防已　防風
石斛　檳榔　萆薢　石南葉
羌活　木瓜各四兩　牛膝酒浸　當歸

天麻　續斷各一兩　黄芪一兩半

右爲末，酒糊丸梧子大，每服五七十丸，空心鹽酒下。

史國公浸酒方二八一　一名萬病無憂酒。○治諸風五痺，左癱右瘓，四肢頑麻，口眼歪斜，骨節痠疼，諸般寒濕風氣，效難盡述。

當歸　鱉甲炙　羌活　萆薢

秦艽　防風去蘆　牛膝　晚蠶沙

松節各二兩　枸杞五兩　乾茄根八兩，飯上蒸熟　虎脛骨酒浸一日，焙乾，酥炙

用無灰酒一斗，絹袋盛藥入酒內，封十日可服。取酒時不可面向罈口，恐藥氣衝人頭面。飲酒不可間斷，飲盡將藥渣晒乾爲末，米糊丸桐子大，空心酒下五十丸。忌發風動氣等物。

類方

煨腎散二八二　治腰痛

人參　當歸　杜仲　肉蓯蓉

破故紙　巴戟　鹿角霜　秋石等分

爲末用猪腰子一個洗淨血水淡鹽浥過劈開兩半勿令斷中間細細花開用前藥摻入另用稀絹包裹線縛定外用小砂罐入酒少許用紙封固毋令泄藥氣煮腰子候熟取食之仍飲醇酒三杯立愈

調榮活絡飲 二八三 治失力閃腰或跌撲瘀血及大便不通

腰痛

當歸　牛膝　杏仁研如泥　大黃各二錢

生地　芍藥　紅花　羌活各一錢

桂枝三分　川芎一錢半

水一鍾半煎八分食前溫服

胡桃湯 二八四 治腎虛腰痛

胡桃肉　補骨脂　杜仲各四兩 一作各四錢

右㕮咀分二貼用水二鍾煎七分空心服

雞鳴散 二八五 治脚氣第一品藥不問男女皆可服如感風濕流注脚痛不可忍筋脈浮腫者並宜服之其效如神

檳榔七枚 橘紅 木瓜各一兩 吳茱萸 蘇葉各三錢 桔梗去蘆 生薑連皮各半兩

右㕮咀用水三大碗慢火煎至一碗半取渣再入水二碗煎取一小碗兩汁相和安置牀頭次日五更分作三五次冷服之冬月略溫亦可服服了用乾物壓下如服不盡留次日漸漸服之亦可服藥至天明當下黑糞水即是腎家所感寒濕之毒氣也至早飯時必痛住腫消咳宜遲喫飯使藥力作效此藥並無所忌

茱萸木瓜湯 二八六 治脚氣衝心悶亂不識人手足脉欲絕

吳茱萸半兩 乾木瓜一兩 檳榔二兩

右㕮咀每服八錢水一鍾半生薑五片煎八分不拘時温服

立效散二八七　治脚氣攻心此方消腫甚效及治暴腫

檳榔七枚　生薑二兩　陳皮　吳茱萸

紫蘇　木瓜各一兩

右水三升煎一升分作二服

丹溪防已飲二八八　治脚氣

白朮　木通　防已　檳榔

川芎　甘草稍　犀角　蒼朮鹽水炒

生地黄　黄柏酒炒等分

右水煎服○大便實加桃仁○小便澁加牛膝○有熱加黄芩黄連○大熱及時令熱加石膏○有痰加竹瀝薑汁

紫蘇散二八九　治脚氣上氣心胸壅悶不得眠卧

蘇葉　桑白皮　赤茯苓　檳榔

木瓜各一两 炙甘草 紫菀 前胡去芦 杏仁去皮尖，百合各七钱

右㕮咀，每服八钱，水一钟半，生姜五片，煎八分，不拘时温服。

三因紫苏汤二百九十 治脚气阴阳交错，上重下虚，中满喘急，呕吐自汗。

苏子炒 半夏制，各一钱 前胡 厚朴姜汁炒 甘草炒 归身各七分 陈皮 肉桂各四分

水一钟半，姜三片，煎七分，不拘时服。

济生槟榔汤二二九 治一切脚气散气疏壅。

槟榔 香附 陈皮 苏叶 木瓜 五加皮 甘草炙，各七分

右㕮咀，水一钟半，生姜三片，煎服。

加减槟榔汤二九二 治一切脚气脚弱，名曰壅疾，贵在疏通。

春夏尤宜服之

檳榔　橘紅　蘇葉各一兩　甘草炙半兩

右每服五七錢水一鍾半生薑五片煎八分不拘時溫服○如脚痛不已者加木香五加皮○婦人脚痛加當歸○室女脚痛多是肝血澀實宜加赤芍藥○中滿不食加枳實○痰厥或吐加半夏○腹痛大便不通用此湯下青木香丸或加大黃○小便不利加木通○轉筋者加吳茱萸○脚腫而痛者加大腹皮木瓜○脚痛而熱加地骨皮

檳榔散　二九三　治脚氣衝心煩悶不識人

檳榔　茴香　木香各半兩

右㕮咀每服五錢以童便一鍾煎七分不拘時溫服

活人桑白皮散　二九四　治脚氣盛發上氣喘促兩脚浮腫小便赤澁腹脇脹滿氣急坐卧不得

桑白皮　郁李仁各一兩　赤茯苓二兩　木香

防巳　大腹子各一兩半　蘇子　木通

檳榔　青皮各七錢半

右每服三五錢，薑三片，水煎服。

木香散　二九五　治脚氣衝心，煩悶，臍下氣滯。

木香半兩　檳榔　木通各一兩

右㕮咀，每服八錢，水一鐘半，生薑五片，葱白七寸，煎八分，不拘時溫服。

木通散　二九六　治脚氣遍身腫滿，喘促煩悶。

木通去皮　蘇葉　猪苓各一兩　桑白皮

赤茯苓　檳榔各二兩

右㕮咀，每服五七錢，水一鐘半，生薑五片，葱白七寸，煎一鐘，不拘時溫服。

人參桂心散 二九七 治脚氣嘔逆心煩不能飲食

人參去蘆　赤茯苓　檳榔　麥門冬

橘紅各一兩　桂心七錢半

右㕮咀每用八錢水一鍾半加生薑七片煎服

橘皮湯 二九八 治脚氣痰壅嘔逆心胸滿悶不思飲食

橘紅　人參去蘆　蘇葉各一兩

右㕮咀每服八錢水一鍾半生薑五片煎一鍾不拘時溫服

集驗半夏散 二九九 治脚氣煩悶嘔逆心胸壅悶不能飲食

半夏泡七次切　桂心各七錢半　赤茯苓　人參去蘆

橘紅　前胡去蘆　檳榔各一兩　蘇葉一兩半

右㕮咀每服五七錢水一鍾半生薑七片淡竹茹二錢煎七分溫服無時

大腹皮散 三百 治諸脚氣浮腫心腹痞悶小便不利

大腹皮三两 木瓜 苏子 槟榔
荆芥穗 乌药 橘红 苏叶各一两
萝卜子半两 沉香 枳壳麸炒 桑白皮各两半
右㕮咀，每服八钱，水一钟半，姜五片，煎八分，温服。○《御医药方》加木通、白茯苓、炒茴香、炙甘草四味，即名沉香大腹皮散。

活人大腹子散三百一 治风毒脚气，肢节烦疼，心神壅闷。
大腹子 紫苏 木通 桑白皮
羌活 木瓜 荆芥 赤芍药
青皮 独活各一两 枳壳二两
右每服四钱，水一盏，姜五片，葱白七寸，煎，空心温服。

地黄汤三百二 治穿心脚气。
熟地黄四两 当归二两 芍药 川芎
牛膝酒浸 三柰各一两 杜仲半两，姜汁炒

右㕮咀每服一兩水一鍾半煎八分不拘時溫服

木瓜湯 三百三 治脚氣

木瓜 大腹皮 紫蘇 木香

羌活 炙甘草各一 茯苓 陳皮各八分

水一鍾半煎八分食前服

沉香湯 三百四 治脚氣攻心煩悶氣促脚瘦疼

沉香 木通 檳榔各五分 吳茱萸二分

赤芍藥一錢半 紫蘇一錢

水一鍾半生薑三片煎八分不拘時溫服

續斷丸 三百五 治風濕流注四肢浮腫肌肉麻痹

川續斷 當歸 萆薢 附子

防風 天麻各一兩 乳香 沒藥各半兩

川芎七錢半

右爲細末煉蜜丸桐子大每服四十丸空心溫酒或米飲下

本事續斷丸 三百六 治肝腎風寒氣弱脚不可踐地脚痹疼痛風毒流注下部行止艱難小便餘瀝此藥補五臟內傷調中益氣涼血強筋骨

杜仲五兩 五加皮 防風 薏仁

羌活 續斷 牛膝酒浸各三兩 萆薢四兩

生地黃五兩

右爲末用好酒三升化青鹽三兩用木瓜半斤去皮子以前鹽酒煮成膏和藥爲丸梧子大每服五七十丸空心食前溫酒鹽湯任下

保命牛膝丸 三百七 治腎肝虛損骨痿不能起於牀筋弱不能收持宜益精緩中

牛膝酒浸 萆薢 杜仲炒 白蒺藜

防風 菟絲子酒煮 肉蓯蓉酒浸各等分 官桂減半

右為末酒煮豬腰子搗和丸桐子大每服五七十丸空心溫酒送下

本事酒浸牛膝丸 三百八 治腰脚筋骨痠軟無力

牛膝三兩炙 川椒去合口者 虎骨真者醋炙各半兩 附子一枚炮去皮臍

右㕮咀用生絹作袋盛藥以煮酒一斗春秋浸十日夏七日冬十四日每日空心飲一大盞酒盡出藥為末醋糊丸每服二三十丸空心溫酒鹽湯任下忌動風等物

茱萸丸 三百九 治脚氣入腹喘急欲死

吳茱萸泡 木瓜等分

右為末酒糊丸梧子大每服五七十丸至百丸空心酒飲任下○或以木瓜蒸爛研膏丸服尤妙○此方內加大黃名三將軍丸

東垣健步丸 三百十 治腳膝無力屈伸不得腰背腿腳沉重行步艱難

防已酒洗一兩 羌活 柴胡 滑石炒

炙甘草 天花粉酒洗各五錢 防風 澤瀉各三錢

苦參酒洗 川烏各一錢 肉桂五分

右為細末酒糊丸桐子大每服七八十丸煎愈風湯空心送下

調元健步丸 三一一 治陰虛血少濕熱兼行足履無力

當歸酒洗 川黃柏鹽酒炒 枸杞各二兩 牛膝三兩鹽酒浸

白芍藥酒炒 白茯苓 白朮炒 蒼朮

陳皮各一兩 炙甘草三錢 木瓜 五加皮各八錢

川續斷七錢 澤瀉 防已各五錢

蜜丸桐子大空心鹽湯送下七八十丸或百丸

[illegible]勝驗丸 三一二　治元氣不足爲寒濕之氣所襲腰足攣拳或脚面連指走痛無定筋脉不伸行步不隨常服益真氣壯筋骨

附子炮製　當歸　天麻　牛膝

木香　穀仁炒　熟地酒蒸　防風各二兩

木瓜四兩　羌活　乳香各半兩　全蝎炒

甘草炙　没藥各一兩　麝香二錢

右爲末用生地黄三斤以無灰酒四升煮乾晒二日杵爛如膏入前末和勻杵千餘下每兩作十丸每服一二丸細嚼臨卧酒下作小丸服亦可

神應養真丹 三一三　治厥陰經爲四氣所襲脚膝無力或右癱左瘓半身不遂手足頑麻語言蹇澁氣血凝滯遍身疼痛

當歸酒浸片時焙　熟地黄酒蒸時焙　川芎　芍藥

羌活　天麻　兔絲子酒製　木瓜等分

右爲末，入地黄、當歸二膏，加蜜搗丸桐子大。每服百丸，空心酒下，鹽湯亦可。

透骨丹 三一四　專治脚氣

川烏炮　羌活　沉香　乳香另研

川芎　檳榔　木瓜各一兩　木香一兩半

白茯苓二兩

右爲末，麵糊丸梧子大。食前薑湯下六七十丸。

虎骨酒 三二五 本事　去風補血，益氣壯筋骨，强脚力。

虎脛骨真者　萆薢　仙靈脾　薏苡仁

牛膝　熟地黄各二兩

右剉細，絹袋盛浸酒二斗，飲了一盞，入一盞，可得百日。婦人去牛膝。

活人薏仁酒三一六　治脚痺

薏苡仁　牛膝各二兩　海桐皮　五加皮

獨活　防風　杜仲各一兩　熟地黄一兩半

白术半兩

右爲粗末以生絹袋盛用好酒五升浸春秋冬二七日夏月分作數貼逐貼浸酒用之每日空心温服一盞或半盞日三四服常令酒氣不絶久服覺皮膚下如有蟲行卽風濕氣散

椒艾囊三一七　治脚氣極效及避一切脚氣風氣毒氣

艾葉揉半斤　川椒一斤净　草烏二兩爲粗末

右三味和匀用布袱鋪如綿褥裝足底及腿脛卽用火踏下加微火烘踏於上使椒艾之氣得行於足自然熱濕風毒諸氣皆得消散立能止痛痛止後仍要三二日一爲之或夜卧包之達旦去之用此方法無不效者

外敷脚气方三一八 治脚气肿痛

芥菜子 白芷等分

右为末，姜汁和敷痛处

芜荑散三一九 治大人小儿蛔咬心痛不可忍，或吐青黄绿水涎沫，或吐虫出，发有休止，此蛔心痛也，宜此主之

芜荑 雷丸各半两 干漆槌碎炒大烟尽，一两

右为细末，每服三钱，用温水七分，钟调和服，不拘时，甚者不过三服，小儿每服五分

直指芜荑散三百二十 取诸虫

鸡心槟榔 芜荑各三钱 木香一钱

右为末，作一服，先以酸石榴根煎汤，俟五更时乃嚼炙肉引虫头向上，然后以石榴根汤调药温服，虫自软困而下

榧子煎三二一 治寸白虫化为水

細榧子 四十九枚去殼

以砂糖水半盞用砂鍋煮乾熟食之每月上旬平旦空心服七枚七日服盡蟲化爲水永瘥○一方以百枚食盡佳不能食者盡五十枚經宿蟲消自下并治三蟲神效方也

聖效方 三二二 治寸白蟲神效

檳榔 半兩 南木香 二錢

右爲細末每服三錢濃米飲調下須五更空心先嚼炙肉只嚥汁下咽吐其肉隨即服藥已間當蟲下盡去病根此方簡易屢驗

仲景烏梅丸 三二三 治胃寒吐蚘蚘厥等證

烏梅肉 三十個 人參 黄栢 炙 細辛

附子 炮 桂枝 各六錢 黄連 炒一兩六錢 乾薑 一兩

當歸 酒浸 川椒 去目及閉口者 各四錢 撮要作各四兩

右研末，先將烏梅用酒蒸爛，搗膏，加煉蜜丸桐子大。每服一二十丸，日三服。忌生冷滑物。或用理中湯下。○成無巳曰：肺欲收，急食酸以收之，烏梅之酸以收肺氣；脾欲緩，急食甘以緩之，人參之甘以緩脾氣；寒淫於內，以辛潤之，當歸、桂、椒、細辛之辛以潤內寒；寒淫所勝，平以辛熱，乾薑、附之辛熱以勝寒；蚘得甘則動，得苦則安，黃連、黃柏之苦以安蚘。

濟生烏梅丸 三二四　方在固陣六十

治大便下血

神授散 三二五　方在因陣二五五

治傳尸瘵蟲

寶鑑川楝散 三二六　治諸疝小腸氣

木香　小茴香鹽炒，各一兩　川楝子一兩，用巴豆十五粒打破，用炒黃，去巴豆不用

右爲末，空心酒下二錢。

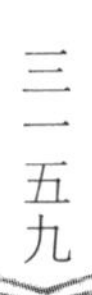

荔核散 三二七　治疝氣陰核腫大痛不可忍

大茴香炒　沉香　木香　青鹽

食鹽各一錢　川楝肉　小茴香各二錢　荔枝核十四枚用新者燒焦裂

右為細末每三錢食前熱酒調服

經驗蒼朮散 三二八　治下元虛損偏墜腎莖痛楚

茅山蒼朮六斤分六製○一斤用老米泔水浸二日夜○一斤酒浸二日切片晒乾○一斤用斗子青鹽半斤同炒黃色不用鹽○一斤小茴香四兩同炒黃色去茴香不用○一斤川大茴香四兩同炒如前○一斤桑椹二斤取汁拌製晒乾

右為細末每服三錢空心酒下

寶鑑天台烏藥散 三二九　治小腸疝氣牽引臍腹疼痛

烏藥　木香　茴香炒　良薑炒

青皮各半兩　檳榔二個　川楝子十個　巴豆七十粒

右將巴豆微打破，同川楝子加麩炒黑，去麩及巴豆不用，其餘共爲細末。每服一錢，温酒下，甚者葱酒下。

百選桃仁膏　三百三十　治氣血凝滯，疝氣，膀胱小腸氣痛不可忍。

桃仁炒，去皮尖　大茴香炒

右等分爲末，每服二錢，葱白二寸煨熟，蘸藥細嚼，空心熱酒下。

局方守效丸　三三一　治癩疝不痛者之要藥。

蒼朮　南星　白芷　川芎

山查　半夏　枳實一云橘核

右等分爲末，薑汁糊丸桐子大，每服七八十丸，鹽湯下。○有寒加吳茱萸。○有熱加山梔子。○又或加青皮、荔枝核。

來復丹 三三二　治伏暑泄瀉裏寒外熱其效如神及治諸腹痛疝氣小兒驚風

硝石一兩同硫黃爲末入磁碟內用微火炒以柳枝攪結砂子火不可大恐傷藥力再研極細名二氣末　舶上硫黃一兩　五靈脂⑨滑去砂　橘紅　青皮各二兩一作各二錢　太陰玄精石各一兩

右爲末醋糊丸豌豆大每服三十丸空心米飲下○伏暑悶亂紫蘇湯下○大人疝氣諸痛悉宜服之○小兒驚風欲絕研碎米湯下

衛生潤腸湯 三三三　治大便燥結不通

生地黃　生甘草　熟地黃　當歸尾　大黃煨各五錢　桃仁　麻子仁各一錢　紅花

右用水二盞煎一盞空心服

通幽湯 三三四　治大便燥結堅黑疼痛

熟地　生地　歸梢　紅花

桃仁泥　大黃各一錢　升麻二分

水一鍾半煎服○古方加麻仁甘草而名潤燥湯

東垣導滯通幽湯三三五　治幽門不通氣不升降大便閉塞凡脾胃初受熱中多有此證治在幽門以辛潤之

升麻梢　桃仁泥　歸身各一錢　炙甘草

紅花各三分　熟地　生地各五分

水二鍾煎一鍾調檳榔末五分稍熱服

河間厚朴湯三三六　治大便氣秘不通不能飲食小便清利者謂之虛秘此湯主之蓋實秘者物也虛秘者氣也

厚朴一錢半　白朮二錢　半夏　枳殼

陳皮　甘草各一錢

水一鍾半薑三片棗三枚煎八分食遠服○如不通加大黃

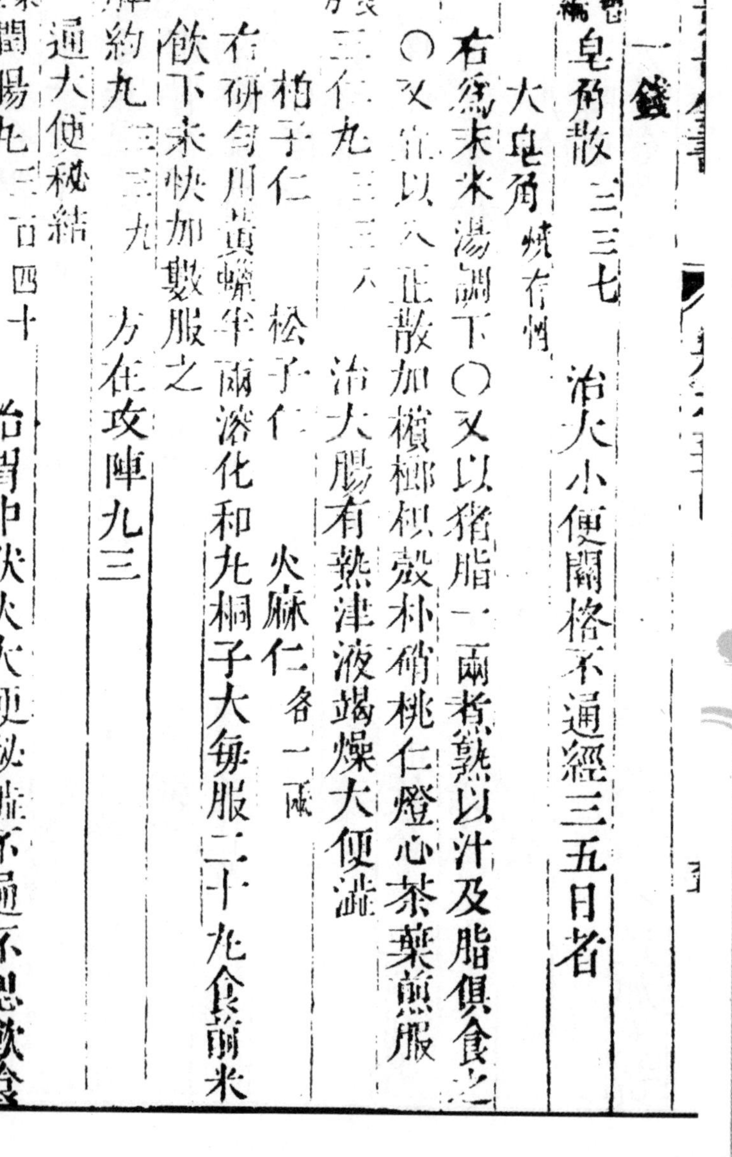

一錢

會編 皂角散 三三七 治大小便關格不通經三五日者

大皂角 燒存性

右為末米湯調下○又以猪脂一兩煮熟以汁及脂俱食之

○又宜以八正散加檳榔枳殼朴硝桃仁燈心茶葉煎服

良方 三仁丸 三三八 治大腸有熱津液竭燥大便澁

柏子仁　松子仁　火麻仁各一兩

右研勻用黃蠟半兩溶化和丸桐子大每服二十丸食前米

飲下未快加數服之

脾約丸 三三九 方在攻陣九三

通大便秘結

東垣 潤腸丸 三百四十 治胃中伏火大便秘澁不通不思飲食

或風結血秘皆須潤燥和血踈風則自通矣

歸梢 大黃煨 羌活各五錢 麻仁
桃仁去皮尖各一兩

右以二仁另研爲泥，外爲細末，煉蜜爲丸，桐子大。每服三五十丸，空心白湯送下。〇一方有皂角仁、秦艽各五錢。

濟生蓯蓉潤腸丸三四一 治發汗利小便，致亡津液，大腑秘結，老人虛人宜服。

肉蓯蓉酒浸焙，二兩 沉香一兩，另研

右爲末，取麻子仁搗爛，和水取汁，打糊丸，桐子大。每服七八十丸，空心米飲或酒送下。

益血潤腸丸三四一 治老人大便燥結。

熟地黃六兩 杏仁炒，去皮尖 麻仁各三兩。以上三味同杵膏
枳殼麩炒 橘紅各二兩 肉蓯蓉酒洗，去甲 阿膠炒，各一兩
蘇子 荊芥各一兩 當歸三兩

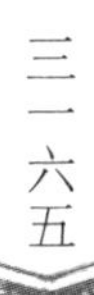

右以後七味為末同前三味膏和杵千餘下仍加煉蜜丸桐子大每服五六十丸空心白湯或酒下

搜風順氣丸　三四三　治痔漏風熱閉結老人燥秘等證

車前子一兩半　大麻子二錢微炒　大黄五錢半生半熟　牛膝酒浸

郁李仁　兔絲子酒浸　枳殼　山藥各二錢

右為末煉蜜丸桐子大每服三十丸溫酒下

聖惠搜風順氣丸　三四四　治風氣脚氣凡老人小兒血熱風熱而大便秘結者宜服

車前子一兩半　大麻仁微炒去殼　郁李仁泡去皮　兔絲子酒浸煮

牛膝酒浸各一　乾山藥各一兩　白檳榔一兩　枳殼麩炒

防風　獨活各八錢　大黄五錢半生半熟

煉蜜丸小豆大茶酒湯任下早晚各一服

地髓湯　三四五　治死血作淋痛不可忍及五淋小便不通並

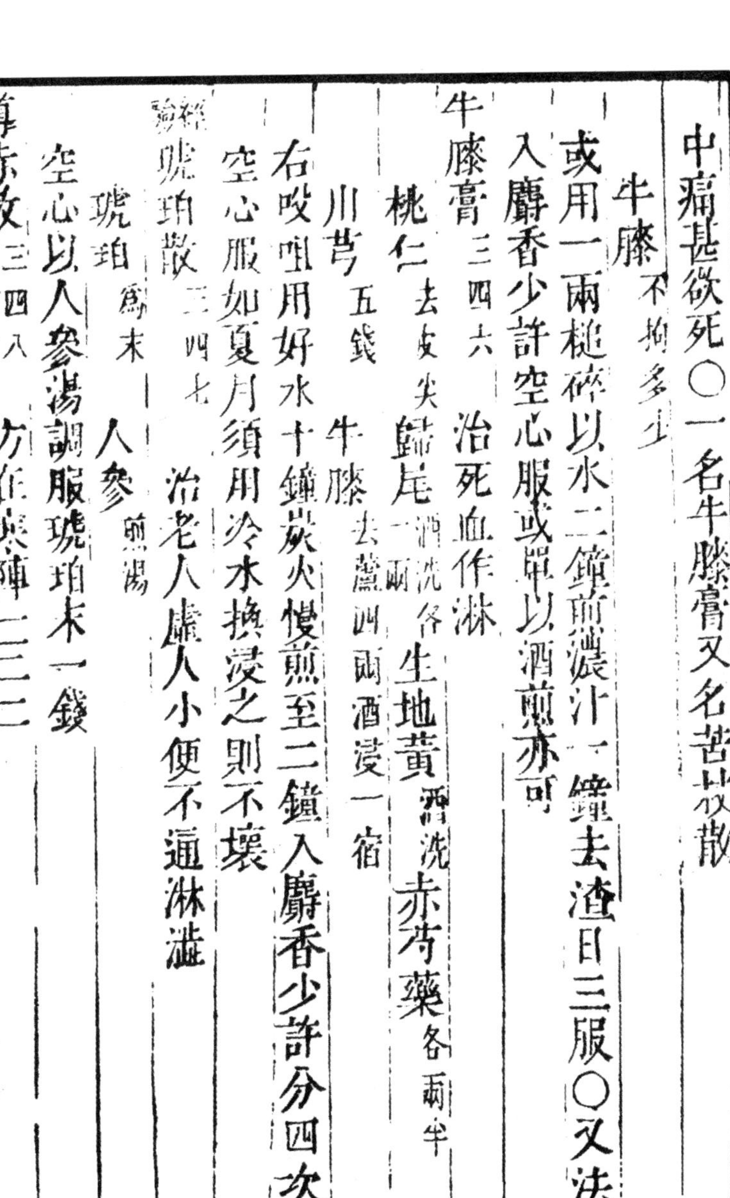

中痛甚欲死○一名牛膝膏又名苦杖散

牛膝 不拘多少

或用一兩槌碎以水二鐘煎濃汁一鐘去渣日三服○又法入麝香少許空心服或單以酒煎亦可

牛膝膏 三四六 治死血作淋

桃仁 去皮尖 歸尾 酒洗各一兩 生地黃 酒洗 赤芍藥 各兩半 川芎 五錢 牛膝 去蘆四兩酒浸一宿

右㕮咀用好水十鐘炭火慢煎至二鐘入麝香少許分四次空心服如夏月須用冷水換浸之則不壞

新補 琥珀散 三四七 治老人虛人小便不通淋澀

琥珀 為末 人參 煎湯

空心以人參湯調服琥珀末一錢

導赤散 三四八 方在寒陣一二三

利小腸熱濇

萬全木通湯 三四九 治小便難而黃

木通　赤茯苓　車前葉　滑石各二錢

瞿麥一錢

水一鍾半煎七分食前服

葱白湯 一百五十 治小便卒暴不通小腹脹急氣上衝心悶絕欲死此由暴氣乘膀胱或因驚憂氣無所伸鬱閉不流衝逆胞系

陳皮三兩　葵子一兩　葱白三莖

右㕮咀用水五升煮取二升分三服〇一云每服五錢葱白三莖水煎服

東垣清肺飲子 三五一 治渴而小便不利邪熱在上焦氣分也

茯苓　猪苓　澤瀉各一錢　車前子

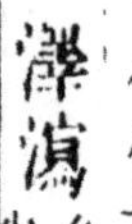
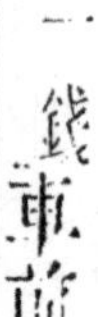
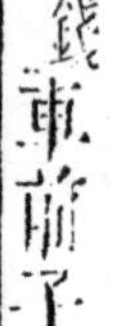
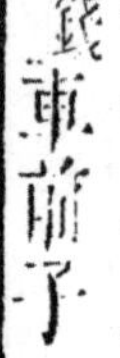

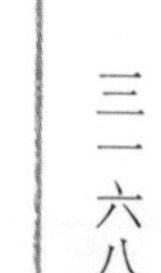

琥珀　木通　瞿麥　萹蓄各一錢

通草　燈心各五分

水二鍾煎一鍾食遠服

半夏丸 三五二 治濕痰流注白濁神效

半夏製　猪苓等分

右爲末神麯糊丸服○按此方與本事猪苓丸同意詳固陣四十八

良方醍醐膏 三五三 治消渴

白砂蜜五斤　砂仁爲末半兩　烏梅一斤搥碎用水四大碗煎一碗去查

右入砂鍋慢火熬赤色成膏取下放冷加白檀細末三錢麝香一字攪勻以磁器收貯密封冬月沸湯調服夏月涼水亦可

無擇養勞湯 三五四 治五疸虛弱脚軟心悸口淡耳鳴微發寒

熱氣急小便白濁當作虛勞治之

人參　黃芪　白朮　當歸

甘草炙　桂心　陳皮各一兩　白芍藥三兩

生地黃　茯苓各五錢　五味子　遠志各三錢

右㕮咀每服一兩水一鍾半薑三片棗三枚煎七分食前服

編目

綠礬散　三五五　治黃胖

綠礬六兩以米醋炒紅為度放地上出火　約內炒七次乾　南星炒黃色

神麴一兩炒黃色　大皂角一斤鐵鍋水煮爛揉出滓膠淨汁入鍋入棗肉再熬成膠和藥

紅棗六兩蒸去皮核入皂角汁內熬膠

右前三味為細末以皂角棗膠搗丸桐子大每服五丸清晨下牀時用薑湯下夜臥上牀時再服五丸忌油膩煎炒如身上發紅斑急煎棗湯解之自愈

補

濟眾方　三五六　治心氣不寧怔忡驚悸清上膈風熱痰飲

白石英　朱砂等分

右爲細末，每服五分，金銀湯調下。

抱膽丸 三五七　治男婦一切癲癇風狂，或因驚恐畏怖所致，及婦人産後驚氣入心，并室女經脉通時驚邪蘊結，氣實上盛者，累效。

水銀二兩　黑鉛一兩半　朱砂細研　乳香細研，各一兩

右將黑鉛入銚子内溶化，下水銀，結成砂子，次下朱砂、乳香，乘熱用柳木槌研勻，丸雞豆子大。每服一丸，空心井花水吞下。病者得睡，切莫驚動，覺來即安，再一丸可除根。

寧志辰砂散 三五八　治風痰諸癇，狂言妄走，精神恍惚，思慮迷亂，乍歌乍哭，飲食失常，疾發仆地，吐沫戴眼，魂魄不守。

辰砂光明者，二兩　棗仁微炒　乳香明者，各半兩

右爲細末，先令病人隨量恣飲沉醉，但勿令吐，居静室中，將

前藥都作一服用温酒一鍾調勻令頓飲之如量淺者但隨量取醉服藥訖便令安卧病淺者半日至一日病深者卧三兩日只令家人潛伺之察其鼻息勻調切勿喚覺亦不可驚觸使覺必待其自醒則神魂定矣萬一驚寤則不可復治矣

正肅公少時心病服此一劑五日方寤遂瘥

歸神丹 三百五十九 治五癎諸風癡疵驚悸神不守舍

人參 當歸 棗仁 白茯苓各二兩

朱砂大塊者 琥珀 遠志薑湯製 龍齒各一兩

金箔 銀箔各二十片

右爲末酒糊丸桐子大每服三五十丸麥門冬湯下

得效寧志丸 三百六十 治心風癲癎服此一料其病頓減

朱砂佳者一兩 人參 白茯苓 當歸

石菖蒲 乳香另研 棗仁湯浸去皮取仁炒香熟各五錢

右將朱砂用熟絹一小片包裹線紮以豮豬心一枚竹刀切開紙拭去血入朱砂包定再用線縛外以竹箬重裹麻皮紮緊用無灰酒二升同入砂罐煮酒盡取出朱砂另研將豬心用竹刀細切砂盆內研爛拌入藥末再加煮熟淨棗肉四兩搗丸桐子大留少朱砂爲衣每服五七十丸人參湯下

人參琥珀丸 三六一 治癲癇

人參 琥珀另研 茯神 白茯苓

石菖蒲小者 遠志酒浸半兩 各 乳香另研 朱砂水飛

酸棗仁溫酒浸半日去殼紙上炒香各二錢半

右爲末煉蜜丸桐子大每服三五十丸食後溫酒送下日再服如不能飲者棗湯下此可常服

集驗秘方半夏丸 三六二 治心風癲狂○張德明傳其內人失心狂數年服此藥而愈後再作服人參琥珀丸而安

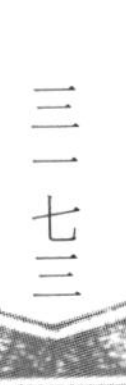

半夏一兩用生薑汁煮三五十沸切作塊曬乾煮令熟焙乾為末取出　麝香一錢研

水銀半兩　生薄荷一大握用水銀研如泥

右藥同薄荷泥更研千百下丸如芥子每服十五丸金銀湯

臨臥服三日再服

神應丹三六三　治諸癇

辰砂生者不拘多少

右研細豬心血和勻以蒸餅裹劑蒸熟就熟取出丸桐子大

每服一丸人參湯下食後臨臥服

楊氏五癇神應丸三六四　治癲癇潮發不問新久

白附子半兩泡　半夏二兩湯洗　南星　烏蛇酒浸

白礬半兩生各一兩　全蝎二錢炒　蜈蚣半條　白殭蠶一兩半炒

麝香三分研　皂角二兩槌碎用水半升揉汁去滓同白礬一處熬乾為度研

硃砂飛二錢半

右爲細末，生薑汁煮麪糊爲丸，桐子大。每服三十丸，生薑湯食後送下。

局方牛黄清心丸 三六五 治心志不定，神氣不寧，驚恐癲狂，語言譫妄，虚煩少睡，甚至棄衣登高，踰垣上屋；或小兒風痰上壅，抽搐發熱；或急驚痰盛，發搐目反，口噤煩躁等證。

白术　麥門冬　枯黄芩各一兩半　人參

神麴　蒲黄炒，各二兩半　山藥七兩　炙甘草五兩

杏仁去皮尖，炒黄色，另研，各一兩　桔梗各二兩二錢　大豆黄卷微炒　當歸

肉桂七錢　阿膠　白蘞各七錢半　白茯苓一兩二錢

川芎　防風　麝香　冰片各五錢

羚羊角鎊，一兩　犀角鎊，二兩　雄黄八錢，飛　乾薑泡，七錢

大棗百枚，蒸熟，去皮，研膏　金箔一千四百張，内四百爲衣

右另研爲末，煉蜜與棗杵勻，每兩作十丸，用金箔爲衣。每服

一丸温水化下

醫統牛黃丸 三六六　治癲狂風癇心風神不守舍時發無常仆地吐涎不自知覺

牛黃　珍珠　麝香各五分　朱砂

龍齒各另研　犀角　琥珀各二錢　天門冬去心

麥門冬去心　人參　茯苓各四錢　水銀五分

防風　黄芩　知母　龍膽草

石菖蒲　白芍藥　全蝎　甘草各五錢

蜂房三錢　金箔　銀箔各七十片

右爲細末共和匀煉蜜和搗千杵丸如梧桐子大每服十五丸食後臨臥新竹葉湯下

萬氏牛黃清心丸 三六七　方在小兒九四

治心熱神昏

錢氏牛黄丸 三六八 方在小兒九二

治小兒痰涎風癇

雜著牛黄丸 三六九 方在小兒九三

治小兒驚癇痰涎壅盛

三味牛黄丸 三百七十 方在小兒九五

治小兒驚熱疳積

蘇合香丸 三七一 治中氣或卒暴氣逆心痛鬼魅惡氣等證

麝香　沉香　丁香　白檀香

香附　蓽撥　白术　訶子煨，去皮

硃砂水飛　青木香　烏犀角各二兩　薰陸香

龍腦各一兩　安息香一兩，另爲末，用無灰酒一升熬膏

蘇合油二兩，入息香膏內

右爲細末，用安息膏并煉蜜每兩作十丸，熔黄蠟⑩

每用溫水化服一丸或丸如桐子大每服四五丸

龍腦雞蘇丸 三七二 治上焦之火除煩解勞安吐⑪五臟虛煩神志不定上而酒毒膈熱消渴下而血滯五淋血崩等疾

麥冬 四兩　甘草 一兩半　龍腦薄荷葉 一斤

阿膠 炒　人參 各二兩　黃芪 炙一兩　生地 六兩另爲末

木通　銀柴胡 各二兩此二味用沸湯浸一日夜絞取汁

右用好白蜜二斤先煎一兩沸却入地黃末不住手攪徐加木通柴胡汁慢火熬成膏然後加前諸藥末和丸如豌豆大每服二十丸隨證用引送下○如室女虛勞寒熱潮作腳入參柴胡湯下○一方如前有黃連一兩

九還金液丹 三七三　方在小兒八八

治男婦小兒中風驚風痰盛氣急

良方 香橘湯 三七四 治七情內傷胸膈不快腹脇脹滿

香附炒 半夏製 橘紅各二錢 甘草炙一錢

水一鍾半生薑五片紅棗一枚煎八分食遠服

良方 分氣紫蘇飲 三七五 治腹脇疼痛氣促喘息

蘇葉 桔梗去蘆 桑白皮 草菓仁

大腹皮 白茯苓 陳皮 炙甘草各一錢半

水一鍾半生薑三片入鹽少許煎八分食前服

本事 枳實散 三七六 治男子兩脇疼痛

枳實一兩 白芍藥炒 雀腦芎 人參各半兩

右爲細末薑棗湯調服二錢酒亦可食前日三服

濟生 推氣散 三七七 治右脇疼痛脹滿不食

片薑黃 枳殼麩炒 桂心各五錢 甘草炙

右爲細末每服二錢薑棗湯食遠調服

白术丸 三七八 治息積病脇下滿悶喘息不安⑬，可鍼灸宜導引服此藥

白术 炒　枳實 麸炒　官桂 各一兩　人參 二⑭

陳皮　桔梗 醋炒　炙甘草 各一兩

右爲細末煉蜜丸如桐子大每服五七十丸不拘時溫酒送下三服⑮

景岳全書六十四卷終

校注

①解：会。
②上：据文义当作『土』。
③形：据文义当作『刑』。
④斤：《三因极一病证方论》作『片』，可从。
⑤擘：据文义，疑当作『臂』。
⑥□：藜照楼本此处模糊，四库本作『盐』，可从。
⑦捷：据本书《杂证谟·痃疾》相关内容，当作『截』。
⑧胃：据文义疑作『冒』。
⑨各：疑衍。
⑩蠟：其下破损，四库本作『包裹为善』，可从。
⑪吐：其下破损，四库本作『血衄血清』，可从。
⑫灸：其下破损，四库本作『二钱』，可从。
⑬安：其下破损，四库本作『呼吸引痛不』，可从。
⑭二：其下破损，四库本作『两』，可从。
⑮三服：四库本作『日三服』，据文义当从。

會稽　張介賓　會卿著
會稽　魯　超　謙菴訂

攻陣

仲景大承氣湯一　治陽明太陰傷寒譫語五六日不大便腹滿煩渴并少陰舌乾口燥潮熱脉實者○劉河間加甘草名三一承氣湯

大黄四兩　厚樸半斤　枳實①五枚　芒硝三合

右以水一斗先煮厚朴枳二物取五升去滓内大黄煑取二升去滓内芒硝更上火微②一兩沸分温再服得下餘勿服

仲景小承氣湯二　治病在太陰無表證汗後③潮熱狂言而脉實六七日不大便喘滿者

即前人承氣湯減去芒硝

仲景調胃承氣湯 三 治太陽陽明不惡寒反惡熱大便秘結日晡潮熱者〔凡陽明病有一證右經者當解肌④入月者當攻下

大黃 芒硝 甘草 各五錢此從近法

每服二五錢水一大盞煎七分溫服

桃仁承氣湯 四 治傷寒畜血小腹急大便黑而不通

桃仁十二枚去皮尖 官桂 甘草 各一錢 芒硝 二錢

大黃 半兩或一兩此從近法

右㕮咀作一服或分二服水一大盞煎七分溫服

良方桃仁承氣湯 五 治瘀血小腹作痛大便不利或譫語口乾漱水不嚥遍身黃色小便自利或血結胸中可近或寒熱昏迷其人如狂

桃仁半兩去皮尖　大黄炒一兩　甘草二錢　肉桂一錢

右薑水煎發日五更服

當歸承氣湯六　治燥熱爲病或皮膚枯燥或咽乾鼻乾或便溺結閟宜此方

當歸　大黄各四錢　甘草　芒硝各二錢

右㕮咀入薑煎服

仲景大柴胡湯七　表證未除裏證又急汗下兼行用此

柴胡半斤　半夏半升　黄芩　芍藥各三兩

生薑切五兩　枳實四枚　大黄二兩　大棗擘十二枚

右七味以水一斗二升煮取六升去滓再煎溫服一升日三服

劉氏六一順氣湯八　以代大小承氣大柴胡大陷胸等湯之神藥也〇此湯治傷寒熱邪傳裏大便結實口燥咽乾怕熱譫

譫揭衣狂走班黃陽厥潮熱自汗胸脇滿硬臍腹疼痛等證
效不盡述

大黃　枳實　黃芩　厚樸
柴胡　甘草　芍藥　芒硝

水煎服欲峻者大黃後入○凡傷寒過經及老弱或血氣兩
虛之人或婦人產後有下證或有下後不解或表證尚未除
而裏證又急不得不下者用此湯去芒硝下之則吉蓋恐硝
性峻急故有此戒經云轉藥孰緊有芒硝者緊也今之庸醫
不分當急下可少與宜微和胃氣之論一槩用大黃芒硝亂
投湯劑下之因茲枉死者多矣○仲景云蕩滌傷寒熱積皆
用湯液切禁丸藥不可不知也

仲景大陷胸湯　治大結胸手不可按

大黃四錢　芒硝三錢　甘遂末二分此從近數

用水一鐘半，先煎大黄至一鐘，內芒硝煎一二沸，去柤，內甘遂末和匀服，得利則止。○此藥極峻，必不得已而用之。○原方用大黄六兩，芒硝一升，甘遂末一錢，水六升，如前法煑二升，分二服，得快利止後服。

小陷胸湯十 方在寒陣十六

治小結胸正在心下，按之則痛，脉浮滑者。

河間大黄湯十一 治瀉痢濕熱邪盛，膿血稠黏，裏急後重，日夜無度者。

大黄一兩

右細剉，好酒二大盞，浸半日，煎至一盞半，去大黄，分二服，頓服之，痢止一服，如未止再服，以痢爲度，服芍藥湯以和之，痢止再服黄芩湯和之，以撤其毒。

外科大黄湯十二 方在外科一六七

治腸癰小腹堅腫

金匱大黃甘草湯十三　治食已即吐○按此湯必下焦脹實大便秘結不通而格拒吐食者方可用之若因胃虛而食已即吐者此則大非所宜用者不可誤認

大黃四兩　甘草一兩

右二味以水三升煮取一升分溫再服

金匱大黃硝石湯十四　治黃疸腹滿小便不利而赤自汗出表和裏實者宜用之

大黃　黃柏　硝石各四兩　梔子十五枚

右四味以水六升煮取二升去滓內硝更煮取一升頓服

金匱梔子大黃湯十五　治酒疸心中懊憹或⑤熱痛

梔子十四枚　大黃一兩　枳實五枚　豉一升

右四味以水六升煮取二升分溫三服

河間防風通聖散十八　治諸風潮搐手足瘈瘲小兒急驚便溺邪熱暴甚肌肉蠕動一切風癱瘡痢等疾

防風　川芎　當歸　芍藥

麻黃　連翹　薄荷葉　大黃

芒硝各五錢　石膏　黃芩　桔梗各一兩

滑石三兩　甘草二兩　荊芥　白朮

梔子各二錢半

右為末每服二錢水一大鍾生薑三片煎六七分溫服○醫統方各五分用水二鍾煎服○痰嗽加半夏○閉結加大黃二錢○破傷風加羌活全蠍各五分○此方有四賈同知方無芒硝坐宣武方無芒硝有縮砂獨殤機要有白芷蒺藜鼠粘子甘草

雙解散十七　方在瘟疹四二

治痘疹表裏俱實

牛黃雙解散十八　方在外科二百九

治便燥熱毒大小便秘

局方 涼膈散十九　瀉三焦六經諸火

大黃　樸硝　甘草各一錢　連翹一錢半

梔子　黃芩　薄荷各五分

水一鍾半加竹葉七片並煎八分入蜜一匙和勻服

東垣 涼膈散二十　方在痘疹八三

解痘疹內熱良方

陶氏 黃龍湯二十一　治熱邪傳裏[6][illegible]燥糞結實心下硬痛而下利純清水身熱譫語發渴此非內寒而利乃因湯藥而利也名曰積熱利證宜急下之身無熱者宜用此湯身有熱者宜六一順氣湯證亦有之不識此證者便呼為漏底傷寒即用

熱藥止之者，是猶抱薪救火也，誤人多矣。

大黃　芒硝老弱者去此　枳實　厚樸

甘草　人參　當歸

水一鍾半，生薑三片，棗二枚，煎服。

良方黃龍湯二二　方在婦人八五

治妊婦感冒風寒，熱入胞宮，寒熱如瘧。

錢氏黃龍湯二三　方在小兒二五

治小兒感冒發熱，或寒熱往來。

子和玉燭散二四　治血虛有滯，或婦人經候不通，腹脹作痛。

此四物湯對調胃承氣湯也。

當歸　川芎　芍藥　地黃

大黃　芒硝　甘草各等分

右㕮咀，水煎服。○甚者加用大黃。

四順清涼飲子 二五　治大人小兒血脉壅實臟腑生熱面赤煩渴睡臥不寧大便秘結

大黄　當歸　芍藥　甘草各等分

右㕮咀水煎服

局 四物湯 二六　治臟結秘澀

當歸　熟地黄　川芎　白芍藥

大黄煨　桃仁各等分

右用水煎或丸服亦可

仲景 抵當湯 二七　治傷寒熱在下焦少腹鞕滿其人發狂小便自利者下血乃愈以太陽病瘀熱在裏也

水蛭二十條熬　虻虫三十個去翅足[illegible]　桃仁二十個去皮尖　大黄三兩酒浸

右四味為末以水五升煮取三升○又抵當丸亦即此四味

仲景 十棗湯 二八　治懸飲內痛

芫花醋拌經宿炒微黑勿焦

大戟長流水煮半時晒乾

甘遂麪裹煨，各等分

右爲細末，先以水一鍾半煮大棗十枚至八分，去棗納藥末，强人一錢，弱人五分，平旦服之。不下，更加五分，泄下後以糜粥補之。

潔古三化湯二九 治中風外有六經之形證，先以續命湯主之，內有便溺之阻格，此方主之。

厚樸薑製 大黄 枳實 羌活各等分

右㕮咀，每服一兩，水煎服，微利則止。

選要透膈湯三十 治脾胃不和，中⑦脘氣滞，胸膈滿悶，噎⑧塞不通，脇肋脹痛，痰涎嘔逆，飲食不下。

木香 白豆蔻 砂仁 檳榔

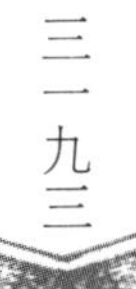

枳殼麩炒　厚朴薑汁炒　半夏製　青皮

橘紅　甘草　大黄　樸硝各一錢

水一鍾半薑三片紅棗一枚煎八分食遠服

金匱茵陳蒿湯三一　治傷寒發黄及穀疸發熱不食大小便秘或食即頭眩是為穀疸

茵陳九錢　大黄四錢半　山梔錢半

右作二服每服水二鍾煎八分食遠温服

河間芍藥湯三二　下血調氣經曰溲而便膿血氣行而血止行血則便自愈調氣則後重除

芍藥一兩　當歸　黄連各五錢　木香

甘草炙　檳榔各二錢　大黄三錢　官桂一錢半

黄芩五錢

右咀每服半兩水二盞煎一盞食後温服如血痢則漸加大

黄如汗後臟毒加黄芩半兩依前服○愚按此湯乃河間之心方然惟真有實熱者可用若假熱假實者誤服則死

枳實大黄湯三三 治濕滯脚氣

羌活一錢半 當歸一錢 枳實五分 大黄酒煨三錢

水一鍾半煎八分食前空心温服以利爲度

羌活導滯湯三四 治風濕實滯脚氣

羌活 獨活⑨各半兩 防己 當歸各三錢

枳實麩炒二錢 大黄酒煨一兩

右每服五七錢水一鍾半煎至七分温服量虚實加減微利則已

牛黄瀉心湯三五 治心經實熱狂言妄語神志不安

牛黄另研一兩 冰片另研一分 朱砂另研二錢 大黄生一兩

右爲細末利匀每服一二錢冷薑湯或蜜水調下

宣明三稜散三六 治積聚癥瘕痃癖不散堅滿痞悶食不下

三稜 白朮炒各一兩 蓬朮 當歸各五錢

木香 檳榔各三錢

右爲末每服三錢沸湯調下

三稜丸三七 治血癥血瘕食積痰滯

莪朮醋浸炒 三稜各三兩 青皮 麥芽炒

半夏各兩

右共用好醋一鍾煮乾焙爲末醋糊丸桐子大每服四十丸

淡醋湯下痰積薑湯下

三聖膏三八 貼積聚癥塊

石灰十兩 官桂半兩爲末 大黃一兩錦紋各爲末

右將石灰細篩過炒紅急用好醋熬成膏入大黃官桂末攪

勻以磁器收貯用泊紙或柿漆紙攤貼患處火烘熨之

良方桃仁煎三九　治血瘕

桃仁　大黃炒，各一兩　虻虫炒黑，半兩　樸硝一兩

右爲末以醇醋一鍾磁器中熬三分下前三味不住手攪煎至可丸乃下樸硝丸如桐子大不喫晚食五更初溫酒下五丸日午下穢物如豆汁如未見再服仍以調氣血藥補之　立齋曰向在毗陵一婦人小便不通臍腹脹甚予診之曰此血瘕也用前藥一服腹痛下瘀血血水即愈此藥猛烈大峻氣血虛者斟酌與之

川山甲散四十　治癥瘕瘀血心腹作痛

川山甲炒焦　鱉甲醋炙　赤芍藥　大黃炒

乾漆炒烟盡　桂心各一兩　川芎　芫花醋炒

歸尾各半兩　麝香一錢

右爲末每服一錢酒調下

子和禹功散 四一 瀉水之劑

黑牽牛頭末四兩 茴香炒一兩 或加木香一兩

右為細末以生薑自然汁調一二錢臨卧服

子和濬川散 四二 治一切痰飲十種水氣

甘遂麵裹煨 芒硝各二錢 郁李仁一錢 大黃

牽牛末各三錢

右為末滴水丸桐子大 每服五十丸溫水下

稀涎散 四三 吐頑痰

牙皂炙去皮弦一錢 藜蘆五分

右為細末每服五分或一二錢漿水調下牙關不開者灌之

大異香散 四四 治積聚脹滿

三稜 蓬朮 青皮 陳皮

枳殼炒 藿香 香附 半夏麴

桔梗　益智各一錢半　炙甘草五分

右分二貼，水二鍾，薑三片，棗一枚，煎七分，食遠服。

經驗流金膏四五　治一切火痰欬逆等證

白石膏火煅研細　大黃錦紋者，右俱用酒浸一日，蒸晒九次，各二兩　黃芩酒洗

橘紅去白，各四兩　連翹　川芎　桔梗

貝母各一兩　膽星　蘇州薄荷　香附各五錢

右爲極細末，煉蜜丸彈子大，午後臨臥細嚼一丸，忌酒麵諸濕熱物。○按此方當去川芎、桔梗，效必更速。

子和通經散四六　治婦人氣逆血閉

陳皮去白　當歸各一兩　甘遂以麵包，勿令透水，煮百餘沸，取出用冷水浸過，去麵，焙乾，一兩

右爲細末，每服三錢，溫湯調下，臨臥服。

外臺苦楝湯四七　治疣⑩

苦楝根東引不出土者刮去皮土取內白皮二兩水三碗煎一碗半去柤以晚米三合煮糜粥空心先以炙肉一片嚼之引虫向上次吃藥粥一二口少頃又吃漸漸加至一碗其虫下盡而愈

三花神祐丸 四八 河間 治一切沉積痰飲變生諸病或氣血壅滯濕熱鬱結走注疼痛風痰脹滿等證〇子和神祐丸用黑丑一兩無輕粉

黑丑取頭末二兩 大黃一兩 芫花醋浸炒 大戟醋浸炒

甘遂麵裹煨各五錢 輕粉一錢

右爲細末滴水爲丸小豆大初服五丸每服加五丸溫水下日三服以快利爲度欲速下者官八丸十丸或有餘丸〇凡病滿甚者以痰涎壅盛頓攻不開則轉加痛悶須漸進之初服止三丸每加一二丸至快利即止

木香檳榔丸 四九 殺下諸蟲

檳榔一兩 木香 鶴虱 貫衆

錫灰 乾漆燒烟盡 史君子各五錢 輕粉一錢

雷丸 巴豆仁各一錢半

麵糊丸麻子大，每服二十丸，五更粥飲下，或前苦楝石榴湯下。

續木香檳榔丸 五十 治一切氣滯心腹痞滿脇肋脹悶，大小便澁祕不通。

木香 檳榔 青皮去瓤 陳皮去白

枳殼麩炒 蓬术煨切 黃連各一兩 黃栢去皮

香附炒 大黃炒各三兩 黑丑取頭末四兩

滴水爲丸豌豆大，每服三五十丸，食遠薑湯送下，以微利爲度。

遇仙丹 五一　追虫逐積消癖利痰萬病可除

黑丑頭末　檳榔各一斤　大黄半斤　三稜

莪朮醋炙各四兩　木香土四

右爲末用大皂角去子打⑪煎濃湯去滓煮麵糊爲丸桐子大每服四五十丸以強弱爲加減五更茶清下如未通再飲溫茶助之下虫積惡物并了白粥補之

備急丸 五二　治胃中停滯寒冷之物心腹作痛如錐及脹滿下氣並卒然百病中惡客忤口禁卒死皆治之○易老名獨行丸○脾胃論名備急大黄丸

巴霜　大黄　乾薑俱爲末

右等分和匀煉蜜丸石臼內杵千餘下如泥丸如小豆大夜臥時溫水下一丸氣實者加一二丸如卒病不計時候服如卒死口禁即斡口折齒灌之○司空裴秀亦作散用用中惡

也○孕婦忌用

和利 神保丸 五三 治心膈痛腹痛血痛腎氣脇下痛大便不通氣噎宿食不消

木香 胡椒各二錢半 乾蝎七枚 巴豆十粒，去皮心，研

右為末，湯浸蒸餅丸麻子大，朱砂三錢為衣，每服五丸，用柿蒂湯或薑醋茶發茴香木香等湯隨宜送下。

寶藏 感應丸 五四 治宿食積滯腹痛胸膈痞悶疼痛吐瀉

南木香 肉豆蔻 丁香各一兩半 乾薑炮，一兩

巴霜研七十 百草霜二兩 杏仁一百四十粒，去皮尖，研

右先將前四味為末，後入三味同研勻，外用好黃蠟六兩，溶化以絹濾淨，更用好酒一升於銀石器內煮蠟數沸，傾出其蠟自浮，摝用。○凡春夏修合，先用香油一兩銚內熬令香熟，次下酒蠟四兩同化成汁，就銚內乘熱拌和前藥成劑，分作

小錠油紙裹放旋丸服之○若秋冬須用香油一兩伍錢每服三十丸空心薑湯下

大金花丸 五五 治中外諸熱淋秘溺血嗽血衄血頭痛骨蒸欬嗽肺痿

黃連 黃芩 黃柏 梔子

大黃各等分

右爲細末滴水丸小豆大每服二十丸涼水茶清任下○本方去大黃倍加梔子名梔子金花丸

大硝石丸 五六 治痞積

硝石六兩 大黃八兩另研 人參 甘草各三兩

右爲細末用好陳醋三升以磁器微火熬丸每入醋一升先入大黃不住手攪使微沸盡一刻又入一升再熬微乾又下一升並下餘藥再熬候可丸如雞子黃大每服一丸白湯化

下或丸如桐子大每服三五丁丸服後當出下如鷄肝或如米泔赤黑色等物乃效下後忌風冷宜軟粥將息

東垣枳术導滯丸 五七 治傷濕熱之物不得施化而作痞滿悶亂不安

黄芩　茯苓　白术　黄連各三錢

枳實麩炒　神麯各五錢炒　澤瀉二錢　大黄煨一兩

右爲末湯浸蒸餅爲丸食遠白湯下五十丸

秘方化滯丸 五八 理諸氣化諸積奪造化有通塞之功調陰陽有補瀉之妙久堅沉痼者磨之自消暴滯積留者導之自去夫

○此與鄧山房感應丸畧同但彼方猶有沉香檀香砂仁香附四味

南木香　丁香　青皮　橘紅

黄連各二錢半　莪术煨　三稜各五錢　半夏麯三錢

上八味共爲細末

巴豆　去殻滚湯泡去心膜用好醋浸少頃慢火熬至醋乾用六錢研細入前藥又研勻再入後烏梅膏巴豆若乾止用梅四錢伍分

烏梅肉　焙乾爲末用五錢以米醋調畧清慢火熬成膏和八前藥

右和勻用白麪八錢調厚糊爲丸蘿蔔子大每服五七丸壯人十丸五更空心用陳皮湯下○不欲通者以津下○如所積物取本汁冷下○停食飽悶枳殻湯下○因食吐不止以津嚥下即止○婦人血氣痛當歸湯下○赤冷痢甘草湯下○白痢冷乾薑湯下○心痛石菖蒲湯下○諸氣痛生薑陳皮湯下○腸氣茴香酒下○若欲推蕩積滯熟薑湯下仍加數丸未利再服利多不止飲冷水一二口即止此藥得熱即

行待冷卽化小兒痞積量大小飲湯下妊娠勿服

化鐵丹歌 五九

八梅十六豆　一豆管三椒　青陳各半兩
丁木不相饒　將來研作末　醋打麪糊調
丸如黍米大　日曬要曬乾　五分或三分
強弱或兒曹　任意作引下　是鐵也能消

陳米三稜丸 六十 消積聚去米麪五穀等積

陳倉米一兩　用新巴豆五枚去殼同米慢火炒巴豆焦色去豆不用

陳皮　三稜煨　砂仁　麥芽各二錢

南木香一錢

右爲末醋糊丸綠豆大每服十五丸至二十丸食遠薑湯下

局方溫白丸 六一 治心腹積聚癥癖痞塊大如杯碗胸脇脹滿嘔吐心下堅結傍攻兩脇如有所礙及一切諸風身體頑麻三十六種遁尸注忤十種水病吞酸心痛腹中一切諸疾但

服此藥無不除愈

川烏 製二兩　皂角 炙去皮弦　吳茱萸 湯泡一宿炒　石菖蒲

柴胡　桔梗 炒去蘆　厚樸 薑制　紫菀

人參　黃連 去鬚　茯苓　乾薑 炮黃

肉桂　川椒 炒去目　巴霜 各五錢另研

右為末入巴豆研勻蜜丸桐子大每服三丸薑湯下○按此方與治癥瘕病紫菀丸大同但彼多羌活獨活防風三味止用巴霜二錢而群藥更倍隨證用引送下與此為稍異也

潔古治法　肝積肥氣溫白丸加柴胡川芎○心積伏梁溫白丸加菖蒲黃連桃仁○脾積痞氣溫白丸加吳茱萸乾薑○肺積息賁溫白丸加人參紫菀○腎積奔豚溫白丸加丁香茯苓遠志

氏

溫白丸 六二　方在小兒九十

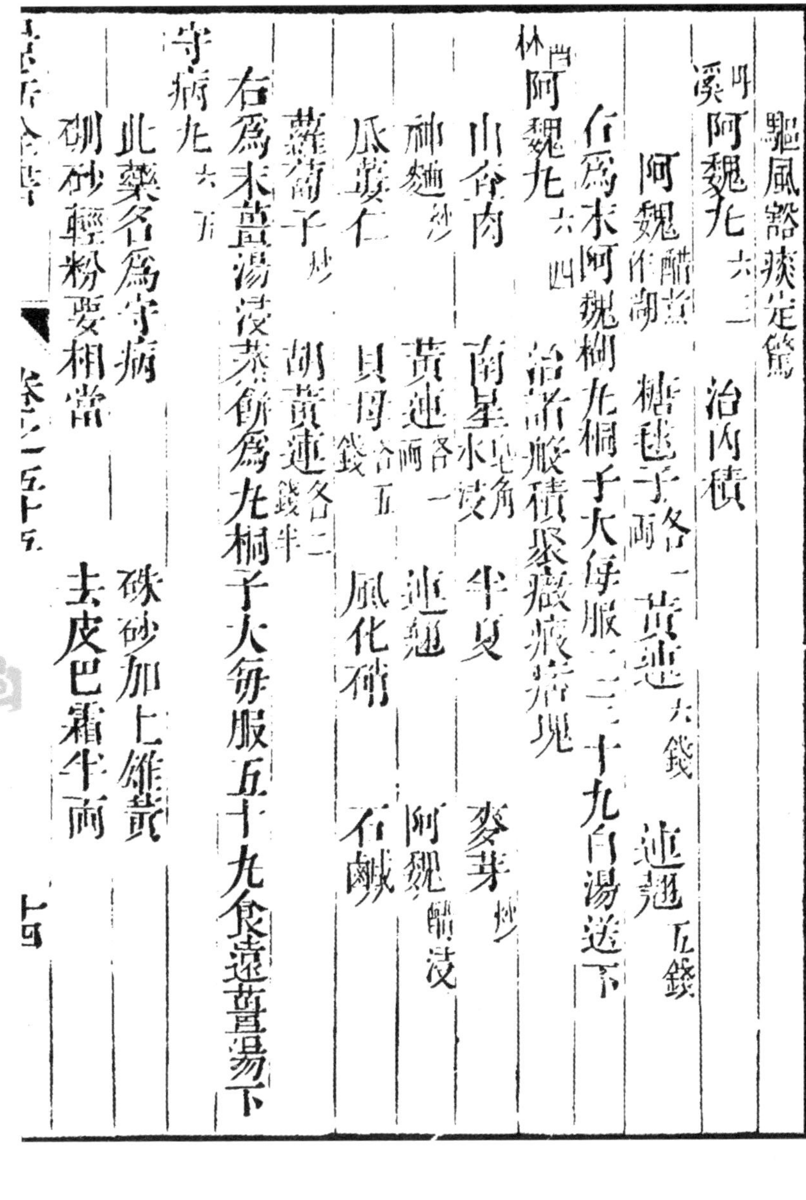

軀風豁痰定喘

丹溪阿魏丸 六三　治肉積

阿魏醋煮作糊　楂毬子各一兩　黃連六錢　連翹五錢

右為末，阿魏糊丸，桐子大。每服二三十丸，白湯送下。

醫林阿魏丸 六四　治諸般積聚癥瘕痞塊

山查肉　南星皂角水浸　半夏　麥芽炒

神麯炒　黃連各一兩　連翹　阿魏醋浸

瓜蔞仁　貝母各五錢　風化硝　石鹼

蘿蔔子炒　胡黃連各二錢半

右為末，薑湯浸蒸餅為丸，桐子大。每服五十丸，食遠薑湯下。

守病丸 六五

此藥名為守病　硃砂加上雄黃

硇砂輕粉要相當　去皮巴霜半兩

硇砂合濟有功　乳香五錢隨艮

齋丸一粒放毫光　取下多年積脹

簡易勝紅丸 十六　治脾積氣滯胸膈滿悶氣促不安嘔吐清水

丈夫酒積婦人脾血積小兒食積並治

三稜　蓬朮 醋煮 各　青皮　陳皮

乾薑　良薑 各一兩　香附 炒 二兩

右為末醋糊丸桐子大每服三四十丸薑湯下

御院助氣丸 十七　治三焦痞塞胸膈飽悶氣不流通蘊結成積

痃癖氣塊並皆治之

三稜 炮　莪朮 炮 各一兩　青皮　橘紅

白朮 各五錢　木香　檳榔　枳殼 各三錢

右為末糊丸桐子大每服五十丸米湯下

局方三黃丸 十八　治三焦積熱咽喉腫閉心膈煩燥小便赤澀

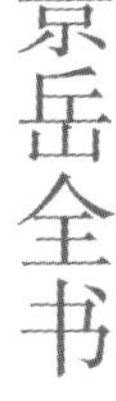

大便秘結

黃芩　黃連　大黃各等分

煉蜜丸桐子大，每服四五十丸，白湯送下，或淡鹽湯亦可。○此方爲湯，即名瀉心湯。

東垣雄黃聖餅子 六九　治一切酒食傷脾，積聚滿悶等證。

巴豆百枚，去皮油　雄黃半兩　白麵十兩，炒，羅過

右二味爲細末，同麵和勻，用新汲水攪和作餅，如手大，以水煮之，候浮於湯上，看硬軟捏作小餅子，每服五七餅，加至十餅十五餅，嚼食一餅利一行，二餅利二行，食前茶酒任下。

河間舟車丸 七十　治一切水濕蠱脹，痰飲癖積，氣血壅滿，不得宣通，風熱鬱痹，走注疼痛，及婦人血逆氣滯等證。

黑丑頭末，四兩　甘遂麵裹煨　芫花　大戟各一兩，俱醋炒

大黃二兩　青皮　陳皮　木香

檳榔各五錢　輕粉一錢　取虫加蕪荑半兩

右爲末水糊丸如小豆大空心溫水下初服五丸日三服以快利爲度服法如前三花神祐丸

子和導水丸七一

大黄　黄芩各二兩　滑石　黑丑頭末各四兩

加法　甘遂一兩去濕熱腰痛泄水濕腫滿久病則加○白芥子一兩去遍身走注疼痛宜加○朴硝一兩退熱散腫毒止痛久毒宜加○郁李仁一兩散結滯通關節潤腸胃行滯氣通血脉宜加○樗柳根一兩去腰腿沉重宜加

右爲細末滴水丸桐子大初服五十丸或加至百丸臨卧溫水下

子和神芎丸七二　治心經積熱風痰壅滯頭目赤腫瘡瘍咽痛胸膈不利大小便秘一切風熱等證

大黄生 黄芩各二两 黑丑头末 滑石各四两

黄連 川芎 薄荷葉各半兩

滴水丸梧子大每服五十丸食後温水下○局方無黄連

三四 小胃丹七三 上可去胸膈之痰下可利腸胃之痰

芫花 大戟炒俱醋 甘遂麪裹煨各一兩 大黄酒拌蒸一兩半

黄柏炒褐色二兩

右為細末粥丸麻子大每服十丸温水下

清氣化痰丸七四

南星 半夏各八兩 川皂角 白礬 生薑各三兩 水

十碗煮至五碗取湯浸星夏二日再煮至無白點為度

晒乾聽用

橘紅 檳榔各二兩 木香 沉香各一兩

蒼术米泔浸炒四兩

景岳全書 卷之五十五 七

右爲末，薑汁糊丸，淡鹽湯白湯任下

清氣化痰丸丹溪 七十五 治上焦痰火壅盛，欬嗽煩熱，口渴胸中痞滿

南星製三兩 半夏製 黃連 黃芩各五兩

瓜蔞仁 杏仁去皮尖 茯苓各四兩 枳實炒

陳皮各七兩 甘草

右爲細末，薑汁煮糊丸桐子大，每服五十丸，薑湯下

法製清氣化痰丸 七十六 順氣快脾，化痰消食

南星去皮 半夏各四兩 用皂角、白礬、乾薑各四兩，入水五碗煎至三碗，去柤，却入南星、半夏浸二日，再煮至星夏俱無白點爲度，晒乾，加後藥

陳皮 青皮 蘇子炒 神麯炒

麥芽炒 蘿蔔子炒另研 杏仁去皮尖炒 葛根

山查 香附各二兩

右爲末易炮蒸餅丸桐子大每服五七十丸臨卧食後茶湯下

〇隱君滚痰丸 七七 治一切濕熱食積等痰窠囊老痰〇一方礞石止用五錢外加百藥煎五錢乃能收斂周身痰涎聚於一處然後痢下所以見效

礞石硝煅金色一兩 大黃酒蒸 黄芩去朽者各半斤 沉香五錢

右爲細末滴水爲丸桐子大每服三五十丸量人强弱加減

〇凡服滚痰丸之法必須臨卧就床用熟水一口許只送過咽即便仰卧令藥徐徐而下服後須多半日勿飲食起坐必使藥氣除逐上焦痰滯惡物過膈入腹然後動作方能中病或病甚者須連進二三次或壯人病實者須多至百丸多服無妨

子和 硃砂滚涎丸 七八 治五癇

硃砂　白礬生　硝石　赤石脂等分

右爲細末研蒜膏爲丸綠豆大每服三五十丸食後荊芥湯

下

丹溪 青礞石丸 七九 解食積去濕痰重在風化硝

南星二兩切片用白礬末五錢水浸一二日曬乾又云一兩　半夏一兩湯泡切片以皂角水

浸一日曬乾　黄芩薑汁炒　茯苓　枳實炒各一兩

礞石二兩捶碎焰硝二兩同入小砂罐內瓦片蓋之

鐵線縛定鹽泥固濟曬乾火煅紅候冷取出

法製硝同萊菔水煮化去滓綿濾令結復入臘月牛膽內風化之或只用風化硝一兩

右爲末神麴糊丸梧子大每服三五十丸白湯下

又方

半夏二兩　白朮　礞石各一兩　黄芩五錢

茯苓　陳皮各七錢半　風化硝二錢

右爲末丸同前

節齋化痰丸 八十　潤燥開鬱降火消痰治老痰鬱痰結成粘塊凝滯喉間肺氣不清或吐咯難出皆因火邪炎上凝滯於心肺之分俱宜開鬱降火消痰緩而治之庶可效耳

天門冬去心　黄芩酒炒　海粉另研　瓜蔞仁另研

橘紅各一兩　連翹　香附淡鹽水浸炒　桔梗各五錢

青黛另研　芒硝另研各三錢

右爲細末煉蜜入薑汁少許搗丸龍眼大噙嚼一丸清湯送下或丸如緑豆大淡薑湯送下五六十丸○此等老痰大約飲酒人多有之酒氣上蒸肺與胃脘皆受火邪故結而成痰此方天冬黄芩瀉肺火海石芒硝鹹以爽堅瓜蔞潤肺消痰香附連翹開鬱降火青黛去鬱火故不用辛燥等藥

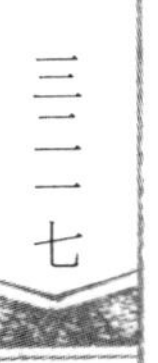

醫林辰砂化痰丸 八一　治風化痰安神定志止嗽除堅

辰砂另研　明礬另研各五錢　南星製一兩　半夏麯三兩

右為細末薑汁糊丸綠豆大硃砂為衣每服三十丸食後薑湯下

三因控涎丹 八二　凡人忽患胸背手足腰胯疼痛牽引鈎動時時走易不定不可忍者或手足冷痺氣脈不通是皆痰涎在心膈上下故為此證

真白芥子　紫大戟去皮　甘遂麪裹煨各等分

右為末糊丸桐子大臨臥淡薑湯或溫水下五七丸至十丸痰甚者量加之

醫林烏巴丸 八三　治胸膈久為頑痰所害面色青白浮腫不思飲食遍身疼痛夜間氣壅不得睡往來寒熱手足冷痛不得轉側屢用痰藥墜之不下取之不出此是頑痰堅滯宜此藥

利下之則愈未利再服

烏梅肉二兩　巴霜五錢去油

右用水二碗砂鍋內將烏梅肉煮爛候水稍乾入巴豆將竹片攪如稠糊取出搗　丸梧子大每服七丸九丸十丸十一丸或十五丸薑湯下不拘時

御藥吐痰方八四　治胸中有痰痰癖者

用白礬一兩水二升煮一升入蜜一合更煮少時溫服須臾即吐如未吐再飲熱水一盞吐痰爲效

人參利膈丸八五　方在和陣一六六

治痰逆喘噎聖藥

和劑青木香丸八六　治胸膈噎塞氣滯不行腸中水聲嘔噦痰逆不思飲食寬中和膈

黑丑炒香取頭末十二兩　破故炒　蓽撥各四兩

木香二兩　檳榔用酸粟米飯裹濕紙包火煨令紙焦去飯四兩

右爲末，滴水爲丸，綠豆大，每服三四十丸，茶湯熟水任下。

消痔核桃八七

莪术酒洗　當歸酒洗　白芥子　急性子各四兩，俱搗碎

皮硝　海粉各八兩　大核桃百枚

右先以群藥入砂鍋內，寬水煮一二沸，後入大核桃重五錢者百枚，同煮一日夜，以重一兩爲度，取起晾乾。先用好膏藥一個，摻阿魏一錢、麝香半分，量痔大小貼住，以熱手磨擦。每空心服前桃一個，三日後二個，以至三個，服完後須四物湯之類，數貼即愈。

熨痔方八八

一層用麝香二三分摻肉上　二層阿魏一二錢

三層芒硝一二兩鋪蓋於上

右先用帶麥麵和成條量瘡大小圍住鋪藥於內以青布蓋之隨燒熱磚四五塊輪流布上熨之覺腹中氣行寬快即是痞消之兆以手烘熱摩之亦妙內須服調養氣血之藥

開結導飲丸 八九 方在和陣一七八

治飲食不消心下痞悶腿脚腫痛

局方犀角丸 九十 除三焦熱邪及痰涎壅滯腸胃燥澀大小便難

黃連去鬚 犀角鎊各十兩 人參二十兩 大黃八十兩

黑丑炒研取頭末六十兩

右爲細末煉蜜丸梧子大每服十五丸至二十丸臨臥湯下更量虛實加減

河間犀角丸 九一 治癲癇發作有時揚手擲足口吐痰涎不省人事暗倒屈伸

犀角末半兩　赤石脂二兩　樸硝二兩　白殭蚕

薄荷各一兩

右為末麵糊丸梧子大每服二三十丸溫水下日三服不拘時如覺痰多即減其數忌油膩炙煿

麻仁丸九三　治大便秘結胃實能食小便熱赤者

芝麻四兩研取汁　杏仁四兩去皮尖研如泥　大黃五兩　山梔十兩

右為末煉蜜入麻汁和丸桐子大每服五十丸食前白湯下

局方脾約丸九三　此即仲景麻人丸仲景曰趺陽脉浮而濇浮則胃氣浮濇則小便數浮濇相搏大便則難其脾為約麻人丸主之○亦名潤腸丸　治臟腑不和津液偏滲於膀胱以致小便利大便秘結者

大黃蒸　杏仁去皮尖炒　厚朴　麻仁各四兩

枳實二兩

煉蜜丸桐子大每服二三十丸白滾湯下日三服漸加以和爲度

局方 七宣丸 九四 治風氣結聚宿食不消心腹脹滿胸膈否塞風毒腫氣連及頭面大便秘澁小便時數脾胃氣壅不能飲食○東垣云治在脉則浮在時則秋

柴胡　枳實　訶子肉　木香 各五兩

炙甘草 四兩　桃仁 炒去皮尖六兩　大黃 蒸十五兩

右爲末煉蜜丸桐子大每服二十丸食遠米飲下漸加至四五十丸以利爲度覺病退止服

局方 七聖丸 九五 治風氣壅盛痰熱結搏心煩面赤咽乾口燥肩背拘急胸膈脹滿腹脇否悶腰腳沉重大便閉結小便赤澁○東垣曰治在脉則浮在時則春

木香　檳榔　川芎　肉桂

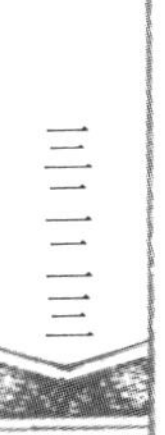

羌活二錢五　郁李仁泡去皮　大黃半生半熟各一兩

右末煉蜜丸小豆大每服十五丸至二十丸食後臨臥白湯下

紅丸子九六　消食痞

胡椒一兩　阿魏一錢醋化　青皮炒三兩　莪朮

三稜醋煮一伏時各二兩

右為末另用陳倉米末同阿魏醋煮糊丸梧子大炒土硃為衣每服七十丸薑湯下

追虫丸九七　取一切虫積

黑丑頭末　檳榔各八錢　雷丸醋炙　南木香各二錢

右為末用茵陳二兩大皂角苦楝皮各一兩煎濃汁丸綠豆大壯大人每服四錢小人弱人或一錢五分量人虛實於五更時用沙糖水吞下待追去惡毒虫積二三次方以粥補之

醫林 化虫散 九八

雷丸 一粒　檳榔 二枚　鶴虱 一錢　史君子 七枚

輕粉 少許

右爲末分二服候晚刻以精猪肉一兩切成片用皂角漿泡一宿至五更慢火炙熟乃以香油抹肉上候溫取前藥一服擦肉上喫 共 過食之至巳時虫下了方進飲食

萬應丸 九九　下諸虫

檳榔 五兩　大黃 八兩　黑丑 頭末 四兩　皂角 不蛀者 十條

苦楝根皮 一升

右先將苦楝皮皂角二味用水二大碗熬成膏子搜和前三味爲丸桐子大以沉香雷丸木香各一兩爲衣先用沉香衣後用雷丸木香衣每服三錢四更時用沙糖水送下

妙應丸 百　一名剪紅丸○殺諸虫

大黃　牽牛（頭末）　檳榔（各三兩）　雷丸

錫灰（各五錢）　大戟（三）　鶴虱　史君子（煨）

茴香　貫衆（各二錢半）　輕粉（少許）　苦楝根（二兩）

右爲細末，用皂角煎膏爲丸，每服五六十丸，隨弱强加減。五更初茶清下，如未通，再喫溫茶助之，下盡積蟲了，白粥補之。

運氣五瘟丹（百一）　治瘟疫火證

黃芩　黃栢　黃連　山梔

香附　紫蘇　甘草梢　大黃

右以前七味生爲末，用大黃三倍煎濃湯去滓和藥，丸如雞子大，朱砂、雄黃爲衣，貼以金箔，每用一丸，取泉水七碗浸化，可服七人。前藥甲己年以甘草稍爲君，乙庚年黃芩爲君，丙辛年黃蘗爲君，丁壬年山梔爲君，戊癸年黃連爲君。爲君者多一倍也，餘四味同香附、紫蘇爲臣者減半也。

大青丸 百一 治時行瘟病發熱上膈結熱

薄荷 梔子 黃芩 黃連

甘草各三錢 連翹六錢 大黃 玄明粉各八錢

右為細末以青蒿自然汁為丸菉豆大雄黃為衣每服五六十丸白滾湯下若治雜病發熱者以硃砂或青黛為衣

硃砂丸 百二 治卒時中惡垂死

硃砂研 附子炮去皮臍 雄黃明者各一兩 麝香另研一分

巴豆二十粒去油

右研勻煉蜜和擣為丸麻子大每服三丸不拘時粥飲下如不利更加三丸至七丸以利為度

李子八毒赤丸 百四 治一切邪祟鬼疰服之即愈

雄黃 硃砂 礬石 附子炮

藜蘆 牡丹皮 巴豆各一兩 蜈蚣一條

右爲末煉蜜丸如小豆大每服五七丸涼水送下無時○衛生寶鑑云副使許可道宿驛中夜夢一婦人於脇下打一拳遂痛不止而往來寒熱不能食乃鬼擊也名醫録云李子豫八毒赤丸名爲殺鬼杖子遂與藥三粒臥時服明旦下清水二斗而愈○又陳慶玉子因晝臥水仙廟夢得一餅食之而心腹痞滿病及一年諸治不效余診之問其始末因思此疾既非外感又非內傷惟八毒赤丸頗爲相當遂與五七丸下清黃涎斗餘漸得氣調後以別藥理之數月而愈

仲景瓜蒂散 百五　治傷寒頭不痛寸脈微浮胸中痞鞕氣上衝咽喉不得息者此爲胸有寒也當吐之

瓜蒂 熬黃　赤小豆 等分

右二味各別搗篩爲散然後合之取一錢匕以香豉一合用熱湯七合煮作稀糜去滓取汁和散溫頓服之不吐者少少

再加得快吐乃止。諸亡血虛家不可與瓜蒂散。

子和獨聖散 百六　吐積者痰涎

甜瓜蒂 不拘多少，微炒

爲細末，每服一二錢，薤汁調服。膈痛加全蝎，頭痛加鬱結者服吐之。

茶調散 百七　吐除痰積

瓜蒂 二錢　好茶 一錢

右爲末，每服二錢，薤汁調服。

陳氏獨聖散 百八　方在外科五六

治瘡瘍氣血凝滯

良方獨聖散 百九　方在婦人十八　治妊娠傷觸動，治腹痛下血

錢氏獨聖散 百十　方在痘疹七八

治痘瘡倒靨陷伏

木通散百十一　凡男子婦人脇肋苦痛

木通去節　青皮　蘿蔔子炒　茴香

川楝子取肉用巴豆半兩同炒黃去巴豆各一兩　滑石另研

莪朮　木香各半兩

右為細末每服三錢不拘時用葱白湯調服甚者不過三服

金匱大黃附子湯百十二　治寒氣內積脇下偏痛

大黃三兩　附子三枚炮　細辛二兩

右三味用水五升煮取二升分溫三服若強人者煮取二升半分溫三服服後如人行四五里頃進一服

金匱外臺走馬湯百十三　治中惡心痛腹脹大便不通

⑫巴豆二枚去皮心熬　杏仁二枚

右二味以綿纏令碎熱湯二合捻取白汁飲之當下通治飛尸鬼擊病老小量用

終

校注

①斤：据文义当作『升』。
②火微：据文义当作『微火』。
③熱：其下破损，四库本作『狂言腹胀脉』，可从。
④肌：其下破损，四库本作『入腑者当攻』，可从。
⑤□：藜照楼本此处模糊，四库本作『热』，可从。
⑥裏：其下污损，四库本作『胃有』，可从。
⑦脱：据文义，疑当作『脘』。
⑧寒：据文义，疑当作『塞』。
⑨□□□：藜照楼本此处模糊，四库本作『各半两』，可从。
⑩疣：据文义，疑作『蛔』。
⑪□：四库本作『碎』，可从。
⑫以：四库本作『二』，当从。

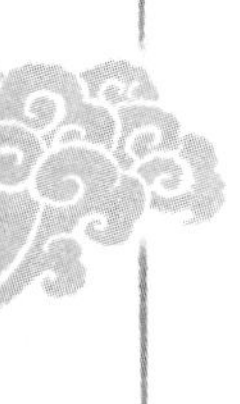

景岳全書卷之五十六字集　古方八陣

會稽　張介賓　會卿著

會稽　魯　超　謙菴訂

散陣

仲景麻黄湯一　治太陽經傷寒發熱無汗惡寒及身痛此峻逐陰邪之方也

麻黄　桂枝各三兩　甘草一兩　杏仁七十個

右四味以水九升先煮麻黄減二升去沫內諸藥煮取三升半去柤温服八合覆取微汗

麻黄加术湯二　治風濕

即前方加白术四两

仲景麻黄附子細辛湯三　治少陰傷寒始得之脉雖沉而反發

熱者此陰分之表證也宜此主之並治寒氣厥逆頭痛脈沉細者

麻黄去節　細辛各二兩　附子一枚炮去皮切八片

右三味以水一斗先煮麻黄減二升去上沫內藥煮取三升去滓溫服一升日三服

金匱麻黄杏仁薏苡甘草湯四　治風濕一身盡痛發熱日晡劇者因汗出當風或久傷取冷所致

麻黄去節湯泡　薏苡仁各半兩　甘草炙一兩　杏仁十個去皮尖炒

右剉服四錢水一盞半煮八分溫服取微汗避風

仲景麻黄附子甘草湯五　治少陰傷寒二三日無別證用此微發其汗並治風濕遍身浮腫

麻黄去節　甘草炙各二兩　附子一枚炮去皮

右三味以水七升先煮麻黄一兩沸去上沫內諸藥煮取三

升去滓溫服一升日三服

金匱麻黄甘草湯六　治腰已上水腫者宜此汗之

麻黄半兩　甘草二錢半

右㕮咀用水二鍾先煮麻黄三四沸去沫入甘草再煎至八分食遠熱服取汗有人患氣喘積久不瘥遂成水腫服此效

仲景大青龍湯七　治傷寒頭痛發熱無汗而煩燥

麻黄三錢　桂枝　生薑各一錢　杏仁五枚

甘草五分　大棗一枚此非古數　石膏半鷄子大一塊

水一鍾半煎八分二服

仲景小青龍湯八　治傷寒表不解心下有水氣嘔噦而欬發熱或渴或利或小水不利小腹滿而喘並治肺經受寒欬嗽喘急宜服此以發散表邪

麻黄去節　桂枝　芍藥　甘草

細辛　乾薑各三兩　半夏　五味各半斤

右八味以水一斗先煮麻黃減二升去上沫內諸藥煮取三升溫服一升○按右方乃仲景古法今當隨證輕重酌宜用之

仲景桂枝湯九　治太陽經傷風發熱自汗惡風

桂枝　芍藥　生薑各三兩　甘草二兩

大棗十二枚

右以水七升微火煮取三升去滓適寒溫服一升服已須臾食熱稀粥一升餘以助藥力溫覆一時許令徧身微似有汗者佳不可令如水流漓病必不除

桂枝加黃芪湯十　治黃汗脈浮者當以汗解之

即前桂枝湯加黃芪二兩

桂枝加大黃湯十一

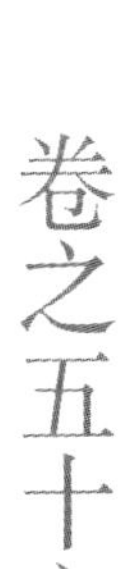

即前桂枝湯內加大黄一兩

栝蔞桂枝湯十二 治痓

即前桂枝湯加栝蔞根二兩

仲景桂枝人參湯十三 治太陽傷寒表裏不解協熱下利者

桂枝去皮 炙甘草各四兩 白术 人參

乾薑各三兩

右五味以水九升先煮四味取五升後內桂枝更煮取三升温服一升日再夜一服

仲景桂枝麻黄各半湯十四 治太陽傷寒如瘧狀發熱惡寒不能得汗熱多寒少而身痒者

桂枝去皮 麻黄去節 芍藥 甘草炙

生薑切各一兩 大棗四枚擘 杏仁二十四個湯浸去皮尖①

右七味以水五升先煮麻黄一二沸去上沫內諸藥煮取一

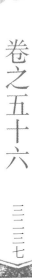

升八合去滓溫服六合

桂枝附子湯十五　方在熱陣三十

治傷寒風濕身痛

桂枝甘草湯十六　方在熱陣四四

治過汗心悸

桂枝葛根湯十七　方在痘疹三七

解散寒邪

仲景柴胡桂枝湯十八　治傷寒發熱微惡寒支節煩疼微嘔心下支結外證未去者

柴胡四兩　桂枝去皮　人參　黃芩

芍藥　生薑各一兩半　甘草各一兩　半夏二合半

大棗六枚擘

右九味以水七升煮取三升去滓溫服

小柴胡湯 十九　治邪在肝膽半表半裏之間寒熱往來善嘔或口苦發熱脅痛耳聾鬱怒痰瘧等證

柴胡半斤　半夏半斤　人參　黄芩

生薑　甘草各三兩　大棗十二枚，劈

右七味以水一斗二升煮取六升去滓再煎取三升溫服一升日三服○若胸中煩而不嘔去半夏人參加栝蔞實一枚○若渴者去半夏加人參合前成四兩半栝蔞根四兩○若腹中痛者去黄芩加芍藥三兩○若脅下痞鞕去大棗加牡蠣四兩○若心下悸小便不利者去黄芩加茯苓四兩○若不渴外有微熱者去人參加桂三兩溫覆取微汗愈○若欬者去人參大棗生薑加五味子半升乾薑二兩

按右方乃漢時古數也今方改用　柴胡三錢　半夏

黄芩各一二錢　人參二三錢　甘草五七分

右加薑棗水煎服

薛氏加味小柴胡湯二十　亦名柴胡梔子散〇治乳母肝火發熱致兒爲患及風熱生痰等證

即前方加丹皮梔子

良方加味小柴胡湯二一　治傷寒脇痛及少陽厥陰熱瘧

即前方小柴胡湯加枳殼麩炒　牡蠣粉

加薑三片棗二枚水二鍾煎服

加減小柴胡湯二二　治脉弦寒熱腹中痛

即前小柴胡湯去黄芩加芍藥

加薑棗水煎服

柴胡石膏湯二三　治少陽陽明外感挾火頭痛口乾身熱惡寒拘急

柴胡二錢　石膏三錢　甘草一錢

右用薑水煎服○氣虛者加人參

大柴胡湯 二四 方在攻陣七

治表證未除裏證又急汗下兼行者宜此

柴平湯 二五 方在和陣二三三

治濕瘧一身盡痛

柴苓湯 二六 方在和陣一九一

治身熱煩渴泄瀉

加減柴苓湯 二七 方在和陣一九三

治諸疝和肝腎順氣除濕

仲景四逆散 二八 治陽氣亢極血脉不通四肢厥逆在臂脛之下者若是陰證則上過於肘下過於膝以此爲辨乃不當用此也

柴胡 蒼朮 甘草 枳殼 各等分

爲細末每服二錢米飲調下日三服○嗽加五味子乾薑各五分○悸者加桂五分○腹痛加附子一枚炮令坼○泄利下重者濃煎薤白湯調服

仲景葛根湯二十九　治太陽傷寒項背強几几無汗惡風及太陽陽明合病下利者○此即桂枝湯加麻黄葛根也

葛根四兩　麻黄去節　生薑各三兩　桂去皮

芍藥　甘草炙各二兩　大棗十二枚劈

右七味㕮咀以水一斗先煮麻黄葛根減二升去沫內諸藥煮取三升去滓溫服一升覆取微似汗不須啜粥餘如桂枝法將息及禁忌

升麻葛根湯三十　治傷寒陽明經證目痛鼻乾不眠無汗惡寒發熱及小兒瘡疹疫癘等證

升麻　葛根　芍藥　甘草各等分

水二鍾，煎一鍾，寒多熱服，熱多溫服。

柴葛解肌湯三一　此節庵法加減方○治足陽明證，目痛鼻乾，不眠，頭疼，眼眶痛，脉微洪者。

柴胡　乾葛　甘草　黄芩
芍藥　羌活　白芷　桔梗

水二鍾，薑三片，棗二枚，槌法加石膏末一錢，煎之熱服○本經無汗惡寒者，去黄芩；冬月加麻黄；他府加蘇葉。

葛根葱白湯三二　治傷寒已汗未汗，頭痛。

葛根　芍藥　川芎　知母各二錢
生薑二錢　葱白五寸

水二鍾，煎一鍾服。

連鬚葱白湯三三　治傷寒已汗未汗，頭痛如破。

連鬚葱白切，半斤　生薑二兩

水三鐘煎一鐘半分二服

人參蘇飲 三四　治四時感冒傷寒頭痛發熱惡寒無汗及傷風欬嗽聲重涕唾稠粘潮熱往來此藥解肌寬中孕婦傷寒痘疹並治

人參　蘇葉　乾葛　前胡

陳皮　枳殼　半夏　茯苓各八分

木香　桔梗　甘草各五分

水二鐘薑五片棗一枚煎八分熱服

加減參蘇飲 三五　方在痘疹三四

治痘疹初熱見標解利之藥

敗毒散 三六　亦名人參敗毒散○治四時傷寒瘟疫憎寒壯熱風濕風眩項強身體疼痛不問老少皆可服或嶺南烟瘴之地疫癘時行或處卑濕腳氣痿弱等證此藥不可缺 十三

服以效為度

人參　茯苓　枳殼　甘草

川芎　羌活　獨活　前胡

柴胡　桔梗各等分

水一鍾半薑三片煎服或為細末沸湯點服

加味敗毒散 三七 方在外科四一

解利足三陽熱毒寒熱如瘧

荆防敗毒散 三八 方在痘疹三一

發散痘疹俱可用

局方五積散 三九 治感冒寒邪頭疼身痛項背拘急惡寒嘔吐肚腹疼痛及寒濕客於經絡腰脚骨髓酸痛及痘瘡寒勝等證

當歸　麻黄　蒼朮　陳皮各一錢

厚樸製　乾薑炮　芍藥　枳殻各八分
半夏炮　白芷各分　桔梗　炙甘草
茯苓　肉桂　人參各五分　川芎四分
水二鍾薑三片葱白三莖煎八分不拘時服
又歌曰　痢後偏生脚痛風　局方五積自能攻
就中或却麻黄去　酒煮多多服見功

十神湯四十　治時氣瘟疫感冒風寒發熱憎寒頭痛欬嗽無汗此藥不拘陰陽兩感一切發散宜此
紫蘇　乾葛　升麻　芍藥各一錢
麻黄　川芎　甘草各八分　白芷
陳皮　香附各六分
水二鍾薑三片煎服

東垣升陽散火湯四一　治胃虛血虛因寒邪鬱遏陽氣以致孔

表俱热，如火扪之烙手，此火郁发之之剂也

升麻　葛根　羌活　独活

芍药　人参各五分　防风　炙甘草各三分

生甘草二分　柴胡八分

水一钟半，加生姜三片，煎服，忌生冷。

升阳益胃汤四二　方在和阵二五

治秋燥行令，阳气渐衰，恶寒体倦。

圣散子四三　治一切山岚瘴气，时行瘟疫，伤寒风湿等疾，有非常之功。如李侍诏所谓内寒外热，上实下虚者，此药尤效。逦神宋嘉祐中，黄州民病疫瘴大行，得此药全活者不可胜纪。苏东坡撰文勒石，以广其传。圣散子之功，益著徽州郑尚书在金陵用此方治伤寒，活人甚众，故知其大能发散寒湿，驱除瘴疟，实有超凡之效也。

蒼朮 製　防風　厚樸 薑炒　豬苓
澤瀉 煨各二兩　白芷　川芎　赤芍藥
藿香　柴胡 各半兩　麻黃　升麻
羌活　獨活　枳殼　吳茱萸 泡
細辛　藁本　茯苓 各七錢　石菖蒲
草豆蔻　良薑 各八錢　甘草 二兩半　大附子 一枚

右為粗末，每服三錢，水一鐘，棗一枚，煎八分，稍熱服。

易老九味羌活湯 四四　一名羌活沖和湯。○治四時不正之氣，感冒風寒，憎寒壯熱，頭疼身痛，口渴，人人相似者，此方主之。

羌活　防風　蒼朮 各一錢　白芷
川芎　生地　黃芩　甘草 各一錢
細辛 七分

水二鐘，薑三片，棗一枚，煎八分，熱服取汗。○有汗者去蒼朮

加白术渴者加葛根石膏

六神通解散 四五 方在寒陣十五

治發熱頭痛脉洪身熱無汗

局方消風百解散 四六 治四時傷寒頭痛發熱及風寒欬嗽鼻塞聲重或喘急

荆芥穗　麻黄　白芷　蒼术

陳皮 各一錢　甘草 五分

水一鍾半加葱白煎八分熱服嗽甚者加烏梅一個

局方消風散 四七 一名人參消風散○治風熱上攻頭目昏眩鼻塞聲重及皮膚頑麻癮疹瘙癢等證

荆芥穗　炙甘草　人參　川芎

防風　羌活　薄荷　蟬蜕 炒

殭蚕 炒　茯苓 各二錢　陳皮　厚朴 各一錢

右為末每服二三錢茶清調服瘡癬溫酒下

子和消風散 四八

照前方但無荆芥防風薄荷甘草四味

二味消風散 四九 治皮膚搔癢不能忍

蘇州薄荷葉 蟬蛻去頭足土 各等分

右為末食遠溫酒調下一二錢

大旨黃芩半夏湯 五十 專治寒包熱兼治表裏

黃芩酒炒 半夏 麻黃 紫蘇

桔梗 枳殼 杏仁 甘草等分

水二鍾薑三片棗二枚煎八分食遠服○天寒加桂枝

金匱續命湯 五一 治中風肢體不收口不能言冒昧不知痛處拘急不能轉側並治但伏不得臥欬逆上氣面目浮腫

麻黃去節 人參 當歸 石膏

桂枝　川芎　乾薑　甘草各三兩

杏仁四十枚去皮尖

右九味，以水一斗煮取四升，溫服一升，當小汗，薄覆脊，凭几坐，汗出則愈，不汗更服，無所禁忌，勿當風。

千金小續命湯五二　通治八風五痹痿厥等證，又於六經分別隨證加減用之。

麻黃去節　人參去蘆　黃芩去腐　芍藥

甘草炙　川芎　防己　杏仁去皮尖炒

官桂各一兩　防風一兩半　附子炮去皮臍半兩

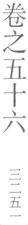

右㕮咀，每服五錢，用水一鍾半，加薑五片，棗一枚，煎八分，溫服。○春夏加石膏、知母、黃芩，秋冬加官桂、附子、芍藥，可隨證增減諸藥用。

附云岐子加減法　如精神恍惚，加茯苓、遠志。○心煩多驚

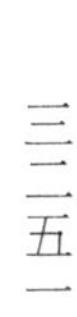

加犀角○骨節間煩疼有熱者去附子倍芍藥○骨間冷痛倍用桂枝附子○燥悶小便澁去附子倍芍藥入竹瀝一合煎○藏寒下痢去防己黄芩倍附子白朮一兩○熱痢減去附子○脚弱加牛膝石斛各一兩○身痛加秦艽一兩○腰痛加桃仁杜仲各半兩○失音加杏仁一兩○自汗者去麻黄杏仁加白朮○春加麻黄一兩○夏加黄芩七錢○秋加當歸四兩○冬加附子半兩

千金大續命湯五三

即前方金匱續命湯去人參加黄芩荆瀝○元戎方用竹瀝

續命煮散五四 補虚消風通經絡行氣血除痰瘀疼痛

人參 熟地黄 當歸 川芎

芍藥 防風 荆芥 獨活

細辛　葛根　甘草　遠志

半夏各五錢　桂心七錢半

右每服一兩水二鍾生薑三片煎八分溫服○汗多者加牡蠣粉一錢半

寶鑑秦艽升麻湯 五五　治中風手足陽明經口眼喎斜四肢拘急惡風寒

升麻　葛根　甘草炙　芍藥

人參各半兩　秦艽　白芷　防風

桂枝各三錢

每服一兩水二鍾連鬚葱白頭三莖煎至一鍾食後稍熱服避風寒臥得微汗即止

愈風湯 五六　治中風諸證當服此藥以行導諸經則大風悉去纖有微邪只從此藥加減治之若初覺風動服此不致倒

作此乃治未病之要藥也

羌活　甘草　防風　當歸

蔓荊子　川芎　細辛　黄芪

枳殼　人參　麻黄　白芷

甘菊　薄荷　枸杞子　知母

地骨皮　獨活　秦艽　黄芩

芍藥各三兩　蒼朮　生地黄各四兩　肉桂一兩

右㕮咀每服一兩水二鍾生薑三片煎七分空心臨臥服○空心一服呑下二丹丸謂之重劑臨臥一服呑下四白丹謂之輕劑○假令一氣之微汗用愈風湯三兩加麻黄一兩作四服加薑五七片空心服以粥投之得微汗則佳○如一旬之通利用愈風湯三兩加大黄一兩亦作四服每服加生薑五七片臨臥煎服得利為度○又潔古羌活愈風湯○即同

水一鍾半煎八分溫服（○）一方有細辛

寶鑑 羌活附子湯六十 方在熱陣三五

治呃逆

羌活勝風湯六一 治兩眼眵多眊燥緊澀羞明赤脉貫睛頭痛鼻塞腫脹涕淚腦巔沉重眉骨痠疼外翳如雲霧絲縷秤星螺蓋

羌活 防風 荊芥穗 白芷

獨活 柴胡 薄荷葉 白朮

桔梗 前胡 枳殼 甘草

川芎 黃芩各五分

水二鍾煎一鍾熱服

聖惠 川芎散六二 治偏正頭風疼痛

川芎 羌活 細辛 香附

槐花　甘草炙　石膏各半兩　荆芥穗

薄荷　菊花　茵陳　防風各一兩

右爲末每服二錢食後茶清調服　忌動風物

玉機川芎散六三　治風熱頭痛不清及目病

川芎三分　羌活　防風　藁本

升麻　甘草各一錢　柴胡七分　黄芩炒

黄連各四錢　生地二錢

右爲末每服一二錢茶清調下

局方川芎茶調散六四　治傷風上攻偏正頭痛鼻塞聲重

薄荷葉二兩　川芎　荆芥穗各一兩　羌活

白芷　甘草各五錢　細辛　防風各二錢半

右爲細末每服二錢食後茶清調下

局方神术散六五　治四時瘟疫傷寒發熱惡寒頭疼項强身痛

前方加柴胡杜仲半夏厚樸防巳白茯苓前胡熟地黃石膏
等九味共三十三味云治肝腎虛筋骨弱語言難思慮精神昏
憒風濕內弱風熱體重或瘦而一肢偏枯或肥而半身不遂
心勞則百病生心靜則萬邪息此藥能安心養神調陰陽無
偏勝

景岳曰中風一證病在血分多屬肝經肝主風木故名中風奈何自唐宋名家以來竟以風字看重遂多用表散之藥不知凡病此者悉由內傷本無外感既無外感而治以發散是速其危耳若因其氣血留滯而少佐辛溫以通行經絡則可若認為風邪而必用取汗以發散則不可倘其中亦或有兼表邪而病者則諸方亦不可廢故擇其要者詳錄之亦以存古人之法耳

胃風湯 五七　治虛風能食牙關緊急手足搐搦胃風面腫

水一鍾半煎八分溫服〇一方有細辛 ③

寶鑑 羌活附子湯 六十 方在熱陣三五

治呃逆

羌活勝風湯 六一 治兩眼眵多眊燥緊澁羞明赤脉

貫睛頭痛鼻塞腫脹涕淚腦顛沉重眉骨痠疼外瞖

如雲霧絲縷秤星螺盖

羌活 防風 荆芥穗 白芷

獨活 柴胡 薄荷葉 白术

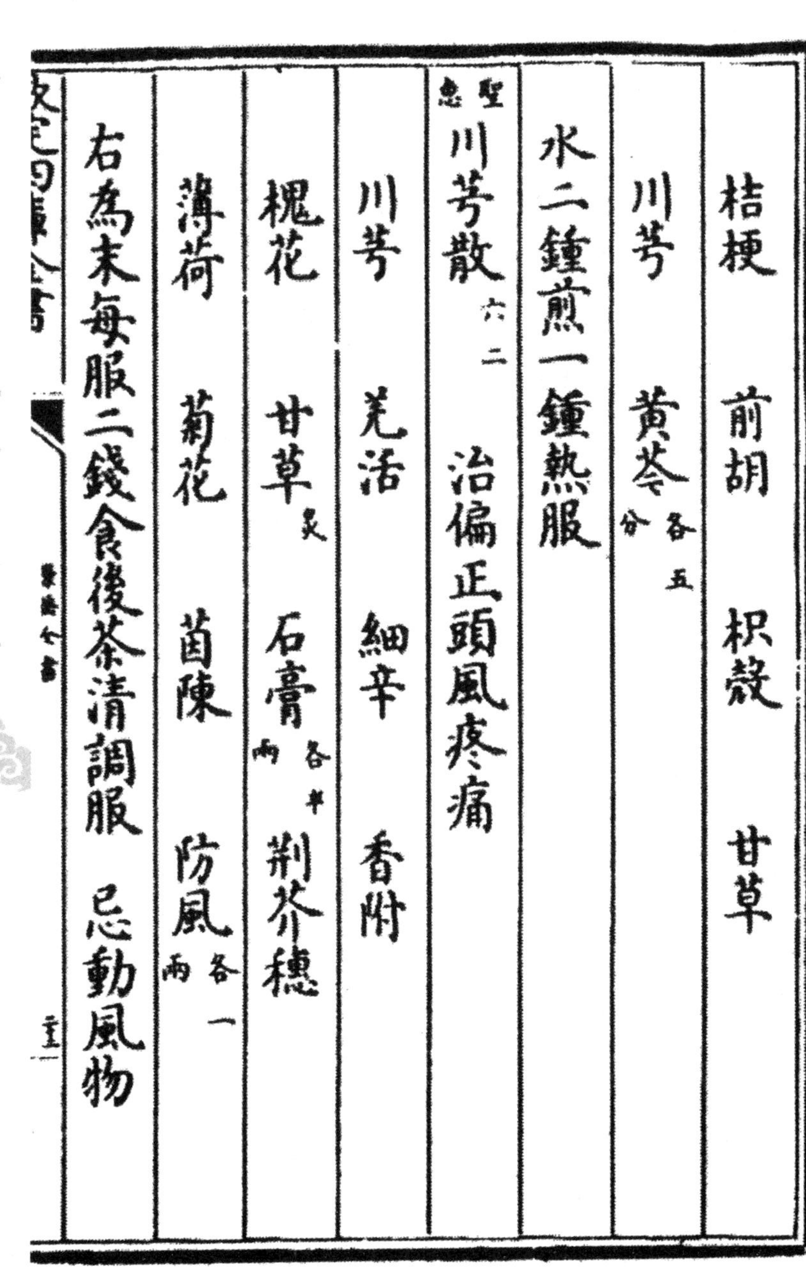

桔梗　前胡　枳殻　甘草

川芎　黄芩各五分

水二鍾煎一鍾熱服

聖惠川芎散六二　治偏正頭風疼痛

川芎　羌活　細辛　香附

槐花　甘草炙　石膏各半兩　荆芥穗

薄荷　菊花　茵陳　防風各一兩

右為末每服二錢食後茶清調服　忌動風物

玉機 川芎散六三　治風熱頭痛不清及目病

川芎三分　羌活　防風　藁本

升麻　甘草各一錢　柴胡七分　黄芩炒

黄連各四錢　生地二錢

右為末每服一二錢茶清調下

局方 川芎茶調散六四　治傷風上攻偏正頭痛鼻塞聲

重

薄荷葉二兩　川芎　荆芥穗各一兩

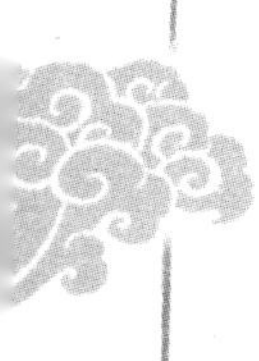

羌活　白芷　甘草各五錢　細辛

防風各二錢半

右爲細末，每服二錢，食後茶清調下。

局方神术散六五　治四時瘟疫，傷寒發熱惡寒，頭疼項强身痛，及傷風頭痛，鼻塞聲重欬嗽。

白芷一錢二分　升麻二錢　葛根　蒼朮

蔓荊子　當歸各一錢　甘草炙　柴胡

藁本　羌活　黄蘗　草豆蔻

麻黄各五分

水二鍾薑三片棗二枚煎八分温服

地黄散五八　治中風四肢拘攣

乾地黄　甘草炙　麻黄去節各一兩

右㕮咀用酒三升水七升煎至四升去柤分作八服日進二服不拘時

東垣羌活附子湯五九　治冬月犯寒腦痛齒亦痛石曰腦風

羌活　蒼朮各五分　製附子炮　麻黄

防風　白芷　殭蚕　黄柏各七分

升麻　甘草各二分　黄芪三分　佛耳草無嗽不用

及傷風頭痛鼻塞聲重欬嗽

蒼术　藁本　白芷　細辛

羌活　川芎　炙甘草各一錢

水一鍾半，薑三片，葱白三寸，煎服。

良方天香散六六　治年久頭風不得愈者

南星製　半夏製　川烏去皮　白芷各二錢

右作一服，水二鍾，加生薑自然汁小半盞，煎一盞，食遠服。

簡易芎芷散六七　治風壅頭痛

川芎　白芷　荆芥穗　軟石膏

右爲末，每服一錢，食後沸湯調下。

芎辛導痰湯六八　治痰厥頭痛

川芎　細辛　南星　橘紅

茯苓各錢半　半夏二錢　枳實　甘草各一錢

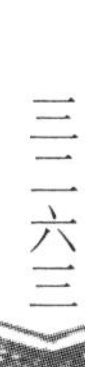

水一鍾半薑七片煎八分食後服

奇效上清散六九　治頭痛眉骨痛眼痛不可忍者

川芎　鬱金　芍藥　荆芥穗

芒硝各半兩　薄荷葉一錢　片腦半錢

右爲細末每用一字鼻內搐之〇一方有乳香沒藥各一錢

本事透頂散七十　治偏正頭風夾腦風並一切頭風不問年深日近

細辛表白者三莖　瓜蔕七個　丁香三粒　糯米七粒

腦子　麝香各一豆許

右將腦麝另研極細却將前四味亦另研細末然後並研令勻用磁礶盛之謹閉礶口用時隨左右搐之一大豆許良久出涎則安

菊花散七一　治風熱上攻頭疼不止

甘菊花　旋復花　防風　枳殼
羌活　蔓荆子　石膏　甘草各一錢
水一鍾半薑五片煎七分不拘時服

寶鑑如聖散七二　治眼目偏痛頭風
麻黄燒灰半兩　盆硝二錢　麝香　腦子各少許
右為細末搐之

點頭散七三　治偏正頭痛
川芎一兩　香附去毛四兩炒
右為細末每服二錢食後茶清調服

東垣清空膏七四　治偏正頭痛年深不愈者善療風濕熱上壅頭目及腦痛不止若除血虛頭痛者非此所宜
川芎五錢　柴胡七錢　黄連酒炒　防風
羌活各一兩　炙甘草一兩半　細挺子黄芩三兩一半炒一半酒洗

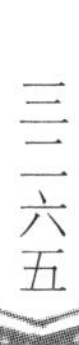

右爲細末每服二錢七熱茶調如膏抹在口內少用白湯送下臨臥○如苦頭痛每服加細辛二分○如太陰脈緩有痰名曰痰厥頭痛減羌活防風川芎甘草加半夏一兩五錢

愈風餅子七五　治頭風疼痛

川烏炒半兩　川芎　甘菊　白芷

防風　細辛　天麻　羌活

荊芥　薄荷

右爲細末水浸蒸餅爲劑捏作餅子每服三五餅細嚼茶酒任下不拘時

八般頭風七六

草烏尖　細辛等分　黃丹少許

右爲細末用葦管搐入鼻中

都梁丸七七　治風吹項背頭目昏眩腦痛及婦人胎前產

後傷風頭痛

白芷大塊白者沸湯泡刀

右爲末煉蜜丸彈子大每用一丸細嚼荆芥點茶下

和劑三拗湯七八 治感冒風寒鼻塞聲重語音不出欬嗽喘急胸滿多痰

麻黃連節 杏仁連皮尖 生甘草

右㕮咀每服五錢薑三五片水煎食遠服○若憎寒惡風欲取汗解加桔梗荆芥名五拗湯治咽痛

局方華蓋散七九 治肺受風寒頭痛發熱欬嗽痰飲

麻黃去節 蘇子 桑白皮 杏仁去皮尖炒

赤茯苓 橘紅各一錢 甘草五分

水二鍾薑五片棗一枚煎八分食後服

沖和散八十 治感冒風濕頭目不清鼻塞聲重倦怠欠伸出

淚

蒼朮四兩米泔浸炒　荊芥　甘草炙八錢

右爲末薑湯調服二錢

金沸草散八二　治肺感寒邪鼻塞聲重欬嗽不已憎寒發熱無汗惡風或熱壅膈閒唾濁痰甚

旋復花　麻黄　荊芥各一錢　前胡

半夏　芍藥各八分　甘草炙五分

水二鍾薑三片棗一枚煎八分食遠服

三因旋復花湯八　治風寒暑濕傷肺喘嗽大甚坐卧不寧

旋覆花　前胡　甘草　茯苓

半夏麴　杏仁　麻黄　荊芥穗

五味子　赤芍藥

右每服五錢加薑棗水煎〇有汗者勿服

良方 旋復花湯 八三 治風痰嘔逆飲食不下頭目昏悶等證

旋復花　枇杷葉　川芎　細辛

赤茯苓各一錢　前胡一錢半

右加薑棗水煎服

醫林 桑皮散 八四 治上焦熱壅欬嗽連聲血腥痞氣不得透

桑皮　柴胡　前胡　紫蘇

薄荷　枳殼　桔梗　赤茯苓

黃芩　炙甘草等分

右㕮咀每服七八錢水一鍾半煎七分食遠溫服

簡易 蘇陳九寶湯 八五 治老人小兒素有喘急遇寒暄不常發

則連綿不已欬嗽哮吼夜不得臥

麻黃　紫蘇　薄荷　桂枝

桑白皮　大腹皮　陳皮　杏仁

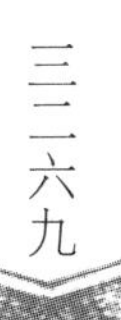

甘草各六分

水一鍾半薑三片烏梅一個煎七分服

局入羌活散八六 治風邪壅滯鼻塞聲重頭目昏眩遍身拘攣

咳嗽煩痛天陰愈覺不安者

羌活　麻黄　防風　細辛

川芎　菊花　枳殼　蔓荊子

前胡　白茯苓　甘草　石膏

黄芩等分

水一鍾半薑三片煎服

羌活散入七 治風痹手足不仁

羌活　防巳　防風　棗仁

當歸　川芎各一兩　附子炮去皮臍　麻黄去根節

天麻各一兩半　黄松節　薏仁各二兩　荊芥一握

右爲細末，每服二錢，不拘時溫酒調下。

得效芎芷香蘇散 八八 散風消痰，理脚氣。

川芎 甘草二錢 蘇葉 乾葛

白茯苓 柴胡各半兩 半夏六錢 枳殼炒，三錢

桔梗生，二錢半 陳皮三錢半

每服三錢，水一鍾，薑三片，棗一枚，煎八分，不拘時溫服。

金匱越婢湯 八九 治風水惡風，一身悉腫，脈浮不渴，續自汗出，無大熱。

麻黄一兩 石膏半斤 生薑三兩 甘草二兩

大棗十五枚

右五味，以水六升，先煮麻黄，去上沫，內諸藥，煮取三升，分溫三服。○惡風者，加附子一枚。風水加白朮四兩。古今錄驗方即名越婢加朮湯。

金匱越婢加半夏湯九十　治肺脹欬喘上氣目如脫狀脉浮大者

麻黄六兩　石膏半斤　生薑三兩　甘草二兩

大棗十五枚　半夏半斤

右六味以水六升先煑麻黄去上沫內諸藥煑取三升分溫三服

當歸湯九一　治肺痺上氣閉塞胸中脇下支滿乍作乍止不得飲食唇乾口燥手足

當歸焙　防風去叉　黄芪各二兩　人參

細辛　黄芩去腐各一兩　桂心三兩　柴胡八兩

半夏湯泡五兩　杏仁去皮尖炒五十個　麻黄去根節水煑一二沸掠去沫焙乾一兩

右㕮咀每服五七錢水一鍾薑七片棗二枚煎七分不拘時溫服日三夜二

羌活勝濕湯九二 方在和陣一七八

治外傷濕氣一身盡痛

烏藥順氣散九三 治風氣攻注四肢骨節疼痛偏體頑麻癱瘓脚氣語言蹇澁痿弱等證先宜服此以疏氣道然後隨證用藥

烏藥 麻黃 白芷 川芎

桔梗 橘紅 枳殼麩炒 甘草炙

殭蠶炒各一兩 乾薑炮五錢

右每服五錢薑水煎服

通關散九四 方在因陣九八

搐鼻取嚏開通牙關

神效左經丸九五 治諸風寒濕痹麻木不仁肢體手足疼痛

極效蒼朮米泔浸 草烏去皮 葱白 乾薑各四兩

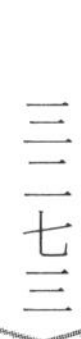

右四味搗爛裝入瓶內按實密封瓶口安於煖處三日取出
晒乾入後藥○按此方當加當歸六兩更佳

金毛狗脊　藁本　白芷　破故紙酒浸焙乾
撫芎　小茴香炒　川山甲炮　牛膝酒浸各三兩
川烏炮　木瓜　白附子　虎脛骨酒炙
乳香炙　沒藥炙各一兩另研

右為末酒糊丸小豆大每服三四十丸空心酒下

三因麻黃左經湯 九十八　治風寒暑濕四氣流注足太陽經腰足攣痺關節重痛憎寒發熱無汗惡寒或自汗惡風頭痛

麻黃去節　乾葛　細辛　防風
桂心　羌活　蒼朮　防己酒拌
茯苓　炙甘草各一錢分

水二鍾薑三片棗一枚煎八分食前服

三因半夏左經湯 九八 治足少陽經為四氣所乘以致脇痛頭痛不食熱悶煩心腿痺縱緩

半夏製 乾葛 細辛 柴胡

防風 桂心 乾薑炮 白朮

麥冬 黄芩 茯苓 炙甘草各一錢

水二鍾薑三片棗一枚煎八分食前服

三因大黄左經湯 九八 治四氣流注足陽明經致腰脚腫痛不可行大小便秘或惡飲食喘滿自汗嘔吐腹痛

大黄煨 細辛 羌活 前胡

杏仁去皮尖炒 厚朴製 枳殼 黄芩

茯苓 炙甘草各一錢

水二鍾薑三片棗二枚煎八分食前服

千金第一麻黄湯 九九 治惡風毒氣脚弱無力頑痺四肢不仁

失音不能言語毒氣衝心有人病此者但一病相當即服此第二方次服第二第三第四方

麻黃一兩　大棗十二枚　茯苓三兩　杏仁三十枚

防風　當歸　白朮　川芎

升麻　芍藥　黃芩　桂心

麥冬　甘草各二兩

右㕮咀以水九升清酒二升合煮取二升半分四服日三夜一覆令小汗粉之莫令見風

千金第二獨活湯百

獨活四兩　熟地黃三兩　生薑五兩　葛根

桂心　甘草　芍藥　麻黃各二兩

右㕮咀以水八升清酒二升合煎取二升半分四服日三夜一腳弱者特忌食瓠子蕺菜犯之則一世不愈

千金第三兼補厚樸湯 百一　並治諸氣咳嗽逆氣嘔上

厚樸　川芎　桂心　熟地黃

芍藥　當歸　人參各二兩　黃芪

甘草各三兩　吳茱萸二升　半夏七兩　生薑一斤

右㕮咀，以水二斗煮豬蹄一具，取汁一斗二升，去上肥膩，入清酒三升，合煮取三升，分四服，相去如人行二十里久更進服

千金第四風引獨活湯 百二　兼補方

獨活四兩　茯苓　甘草各三兩　升麻一兩半

人參　桂心　防風　芍藥

當歸　黃芪　乾薑　附子各一兩

大豆二升

右㕮咀，以水九升、清酒三升，合煮三升半，分四服，相去如人

行二十里久更進服

獨活湯百三　治脚氣陽虛寒勝經氣不行頑腫不用

獨活　麻黃去節　川芎　熟附子

牛膝　黃芪炙　人參　當歸

白芍藥　白茯苓　白朮　杜仲炒

乾薑　肉桂　木香　甘草炙等分

右㕮咀每服五七錢水一鍾半薑三片棗三枚煎八分食前溫服

追毒湯百四　治肝脾腎三經爲風寒熱濕毒氣上攻陰陽不和四肢拘攣上氣喘滿小便秘濇心熱煩悶遍身浮腫脚弱不能行步

半夏湯泡七次　黃芪去蘆　甘草炙　當歸去蘆

人參去蘆　厚樸薑汁制　獨活去蘆　橘紅各一兩

熟地黃　枳實麩炒　芍藥　麻黃去節各二兩
桂心三兩
右㕮咀每服八錢水一鍾半生薑七片棗三枚煎八分食前溫服日三夜一

局方排風湯百五　治風虛冷濕邪氣入臟狂言妄語精神錯亂及五臟風邪等症

防風　白朮　當歸酒浸　芍藥
肉桂　杏仁　川芎　白鮮皮
甘草炙各一錢　麻黃去節　茯苓　獨活各三錢

陽毒升麻湯百六　治陽毒赤斑狂言吐膿血

右分二服水二鍾薑三片煎七分食遠服

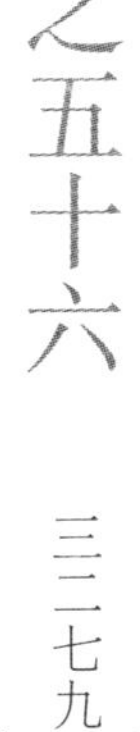

升麻　射干　黃芩
人參　甘草各八分

水一盞半煎八分內犀角汁和勻服

括蔞根湯百七　治風溫大渴

括蔞根　乾薑　防風　人參

甘草各一錢　石膏三錢

水一盞半煎八分服

再造散百八　治傷寒頭痛發熱惡寒無汗用表藥而汗不出

脉無力者此以陽虛不能作汗名曰無陽若醫不識此復用

麻黃等藥及覆逼取汗悞殺者多矣

人參　黃芪　川芎　甘草

熟附子　桂枝　細辛　羌活

防風　煨生薑　夏月熱甚或加石膏

水一鍾半棗二枚煎八分溫服

本事枳殼煮散百九　治悲哀煩惱傷肝兩脇骨痛筋脉緊急腰脚

生地　木通　生甘草各等分

入竹葉二十片，水煎服。一二方加人參、麥門冬。

赤茯苓湯 一二三　治膀胱實熱，小便不通，口乾咽腫不利，大

赤茯苓　猪苓　木通　車前子

瞿麥　葵子　黄芩　滑石

枳實　甘草各等分

水一鍾半，薑三片，煎八分，食前服。

葵子湯 一二四　治膀胱實熱，腹脹，小便不通，口舌乾燥之

葵子微炒　猪苓　赤茯苓　枳實

瞿麥　木通　黄芩　車前子

滑石各一錢　甘草五分

右用水一鍾半，薑煎，空心服。

牛膝湯 一二五　治砂石淋澁

生膝一合　麝香少許

右用水煎牛膝去滓入麝香服之○鄞縣歐要得之内患淋下砂石剝剝有聲甚爲苦楚一服而愈

三味牛膝湯一二半　治小便不通莖中痛及五人血熱内結腹堅痛

牛膝根葉一握生用　當歸一兩　黄芩去黑心半兩

右㕮咀每服一兩許水一鍾半煎七分食遠服日三

海金沙散一八七　治膏淋

海金沙　滑石各一兩　甘草二錢半

右爲細末每服二錢燈草湯空心調下

茵陳湯一二八　治黄子半之大小便澁

茵陳　梔子仁各一錢　赤茯苓　葶藶各半錢

枳實　甘草各五分

重滯筋急不能舉動此藥大治脇痛

枳殼五炒四兩　細辛　川芎　桔梗

防風各二兩　葛根一兩二　甘草一兩

右㕮咀每服七八錢水一鍾半薑棗同煎食前溫服

柴胡疏肝散百十　治脇肋疼痛寒熱往來

陳皮醋炒　柴胡各二錢　川芎　枳殼五炒

芍藥各一錢半　甘草炙五分　香附一錢半

水一鍾半煎八分食前服

本事桂枝散百十一　治因驚傷肝脇骨疼痛不已

枳殼一兩小者　桂枝半兩

右爲細末每服二錢薑棗湯調下

河間葛根湯百十二　治寒邪在經脇下疼痛不可忍

葛根　桂枝　川芎　細辛

防風各一錢 麻黄 枳殼 芍藥

人參 炙甘草各八分

右㕮咀水一鍾半薑三片煎八分食遠溫服

升麻湯百十三 治無汗而喘小便不利煩渴發斑

升麻 蒼朮 麥門冬 麻黄各一錢

黄芩 大青各七分 石膏一二錢 淡竹葉十片

水二鍾煎八分溫服

柴胡桂枝乾薑湯百十四 仲景 治傷寒五六日汗下後但頭汗出往來寒熱心煩者邪未解也

柴胡半斤 桂枝三兩 乾薑二兩 括蔞根四兩

黄芩三兩 牡蠣二兩炒 甘草二兩炙

右七味以水一斗二升煮取六升去滓再煎取三升溫服一升日三服初服微煩再服汗出便愈

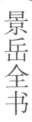

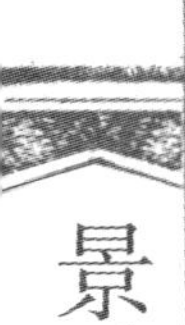

校注

①一：据文义当作『上』。
②溼：据文义当作『温』。
③底本该页缺失，附上四库本相关内容。具体见第三二五八页至三二六一页。

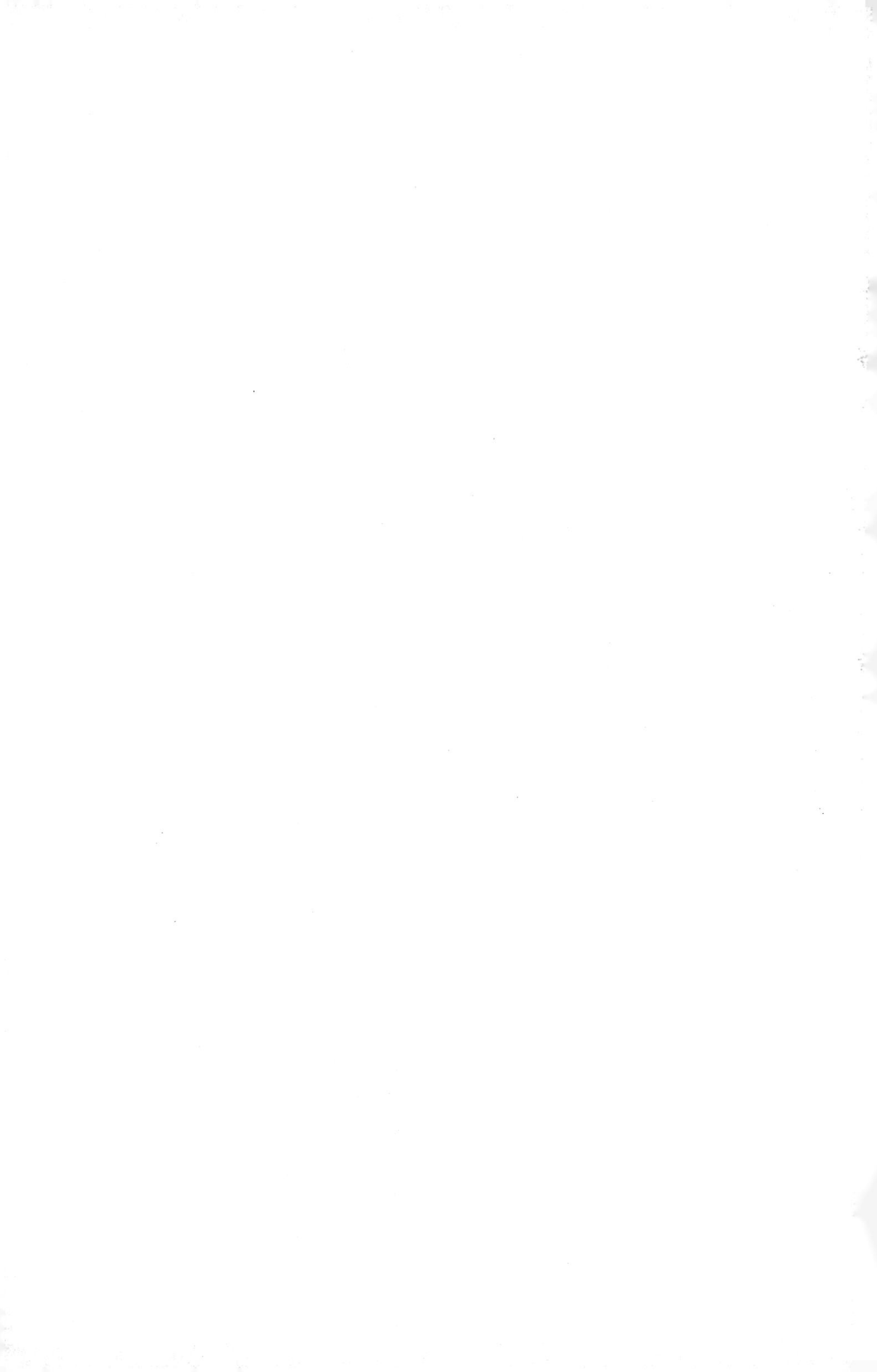